MediaCenter.thieme.com
在线学习手部骨折手术技巧视频！

· · · ·

请观看 Jesse B Jupiter 等医生精彩的手术操作，他们多年的手术经验能为读者提供实用的建议。

直接访问 MediaCenter.thieme.com 网站，注册您的账号，在注册过程中刮除灰印，键入其下代码，开始学习。

灰印一旦被刮除，将不能退换。

	WINDOWS	MAC	TABLET
推荐的览器	Microsoft Internet Explorer 8.0及以上 Firefox 3.x	Safari 4.x Firefox 3.x	HTML5 mobile browser iPad-Safari Opera Mobile-Tablet PCs
	所有浏览器需JavaScript支持		
插入flash播放器	Flash Player 9及以上 Mac用户：ATI Rage 128 GPU不支持硬件缩放的 全屏模式		Android OS的Tablet PCs 支持Flash 10.1
最低硬件配置	Intel® Pentium® II 450 MHz、AMD Athlon™ 600 MHz 及更快的处理器 内存512 MB	PowerPC® G3 500 MHz 及更快的处理器 Intel Core™ Duo 1.33 GHz 及更快的处理器 内存512 MB	中央处理器最低800 MHz 内存256 MB DDR2
推荐的最佳使用体验	显示器分辨率： • 普通（4：3）1024×768及更高 • 宽屏（16：9）1280×720及更高 • 宽屏（16：10）1440×900及更高 数字模拟/电缆网络连接速度384.0 kbps及以上Wi-Fi 802.11 b/g更佳		最大分辨率下7英寸或10英寸的平板 须有Wi-Fi连接

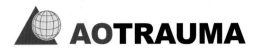

AO 手部骨折手术图解

Manual of Fracture Management – Hand

主编
Jesse B Jupiter | Fiesky Nuñez | Renato Fricker
主译
刘　璠 | 陶　然

上海科学技术出版社

图书在版编目（CIP）数据

AO 手部骨折手术图解 /（美）耶西 B. 朱庇特（Jesse B Jupiter），（委）菲耶斯基·努涅斯（Fiesky Nuñez），（瑞士）雷纳托·弗里克（Renato Fricker）主编；刘璠，陶然主译 . —上海：上海科学技术出版社，2018.6

ISBN 978-7-5478-3675-0

Ⅰ . ① A… Ⅱ . ①耶… ②菲… ③雷… ④刘… ⑤陶… Ⅲ . ①手－骨折－外科手术－图解 Ⅳ . ① R683.41-64

中国版本图书馆 CIP 数据核字（2017）第 194322 号

Copyright © 2016 of the original English language edition by AO Foundation, Davos Platz, Switzerland.

Original Title: "Manual of Fracture Management–Hand", 1st edition, by Jesse B Jupiter, Fiesky Nuñez, Renato Fricker

上海市版权局著作权合同登记号　图字：09-2016-571 号

AO 手部骨折手术图解

主编　Jesse B Jupiter　Fiesky Nuñez　Renato Fricker

主译　刘　璠　陶　然

上海世纪出版（集团）有限公司

上海科学技术出版社　出版、发行

（上海钦州南路 71 号　邮政编码 200235　www.sstp.cn）

浙江新华印刷技术有限公司印刷

开本 889×1194　1/16　印张 34　插页 4

字数 900 千字

2018 年 6 月第 1 版　2018 年 6 月第 1 次印刷

ISBN 978-7-5478-3675-0/R · 1422

定价：298.00 元

内 容 提 要

　　《AO手部骨折手术图解》是AO Tramua最新出版的关于手部骨折处理的指导性教材，邀请了多位国际骨科、手外科专家，就掌骨、指骨骨折及掌指关节骨折的各种手术标准入路，手骨折内植物的操作原则等做了详细的图解和说明，并以病例的形式帮助广大骨科与手外科医生形象、直观地了解手部骨折治疗的AO原则和方法。本书通过2 250幅手术图片与影像学资料及26段手术视频，让读者直观地了解手术技术，内容丰富，图文并茂，适合骨科、手外科医师及相关临床工作者阅读与借鉴。

译者名单

主 译

刘 璠 陶 然

翻译委员会

（以姓氏笔画为序）

刘雅克 劳 杰 吴新宝 张英泽

顾立强 柴益民 唐佩福

编 者 名 单

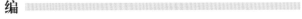

主 编

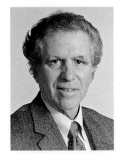

Jesse B Jupiter, MD
Hansjorg Wyss/AO Professor of Orthopaedic
Surgery
Harvard Medical School
Massachusetts General Hospital
Yawkey Center, Suite 2100
55 Fruit Street
Boston MA 02114
USA

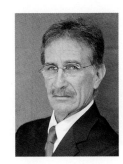

Fiesky Nuñez, MD
Chief of Hand Surgery
DETRAU
Centro Medico Guerra Mendez
Torre D, Mezzanina 001-A
Calle Rondon
Valencia 2001
Venezuela

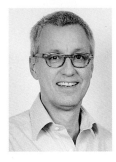

Renato Fricker, MD
Consultant (Hand and Peripheral Nerve
Surgery)
Hirslanden Clinic Birshof
Reinacherstrasse 28
CH-4142 Münchenstein
Switzerland

参编人员

Doug Campbell, ChM, FRCS Ed,
FRCS(Orth)
FFSEM (UK)
Consultant Hand and Wrist Surgeon
Leeds General Infirmary
Great George St
Leeds LSl 3EX
United Kingdom

Jesse B Jupiter, MD
Hansjorg Wyss/AO Professor of Orthopaedic
Surgery

Harvard Medical School
Massachusetts General Hospital
Yawkey Center, Suite 2100
55 Fruit Street
Boston MA 02114
USA

Fiesky Nuñez, MD
Chief of Hand Surgery
DETRAU
Centro Medico Guerra Mendez
Torre D, Mezzanina 001-A

Calle Rondon
Valencia 2001
Venezuela

Renato Fricker, MD
Consultant (Hand and Peripheral Nerve
Surgery)
Hirslanden Clinic Birshof
Reinacherstrasse 28
CH-4142 Münchenstein
Switzerland

英文版序

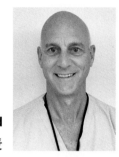

Terry S Axelrod
多伦多大学医院骨科教授

Jesse B Jupiter、Fiesky Nuñez 和 Renato Fricker 都是具有数十年手部骨折治疗经验的手外科专家。事实上，已很难再找到另外三位专家比他们更适合编著如此独特的、交互式的、插图精美的手外科专著。

本书涵盖了所有类型的手部骨折，包括简单骨折和复杂骨折，同时包含了对创伤后并发症的后续处理。与之前的版本相比，本书增加了许多新内容：独特的手术入路，新型内植物的设计和使用技巧，如角稳定钢板。本书编排合理，内容新颖，易于学习。第一部分对手术入路进行了详细的描述，同时配套视频链接详解手术技巧。第二部分是病例介绍，展示了大量的、各种类型的手部损伤病例，病例资料完整，包含详尽的 X 线影像资料、照片资料和随访结果。作者花了不少时间为读者提供最优质的视觉影像，并进行计算机技术处理，使读者受益匪浅。

虽然 Jesse、Fiesky 和 Renato 提供的病例来自不同的三大洲，但他们处理手部创伤的经验惊人地相似。我有幸与他们分别共事、学习数年，见证了他们对患者高度负责的态度，对骨折处理采用科学的方法，更重要的是他们对教学的热心。本著作体现了他们在手外伤治疗方面的巨大贡献。

我相信与之前的版本相比，新版将更受欢迎，它将成为世界各地手外科医生和创伤骨科医生重要的参考读物。

Terry S Axelrod

英文版前言

本书的初版发行距今已有十余年，在见证了大量手部及腕关节损伤手术治疗新进展的基础上，我们意识到现在正是对之前的版本进行更新的最好时机。然而，从治疗的角度出发，我们决定将新版分为两个独立的部分：一部分专注于手部骨折手术的进展和技巧，另一部分则完全专注于腕关节的治疗。

因此，在新版中，无论是常见损伤还是复杂损伤，读者将看到更多、更详细的内容。本书的特点体现在以下三个方面：独特的手术入路，尤其是近端指间关节的显露；新型内植物的设计和工艺，包括低切迹角稳定钢板；大量的、配有高清影像图片的临床病例。

本书主要包含两部分内容。第一部分为手术入路，主要描述不同部位、不同损伤类型的手术路径；第二部分为病例治疗，展示了各种不同的骨折类型和手术技巧，包括一些涉及畸形愈合或不愈合甚至需要截指的复杂病例。为更好地阐述病例和手术方法，我们从 AO 的教育网站——AO Surgery Reference 中选取了大量图片。读者在遇到具体病例时，肯定能在这部专著上找到类似的病例，借鉴我们的治疗方法，从而更好地解决实际问题。

最后我们要澄清一点，这部专著并不包含所有可能的骨折类型，同时也有很多骨折可以采用非手术治疗。书中的病例大多数只提供了一种手术技巧，少数骨折或重建的病例我们给出了两种治疗方案。但有些读者会有自己偏好的手术方法，或是对我们的方法进行改良，或是选择其他治疗方法。对于这一点我们十分期待，也完全理解，同行的反馈总是受欢迎的。无论如何，我们深深地感谢在这部专著出版过程中做出贡献的医生、教育工作者、绘图师以及全体员工，我们为能与大家分享这部专著而感到自豪。

Jesse B Jupiter, MD
Fiesky Nuñez, MD
Renato Fricker, MD

致　谢

Manual of Fracture Management-Hand 的诞生和出版离不开大家的共同努力。我们要感谢每一位帮助我们出版这部专著的人，感谢勤奋工作的 AO 外科医生，他们把宝贵的时间投入到教育委员会和事务委员会的工作中；感谢为我们提供病例和影像资料的同行；感谢我们诊所的全体工作人员；同时也要感谢 AO 创伤团队和 AO 教育学院。

要感谢的人太多，其中特别要感谢下列人员：

AO 创伤教育委员会的成员。感谢他们对继续教育的认同，感谢他们为本书出版获得批准所提供的帮助。

AO 教育学院的 Urs Rüetschi 和 Robin Greene。感谢他们的指导和建议，感谢他们最大限度地提供人力和物力，使本书能顺利出版。

世界各地的同行，特别是 Doug Campbell, Lam Chuan Teoh 和 Ladislav Nagy。感谢他们提供的病例和影像资料，有些同行并没有参与这部专著的编撰工作，但他们热心于青年外科医生的教育和培训工作，我们也一并表示感谢。

感谢多伦多大学外科教授 Terry S Axelrod 为本书作序。

感谢出版社经理 Carl Lau，感谢项目部经理 Michael Gleeson。感谢 Jecca Reichmuth, Tamara Aepli 和 Roger Kistler 的平面设计与绘图团队的努力工作，他们帮助设计、修改并完善了本书中超过 2000 幅的插图。

Lars Veum 以及前任 AO 手术参考部经理 Tobias Hoevekamp, Mike Redies 和 Chris Colton, Matej Kastelec。感谢他们的编辑工作，也感谢 AO 手术参考部整个团队，包括很多作者和编辑，是他们维护和壮大了这独一无二的网络资源。

感谢 Nougat 设计中心的 Tom Wirth 和 Rolf Joray，也感谢来自我们出版伙伴 Thieme 的 Fiona Henderson。

最后，同样感谢我们的亲人和朋友，感谢他们一如既往的支持和鼓励。

Jesse B Jupiter, MD

Fiesky Nuñez, MD

Renato Fricker, MD

缩 略 词

APL	abductor pollicis lingus	拇长展肌
CMC	carpometacarpal	腕掌关节
DCP	dynamic compression	动力加压钢板
DIP	distal interphalangeal	远端指间关节
EDC	extensor digitorum communis	指总伸肌
EDM	extensor digitorum minimi	小指伸肌
EPB	extensor pollicis brevis	拇短伸肌
EPL	extensor pollicis longus	拇长伸肌
ExFix	extensor fixator	外固定架
FDP	flexor digitorum profundus	指深屈肌
FDS	flexor digitorum superficialis	指浅屈肌
IP	interphalangeal	指间关节
LCP	locking compression plate	锁定加压钢板
MCP	metacarpophalangeal	掌指关节
ORIF	open reduction and internal fixation	切开复位内固定
PIP	proximal interphalangeal	近端指间关节
TRL	transverse retinacular ligament	横行支持带韧带
UCL	ulnar collateral ligament	尺侧副韧带

目　　录

第 1 部分　手术入路

第 2 部分　病例

第 1 部分
手术入路
Surgical approach

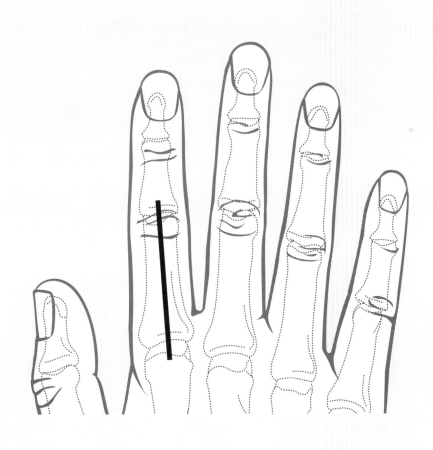

入　路

第 1 章 ┃ **掌指关节的背侧入路**

Dorsal approach to the MCP joint of the finger

1 手术入路

图 1-1-1　损伤涉及掌指关节可采用背侧入路进行治疗。

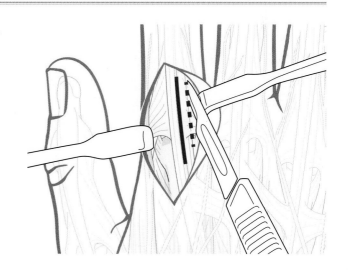

2 适应证

图 1-1-2 a、b.　此入路适用于掌骨头的关节内骨折，掌指关节侧副韧带损伤（撕脱骨折或韧带撕裂）和近节指骨基底部关节内和关节外骨折。

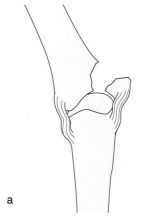

a

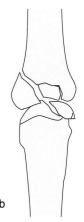

b

3 外科解剖

图 1-1-3　指伸肌的肌腱和伸肌腱帽覆盖在掌指关节的背侧。伸肌腱与骨间肌、蚓状肌经由伸肌腱帽汇合。

　　示指的掌指关节近端，示指伸肌腱位于指伸肌腱的尺侧。在小指，小指伸肌腱在指伸肌腱的尺侧。

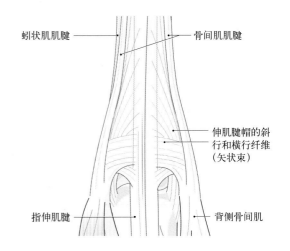

蚓状肌肌腱

骨间肌肌腱

伸肌腱帽的斜行和横行纤维（矢状束）

指伸肌腱

背侧骨间肌

4 皮肤切口

图 1-1-4　于掌指关节周围小心地沿纵行方向做一个弧形切口。根据骨折的类型，选择掌指关节的桡背侧或尺背侧切口。一般来说，第二掌指关节首选桡侧弧形切口，第五掌指关节首选尺背侧弧形切口。

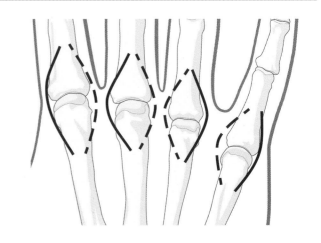

延长切口

图 1-1-5　必要时，切口可以向远、近端弧形或纵行延长。

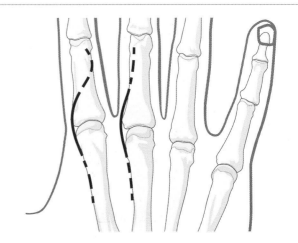

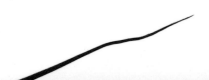

伸肌装置的显露

图 1-1-6　皮瓣于伸肌装置上方拉起，避免损伤周围的疏松结缔组织、感觉神经支和纵行静脉。

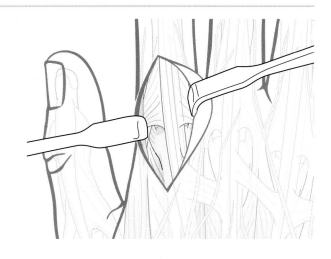

显露关节囊

图 1-1-7　指伸肌腱可纵行劈开。在示指和小指，切口可选择在两个伸肌腱之间。

　　另一种方法是平行于指伸肌腱切开伸肌腱帽，留下小部分边缘以便于后期的修复。根据骨折的类型，切口可选择尺背侧或桡背侧。一般来说尺背侧切口更好，因为如果修复失败，此切口能防止伸肌腱向尺侧半脱位。

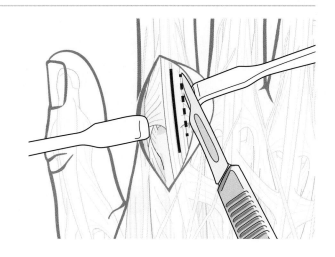

关节囊切开

图 1-1-8　纵行切开关节囊，显露掌指关节。

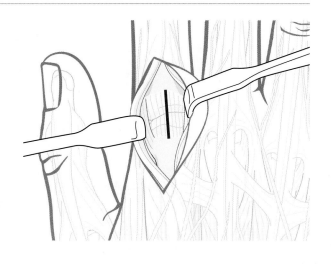

5 关闭切口

图 1-1-9 a、b. 关节囊应严密缝合修复。伸肌腱可用可
吸收线或不可吸收线连续缝合。

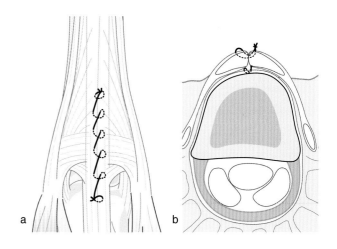

视频

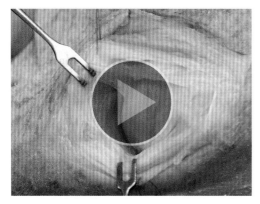

视频 1-1-1 掌指关节的背侧入路。

第 2 章 | 近节指骨的中轴入路
Midaxial approach to the proximal phalanx

1 手术入路

图 1-2-1 近节指骨损伤的治疗可采用中轴入路。

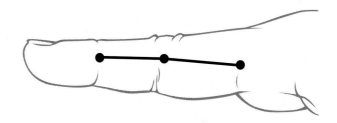

2 适应证

图 1-2-2 a~f. 中轴入路可用于近节指骨干的斜行骨折（a、b）、螺旋形骨折（c）、多块骨折（d）、横行骨折（e）或干骺端的横行骨折（f）。
　　该入路也可应用于拇指近节指骨的显露。

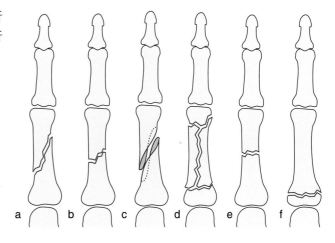

3 外科解剖

图 1-2-3　找出并保护桡神经、尺神经和正中神经的背侧支。

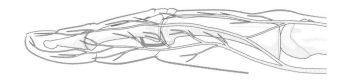

4 设计切口

图 1-2-4　完全屈曲手指，如图示标记屈肌腱的背侧皮肤皱褶。

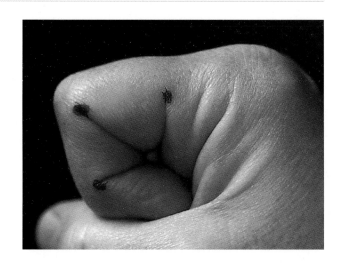

图 1-2-5　伸直手指后，将标记连为一条直线，沿该线做切口安全可靠，指动脉和指神经位于该线的掌侧。

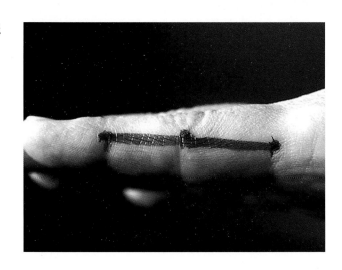

5 皮肤切口

图 1-2-6 对于近端骨折,从 B 点到 C 点做切口即可。
如需进一步显露,可将切口延长至 A。

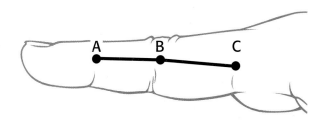

牵开外侧束的斜行纤维

图 1-2-7 用两个拉钩牵开外侧束的斜行纤维。

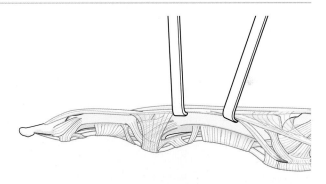

图 1-2-8 尽量保留骨膜,只分离骨折端附近的骨膜,这样既可以减少瘢痕形成、肌腱粘连,又能避免骨折块失血供。

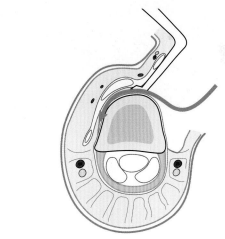

替代方法:切除部分斜行纤维

图 1-2-9 很少需要用这种,只是在显露极近端的骨折时才需要切除一侧外侧束的部分斜行纤维。这还便于内植物的安放并减少内源性的肌腱粘连。

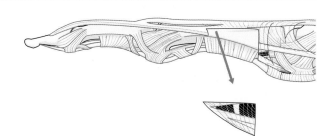

掌侧显露

图 1-2-10 a、b. 避免损伤屈肌腱腱鞘。如果有肌腱损伤也经中轴入路修复肌腱。

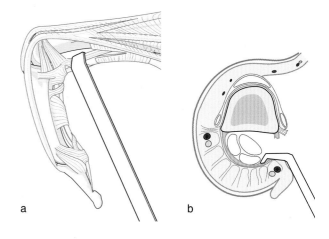

a　　　　　b

视频

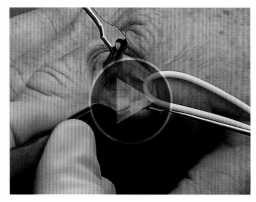

视频 1-2-1　近节指骨的中轴入路。

第 3 章 | 近节指骨的背侧入路
Dorsal approach to the proximal phalanx

1 手术入路

图 1-3-1 损伤涉及近节指骨可应用背侧入路进行治疗。

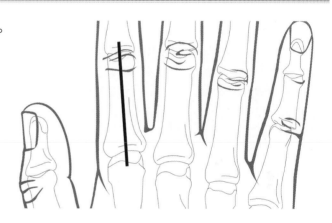

2 适应证

图 1-3-2 a~e. 背侧入路可用于指骨关节内骨折（a、b）、干骺端骨折（c）、骨干骨折（d）或基底部关节内骨折延伸到骨干的骨折。

背侧入路也可用于拇指近节指骨的显露。

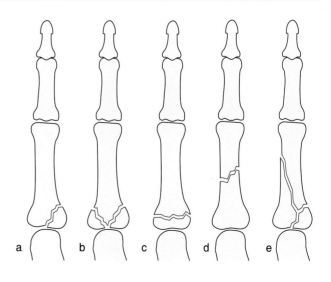

3 外科解剖

识别神经

图 1-3-3 a、b. 钝性分离皮下组织，小心辨别并保护桡神经、尺神经、正中神经的背侧感觉支。

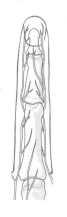
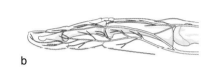

a

b

识别静脉

图 1-3-4 手指背侧的静脉系统有许多横向和纵向的分支，小心保护纵向的分支。为了更好地显露，横向分支可结扎或用双极电凝切断，但尽可能保留背侧静脉可避免静脉充血和手指肿胀。

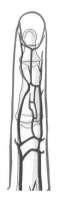

4 皮肤切口

直切口

图 1-3-5 直切口起于掌指关节，止于近端指间关节。根据骨折形态，切口可以更短。应用此切口，动脉和静脉均可完整保留。如果需要向近端延长，可用弧形切口。

应用直切口，术后早期功能锻炼可防止皮肤、肌腱和骨之间产生瘢痕。然而，此切口的缺点是肌腱、皮肤的瘢痕在同一条线上。

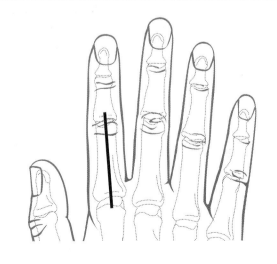

替代方法：弧形切口

图 1-3-6　同样，可从近节指骨基底部到近端指间关节处做弧形切口。需要计划切口的弧线凸面，避免示指的桡侧和小指的尺侧产生瘢痕。设计切口时，也要考虑骨折的形态和内固定物的位置。

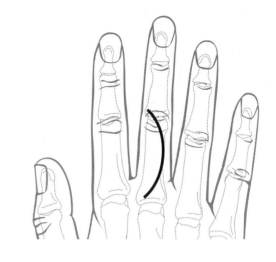

图 1-3-7　弧形切口的优点是皮肤和肌腱的瘢痕不在同一平面。缺点是弧顶皮肤有可能缺血性坏死或延迟愈合。

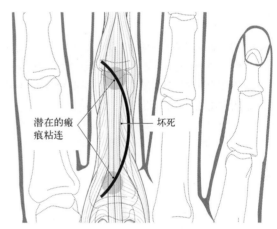

潜在的瘢痕粘连

坏死

劈开肌腱

图 1-3-8 a、b.　沿中轴线纵向劈开伸肌腱，避免分离中央束在中节指骨基底部的止点，因为这可能会引起继发的纽扣畸形。该肌腱切口可远至背侧缘的骨脊。

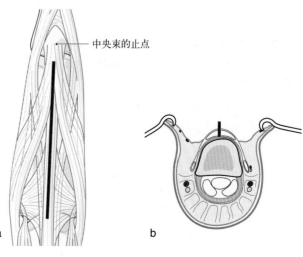

中央束的止点

a

b

替代方法

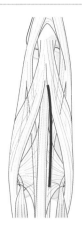

图 1-3-9　可在伸肌腱外侧束和中央束之间切开显露。

骨折显露

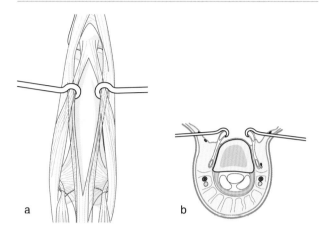

图 1-3-10 a、b.　向两侧牵开肌腱暴露骨折端，尽量保留骨膜，只在骨折端附近剥离骨膜。

5　闭合切口

缝合肌腱

图 1-3-11 a、b.　骨折固定后，如图示间断褥式或连续缝合肌腱切口。

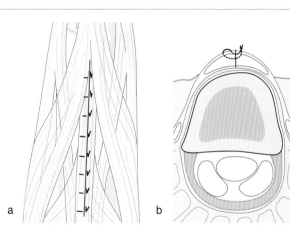

视频

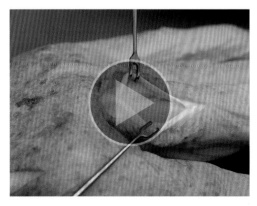

视频 1-3-1　近节指骨的背侧入路。

第 4 章 | 近端指间关节的掌侧入路
Palmar approach to the PIP joint

1 手术入路

图 1-4-1　损伤涉及近端指间关节可应用掌侧入路进行治疗。

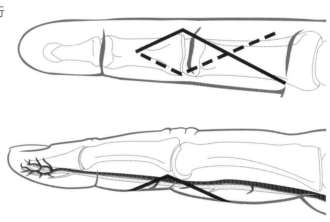

2 适应证

图 1-4-2 a~c.　掌侧入路主要用于中节指骨基底部的掌侧撕脱骨折（a）、近端指间关节骨折脱位（b）、中节指骨基底部的粉碎性嵌插骨折（c）。

　　中节指骨基底部背侧中央束的撕脱骨折并伴掌侧脱位是个例外，这种情况无法通过掌侧入路解决，背侧入路是首选的入路。

　　掌侧入路也可应用于掌板关节成形术。

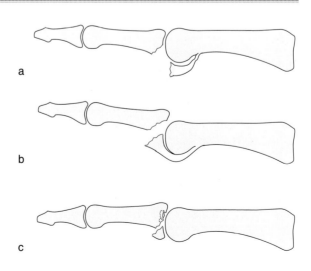

a

b

c

3 外科解剖

指动脉与指神经

图 1-4-3 a、b. 进入近端指间关节时要注意保护指动脉和指神经（a）。

屈肌腱滑车既有横向的（A），也有交叉的（C），从近端到远端依次排列（b）。

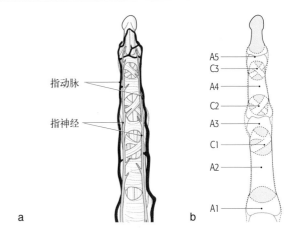

系带动脉

图 1-4-4 系带动脉较细，但对于伸肌腱的血供十分重要，必须尽可能地保护，避免肌腱血供受损。

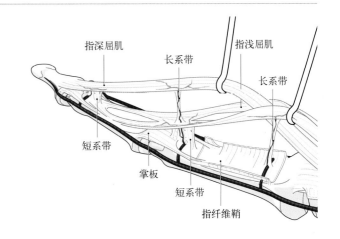

4 皮肤切口

图 1-4-5 a、b. 术前需要仔细计划皮肤掌侧切口方向及角度（Bruner Z 形），将屈侧皮肤皱褶作为指示点（a），拐角应在近端指间关节处，位于皮肤皱褶的顶点（b）。

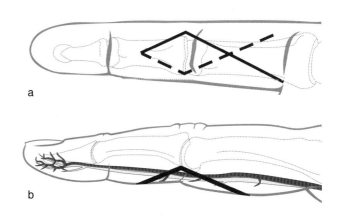

掀起皮瓣

图 1-4-6　在皮下组织中钝性分离，掀起皮瓣，在皮瓣的
顶端可使用缝线牵拉，辨别并轻柔地牵开血管和神经。

　　现在可见屈肌腱鞘和 C1、A3、C2 滑车。

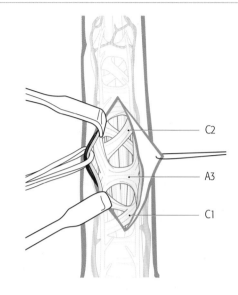

分离滑车

图 1-4-7　在靠近骨的附着处从侧方切开 C1、A3、C2
滑车，用缝线牵开。要留下足够的滑车边缘（至少
2 mm）以利于重建。

　　不要切断 A2 或 A4 滑车，因为这些滑车对主动屈指
的生物力学至关重要。

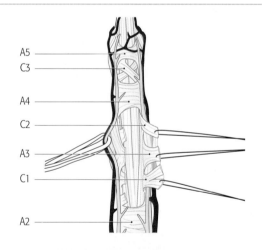

图 1-4-8　临床照片可以看到滑车分离后屈肌腱显露清晰。

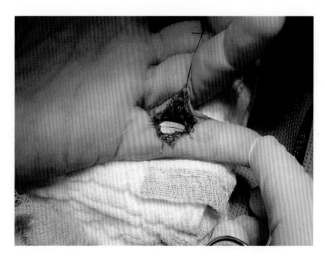

显露掌侧关节囊

图 1-4-9 a、b. 用橡皮条牵开屈肌腱（Penrose 引流）。

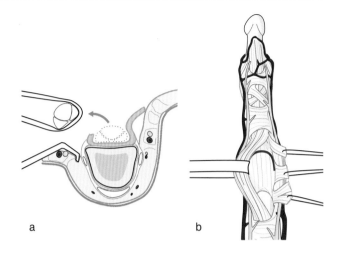

图 1-4-10 可见掌侧关节囊。

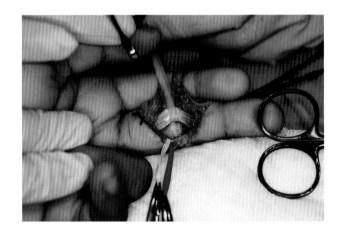

显露掌板

图 1-4-11 a、b. 伸直近端指间关节，显露掌板的远端，这里常常有一个骨折块（a）。骨折块可以与掌板同时掀起并向近端牵拉。

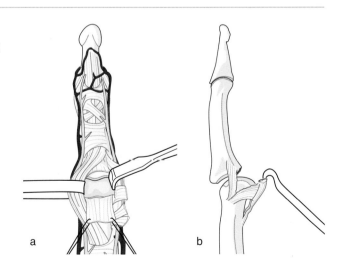

图 1-4-12　如果掌板将一个小的掌侧骨折块撕脱，而骨块太小不适合固定，这便是掌板关节成形术的指征，可用横切口向远端分离掌板。

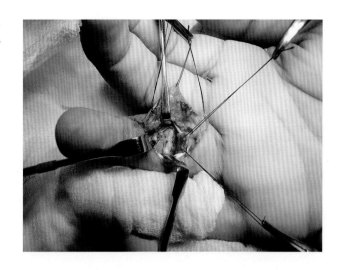

"扳机指" 的过伸显露

图 1-4-13　如果在中节指骨基底部有多块骨折或是骨折块塌陷需要复位，则两侧的侧副韧带都需要牵开。

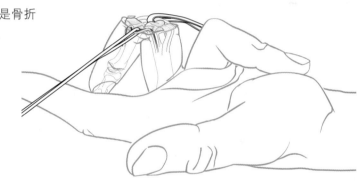

图 1-4-14 a、b.　近端指间关节过伸，关节完全打开（折枪样），从而充分暴露中节指骨的基底部。

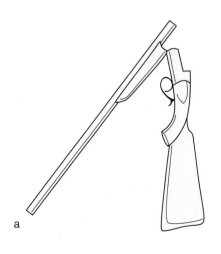

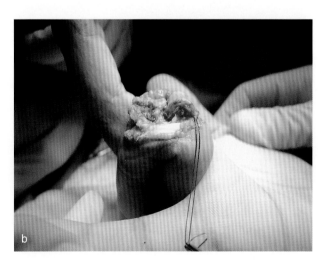

图 1-4-15 a、b. 两侧的侧副韧带远端和掌侧止点都应该剥离然后向背侧牵拉。

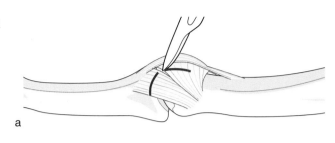

a

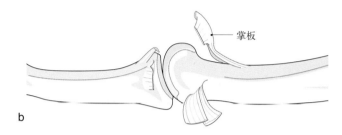

掌板

b

过伸手指

图 1-4-16 在侧副韧带止点剥离后，手指可以完全反屈。

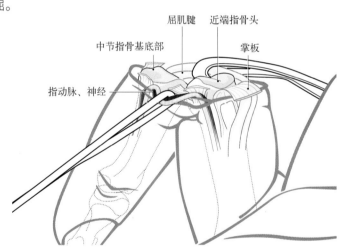

中节指骨基底部　屈肌腱　近端指骨头

指动脉、神经　掌板

图 1-4-17 这样可以直视中节指骨的整个关节面和近节指骨的两个髁。

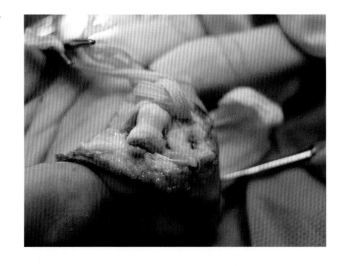

5　闭合切口

图 1-4-18 a~d.　用抽出缝合法（a、b）或至少 2 个铆钉（c、d）重建掌板和任何附着的小骨折块。

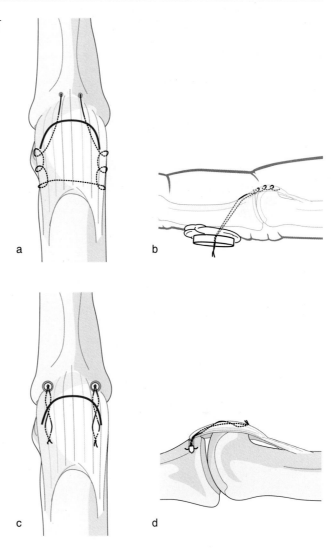

a

b

c

d

滑车

A3 滑车一定要修复，如果条件许可，C1 和 C2 滑车同样要修复。

视频

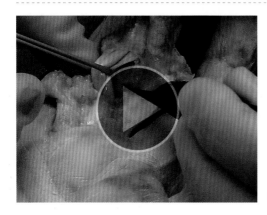

视频 1-4-1　近端指间关节的掌侧入路。

第 5 章 | 近端指间关节的中轴入路
Midaxial approach to the PIP joint

1 手术入路

图 1-5-1 近端指节间关节损伤的治疗可使用中轴入路。

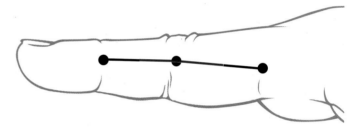

2 适应证

图 1-5-2 a~c. 该入路适用于近端指间关节内、外基底部或髁部骨折。也可用于无法整复的脱位，需要修复侧副韧带才能复位。

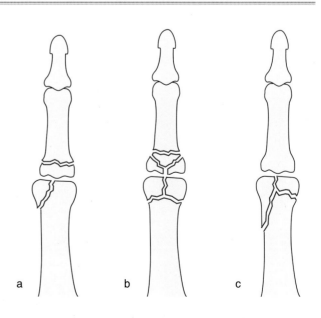

a　　　　　　b　　　　　　c

图 1-5-3 X 线片可见单髁骨折，这是中轴入路的理想适应证。

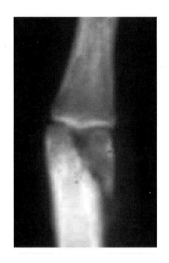

图 1-5-4 a、b. 该入路也适用于靠近关节的骨折。

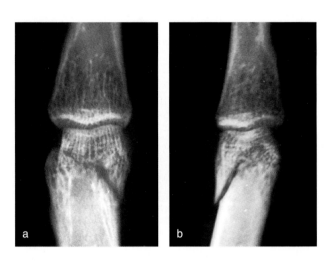

图 1-5-5 a、b. 如果对侧髁能复位并固定，该入路偶尔也可用于延伸至指骨干的双髁骨折。

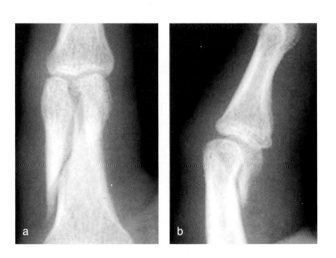

图 1-5-6 a~d.　指间关节关节内骨折可以是矢状面骨折，也可以是冠状面骨折。复杂骨折可涉及多个平面，矢状面和冠状面都有骨折。

a. 矢状骨折平面。

b. 螺旋骨折平面。

c、d. 冠状骨折平面。

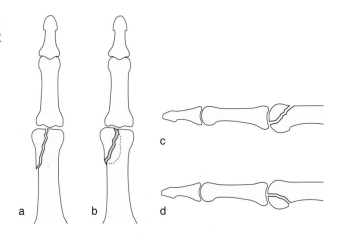

缺陷：暴露有限

在对侧髁同样需要显露，特别是无法整复的双髁骨折，中轴入路并不适用。

3　外科解剖

图 1-5-7　指间关节是铰链关节。近节和中节指骨各有两个髁，构成一个带沟槽的滑车，结合侧副韧带能防止关节的内收 / 外展或旋转。

　　压缩力使指间关节达到动态的稳定，这种稳定性在捏指及抓握活动时增强。而被动稳定取决于骨的形态、侧副韧带和掌板的张力。手指完全伸直时被动稳定性最强。

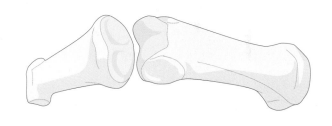

图 1-5-8 a、b.　掌板（a）和两个侧副韧带（b）是稳定指间关节、防止其在冠状平面移位（内收 / 外展）最重要的结构。侧副韧带还能防止指骨从一侧平移到另一侧。

　　副韧带在手指屈曲时松弛，而侧副韧带主体由于髁宽度的增加而处于紧张状态。行侧方切口时，必须避免损伤这些结构。

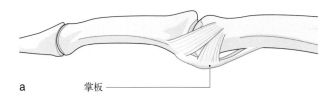

掌板

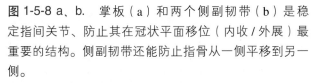

a

掌板

副韧带主体

侧副韧带

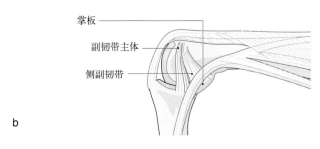

b

4 切口设计

图 1-5-9 如图示完全屈曲手指，在屈曲皱褶背侧最高点作点状标记。

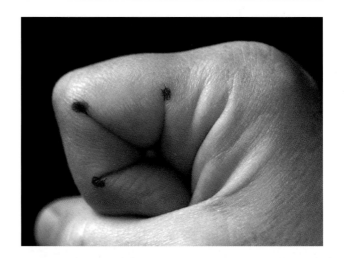

图 1-5-10 伸直手指，将点连成线，所画出的线对应的皮肤切口安全可靠。指动脉和指神经位于此切口的掌侧。

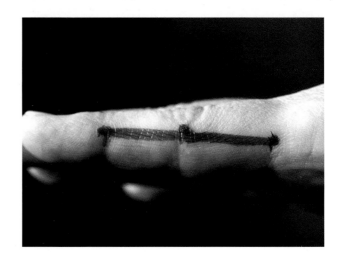

5 皮肤切口

图 1-5-11 从 AB 中点至 BC 中点做皮肤切口。这一有限的入路可用作经皮固定的辅助切口。

  皮肤切口应避开食指的桡侧或小指的尺侧，尽量避免压迫性瘢痕。

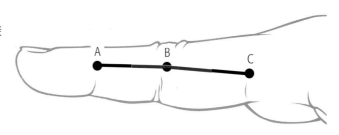

分离横行支持带

图 1-5-12 为避免不慎损伤侧副韧带，在侧副韧带及横行支持带之间插入牙科撬，在牙科撬上安全地切开横行支持带。

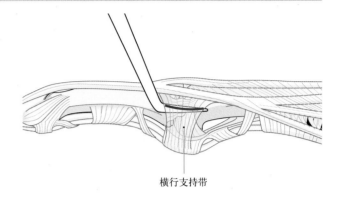

横行支持带

图 1-5-13 a、b. 将横行支持带的背侧缘连同伸肌腱的外侧束一同向背侧牵开，显露侧副韧带。横行支持带的掌侧部分用两根细缝线向掌侧牵开。

这样形成 3 个窗口

第一窗

第一窗在侧副韧带的近侧（a 图中用黄色标注），可以显露近节指骨的骨干远端。

第二窗

第二窗是个小的中间窗口，位于侧副韧带和副韧带之间（b 图中红色标注），可用于固定一些小的关节骨折块。

第三窗

第三窗位于侧副韧带远端（a 图中用绿色标注），用于显露中节指骨的骨干部分。

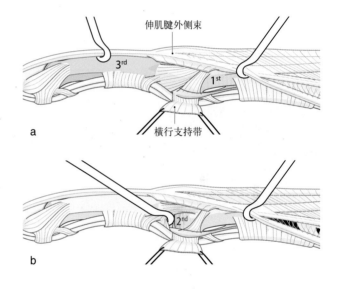

伸肌腱外侧束

横行支持带

a

b

另一个关节窗

图 1-5-14 可建另一个手术窗。首先屈曲近端指间关节，打开伸肌腱中央束和外侧束的间隔。纵向切开关节囊，显露关节。

中央束的止点必须保留，否则会造成钮孔指畸形。

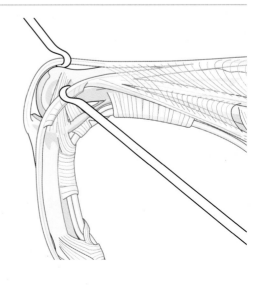

6 关闭切口

图 1-5-15 a、b. 在缝合皮肤切口前多重褥式缝合修复横行支持带。

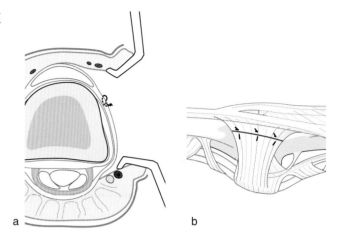

视频

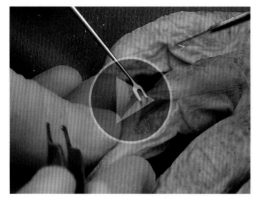

见 1.7 章中节指骨的中轴入路视频 1-7-1。

第 6 章 | 近端指间关节的背侧入路
Dorsal approach to the PIP joint

1 手术入路

图 1-6-1 近端指间关节损伤可用背侧入路治疗。

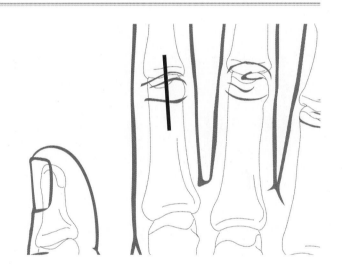

2 适应证

图 1-6-2 a~c. 近端指间关节损伤的背侧入路适用于关节内骨折以及近节指骨髁部冠状面的骨折（a、b）。中节指骨基底部背侧中央束撕脱骨折也是背侧入路的最佳适应证（c）。

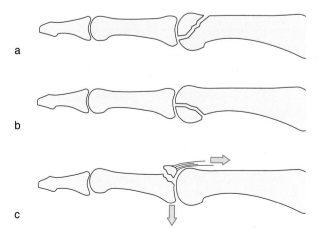

3 外科解剖

辨认神经

图 1-6-3 a、b. 钝性分离至薄层皮下组织，注意辨别并保护桡神经，尺神经和正中神经的背侧支。

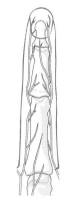

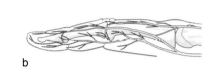

a   b

辨认血管

图 1-6-4 手指背侧静脉系统有纵行也有横行分支。注意保护纵行分支，横行分支可以结扎或用双极电凝切断，以便更好地显露。但要尽可能的保护背侧静脉，避免淤血和肿胀。

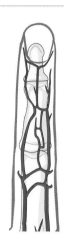

4 皮肤切口

皮肤直切口

图 1-6-5 跨近端指间关节做一背侧正中切口。此切口对血管及静脉回流的影响很小。术后早期活动可防止皮肤、肌腱和骨之间形成瘢痕。

此切口的不足之处在于皮肤和肌腱的瘢痕处于同一平面上。

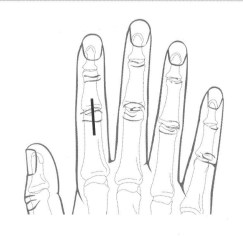

替代方法：弧形切口

图 1-6-6 跨近端指间关节的弧形切口是另一种选择。切口的凸面设计是为了避免在食指桡侧和小指尺侧形成瘢痕。切口的设计要优先考虑骨折的类型及内固定的放置部位。

弧形切口的优点在于皮肤及肌腱的瘢痕不在同一条线上。缺点是弧顶的血供受损，有皮肤坏死及延迟愈合的风险。

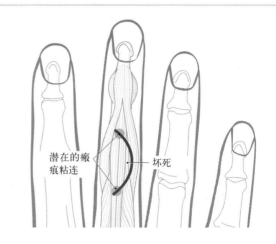

牵开皮肤

图 1-6-7 皮肤和皮下组织作为一层牵开。伸肌装置得到充分完整地显露。

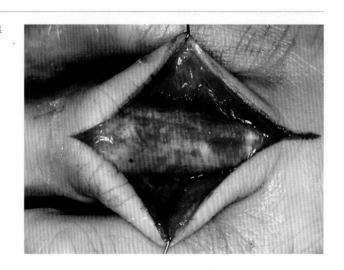

可选择的入路

图 1-6-8 a、b. 有多个可行的入路：

入路 1：在伸肌腱的中央束和侧束之间进入。

入路 2：伸肌腱正中劈开进入。

入路 3：从伸肌腱侧束的外侧方进入。

入路 4：远端 V 形瓣中央束掀开进入（Chamay 入路）。

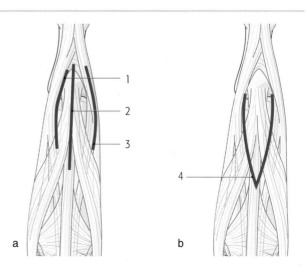

推荐入路：入路 1

图 1-6-9　推荐的入路是在伸肌腱的中央束和侧束之间
进入，首先在两者之间做一切口。

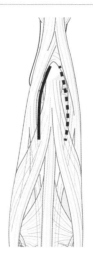

图 1-6-10 a、b.　牵开肌腱，显露近端指间关节关节囊
的背侧。

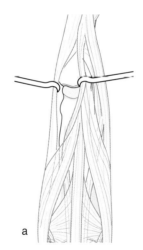 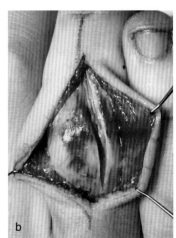

a　　　　　　b

关节囊切开

图 1-6-11　将关节囊垂直切开，显露关节，避免剥离中
央束和侧副韧带。

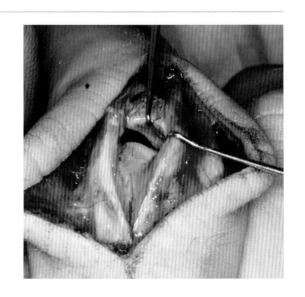

为更好地显露，屈曲指间关节

图 1-6-12　屈曲近端指间关节，外侧束会向掌侧移动，这样能更好地显露关节。

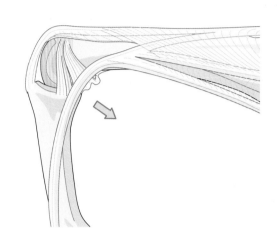

入路 2：正中劈开

图 1-6-13　另一种选择是做直切口，纵行切开肌腱，不要损伤中央束的止点。

此法不足之处在于可能会造成钮孔畸形或伸指受限。

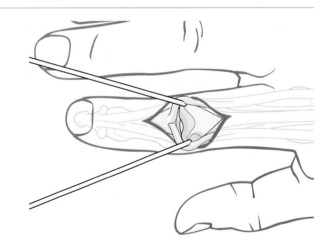

入路 3：从伸肌腱侧束的外侧方进入

图 1-6-14 a、b.　a. 从伸肌腱侧束的外侧方小心切开皮肤，用牙科撬插入横行支持带及侧副韧带之间，然后分离横行支持带，以免误伤侧副韧带。b. 纵行切开关节囊，行关节探查。

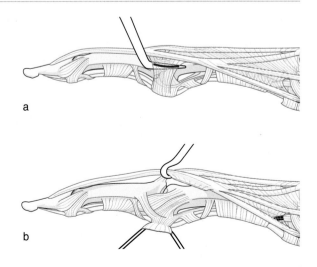

图 1-6-15 a、b. 注意入路所能显露的极限范围。背外侧入路并不能显露对侧关节髁，而在某些情况下是必需的，特别是难以复位的双髁骨折。

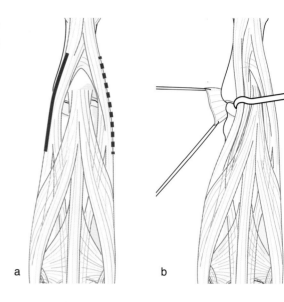

入路4：远端中央束掀开入路

图 1-6-16 a、b. 从远端 V 形切开中央束，将 V 形瓣掀起，保留其在中节指骨基底部的止点。从背侧横行切开关节囊，屈曲指间关节，使侧束滑向掌侧，显露整个关节。

该入路的不足之处在于增加了伸肌腱和骨之间瘢痕化的风险。

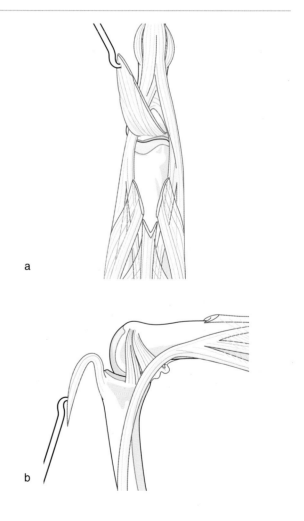

5　关闭切口

图 1-6-17 a~d.　无论采用何种入路，闭合手术切口前都要先缝合肌腱。

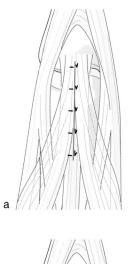
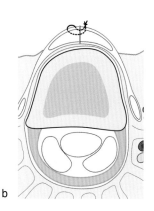
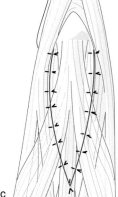
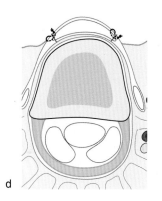

视频

各种近端指间关节的手术入路视频

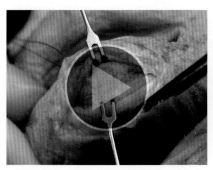

视频 1-6-1　弧形及正中入路。

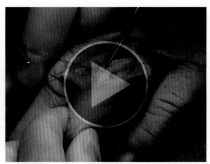

视频 1-6-2　尺背侧入路。

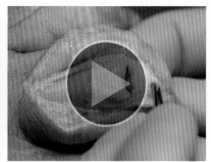

视频 1-6-3　背侧 Chamay 入路。

第 7 章 | 中节指骨的中轴入路
Midaxial approach to the middle phalanx

1 手术入路

图 1-7-1　中节指骨损伤可选用中轴入路。

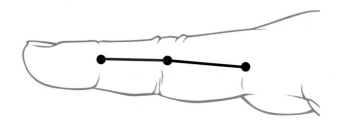

2 适应证

图 1-7-2 a~f.　中轴入路适用于中节指骨干的斜行（a、b）、螺旋形（c）、粉碎性（d）、横行（e）骨折或干骺端骨折（f）。

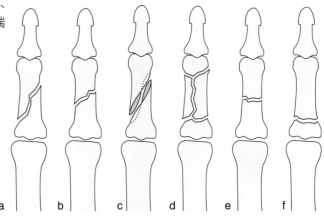

a　b　c　d　e　f

3 外科解剖

识别神经

图 1-7-3 a、b.　钝性分离至薄层皮下组织，注意识别并
保护桡神经、尺神经和正中神经的背侧支。

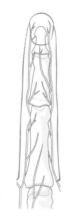

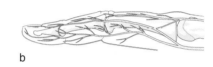

a　　　　　　b

识别静脉

图 1-7-4　手指背侧静脉系统有纵行也有横行分支。注
意保护纵行分支，横行分支可以结扎或用双极电凝切
断，以便更好地显露。但要尽可能的保护背侧静脉，避
免淤血和肿胀。

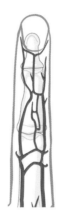

4 切口设计

图 1-7-5　如图示完全屈曲手指，在屈曲皱褶背侧最高
点作点状标记。

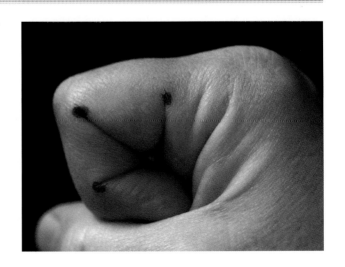

图 1-7-6 伸直手指,将点连成线,所画出的线对应的皮肤切口安全可靠。指动脉和指神经位于此切口的掌侧。

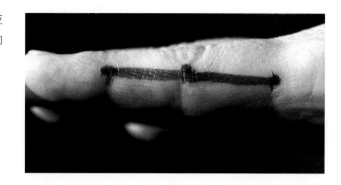

5 皮肤切口

图 1-7-7 由 A 到 B 做皮肤切口。如若进一步显露,切口可向近端延伸。

应避免在食指桡侧或小指尺侧做切口,要尽可能减少压迫性瘢痕。

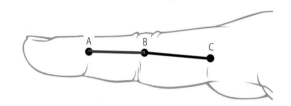

钝性分离

图 1-7-8 钝性分离至薄层皮下组织,在掌侧找到并保护指血管及指神经,然后轻柔地牵开,即可见横行支持带。

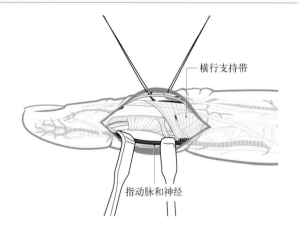

切开横行支持带

图 1-7-9 用牙科撬插入横行支持带及侧副韧带之间,然后切断横行支持带,以免误伤侧副韧带。

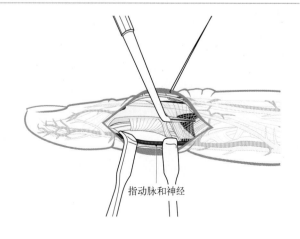

暴露骨折端

图 1-7-10 横行支持带背侧缘连同外侧束一起拉向背侧，显露侧副韧带。横行支持带的掌侧部分用两根细线牵向掌侧，骨膜外显露骨折。只在贴近骨折线处剥离骨膜。

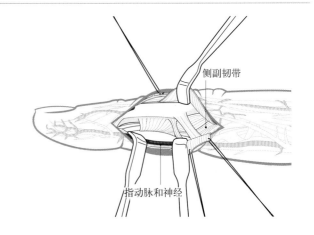

侧副韧带

指动脉和神经

6 关闭切口

图 1-7-11 a、b. 闭合切口前，多重褥式缝合修复横行支持带。

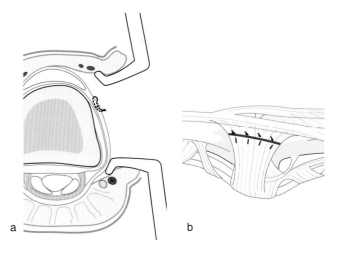

a　　　　　　　　　　　　b

视频

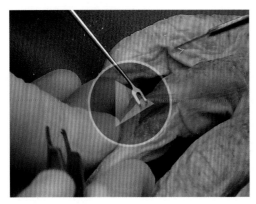

视频 1-7-1 中节指骨和包含近端指间关节的中轴入路。

第 8 章 | 中节指骨的背侧入路
Dorsal approach to the middle phalanx

1 手术入路

图 1-8-1 中节指骨的损伤可以选用背侧入路。

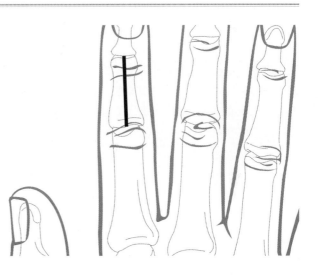

2 适应证

图 1-8-2 a~f. 背侧入路适用于中节指骨干的斜行（a、b）、螺旋形（c）、粉碎性（d）、横行（e）骨折或干骺端骨折（f），也可以用于骨折畸形愈合的截骨矫形。

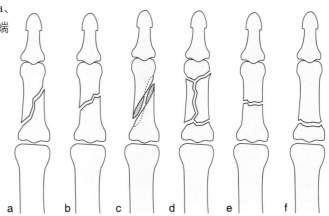

3 外科解剖

识别神经

图 1-8-3 a、b. 钝性分离至薄层皮下组织，注意辨别并保护桡神经、尺神经和正中神经的背侧支。

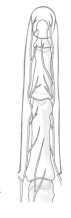

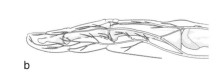

a　　　　b

识别静脉

图 1-8-4 手指的背侧静脉系统有横行或纵行分支。注意保护纵行分支。为了更好地显露，横行分支可以通过结扎或电凝等方法，要尽可能地保留背侧静脉，以避免手指充血或肿胀。

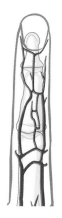

4 皮肤切口

直切口

图 1-8-5 在中节指骨背侧，从近端指间关节向远端指间关节做一直切口。切口的长短取决于骨折的形态。这样的切口不影响血供和静脉回流。术后早期功能锻炼可以防止皮肤、肌腱与骨之间形成瘢痕。

这一切口的不足之处在于皮肤和肌腱的瘢痕会在同一条线上。

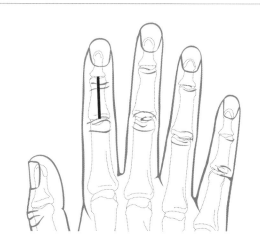

另一种选择：弧形切口

图 1-8-6　从近端指间关节到远端指节关节做一弧形切口。切口弧形面的设计要注意避免在食指的桡侧或小指的尺侧留下瘢痕。计划切口前一定要把骨折类型与内固定的置放位置考虑进去。

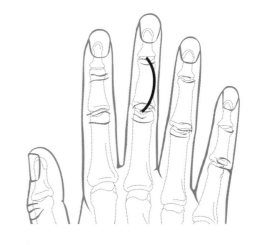

图 1-8-7　弧形切口的优点是皮肤和肌腱的瘢痕不会位于一条直线上。缺点是弧顶血供减少，有皮肤缺血性坏死和延迟愈合的风险。

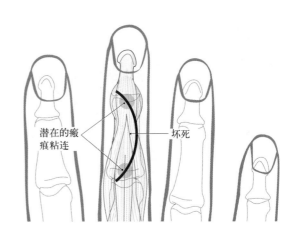

潜在的瘢痕粘连　　坏死

显露终腱

图 1-8-8　钝性剥离皮下组织。要牢记皮肤、皮下组织必须当作一层同时牵开，避免血供受损。显露终腱和三角韧带。在终腱和三角韧带上做一纵行切口。

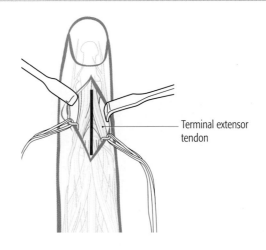

Terminal extensor tendon

骨显露

图 1-8-9 切断终腱和三角韧带后，用两个小拉钩显露
骨块。

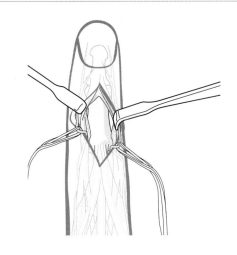

5 关闭切口

图 1-8-10 a、b. 间断褥式缝合修复终腱和三角韧带。

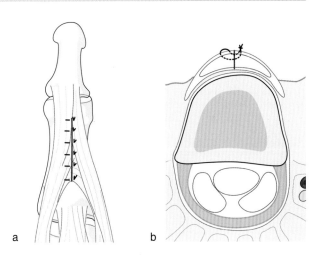

a

b

视频

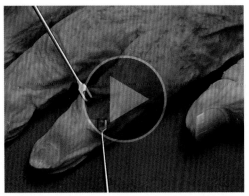

视频 1-8-1 中节指骨的背侧入路。

第 9 章 | 远端指间关节的掌侧入路
Palmar approach to the DIP joint

1 手术入路

图 1-9-1 远端指间关节的损伤都可以用掌侧入路治疗。

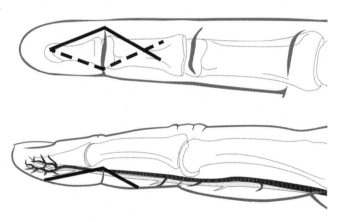

2 适应证

图 1-9-2 适用于指深屈肌腱在远节指骨掌侧基底部附着点的撕脱骨折。

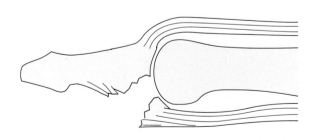

3 外科解剖

图 1-9-3 掌板紧贴指深屈肌腱的深面，应避免切断掌板。识别并保护指神经和指动脉。

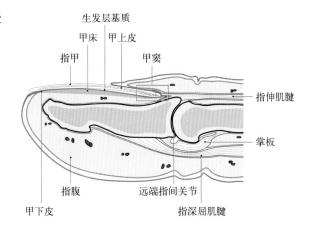

4 皮肤切口

图 1-9-4 a、b. a. 如图示使用屈侧皮肤皱褶作为指示点，做一精心设计的成角皮肤切口（Bruner Z 形）。

b. 角的顶点在屈侧皮肤远端皱褶处，相当于远端指间关节平面。

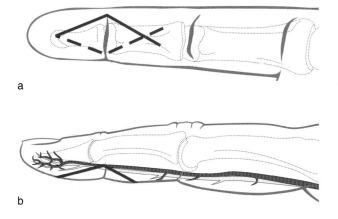

图 1-9-5 钝性剥离皮下组织，皮肤拐角处用细线拉开。识别并轻柔地牵开指动脉和指神经，显露屈肌腱和 C3、A5 滑车。

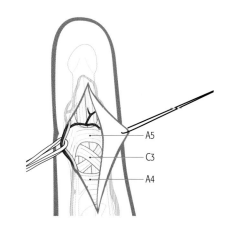

钝性分离

图 1-9-6　钝性分离疏松结缔组织。在接近骨附着处侧方切开 A5 和 C3 滑车，要留下足够的边缘（至少 2 mm）以便修复。A4 滑车对主动屈指至关重要，因此不能切断。

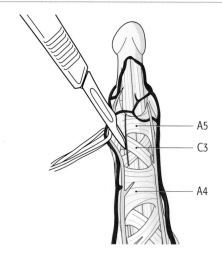

A5

C3

A4

牵开滑车瓣

图 1-9-7　用细线牵开滑车瓣，显露屈肌腱、远端指间关节的掌侧及远节指骨。

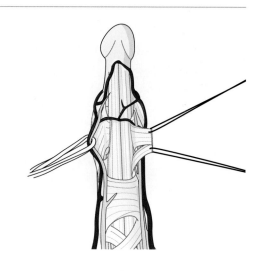

5 关闭切口

图 1-9-8 a、b. 在关闭皮肤切口前褥式缝合重建 A5 和
C3 滑车。

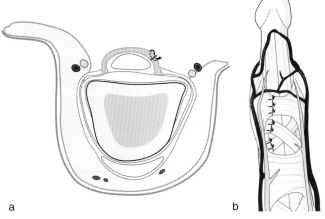

a   b

视频

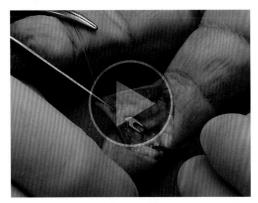

视频 1-9-1 远端指间关节的掌侧入路。

第10章 远端指间关节的背侧入路

第10章 | 远端指间关节的背侧入路
Dorsal approach to the DIP joint

1 手术入路

图 1-10-1 涉及远端指间关节的损伤可以采用背侧入路。

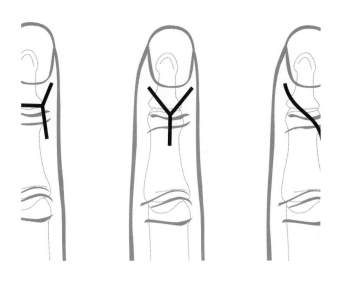

2 适应证

图 1-10-2 a、b. 适用于远节指骨背侧基底部伸肌腱的撕脱骨折或是关节内骨折伴有掌侧脱位。

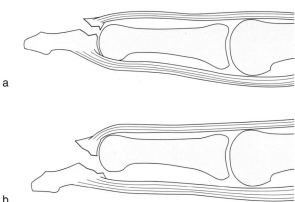

a

b

3 外科解剖

图 1-10-3 注意指背侧伸肌腱中交叉走形的纤维，三角
韧带中也同样如此。

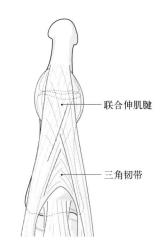

联合伸肌腱

三角韧带

图 1-10-4 必须避免损伤甲床，因为这会导致永久性的
指甲畸形。

甲床

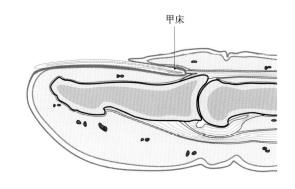

4 皮肤切口

图 1-10-5 a~c. 有三种常用的皮肤切口。

    a. H 形切口。

    b. Y 形切口。

    c. S 形切口。

为改善血供，H 形切口的两边通常微微弧向两侧。

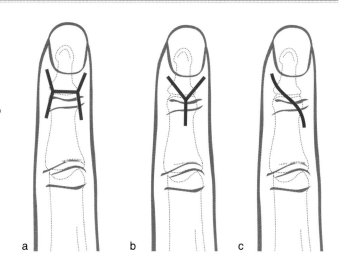

横切口

图 1-10-6　横切口是另一种选择，设计这一简单切口的目的是为了减少软组织损伤。此切口能为接骨术或是关节融合术前关节面的准备提供充分的暴露。

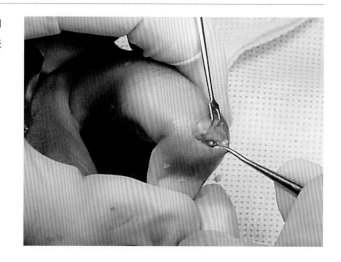

牵开皮瓣

图 1-10-7　根据皮肤切口情况，用细线牵拉皮瓣以最大程度地减少软组织的损伤。小静脉必要时可用双极电凝切断以显露关节。

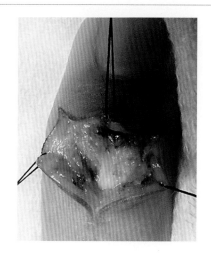

分离伸肌腱

图 1-10-8 a~c.　可用以下几种方法切断伸肌腱。
　　a. 横行切开，在远端至少留 2 mm 以便修复。
　　b. 阶梯状切开，便于修复。
　　c. 长斜切开，也是为了便于修复。

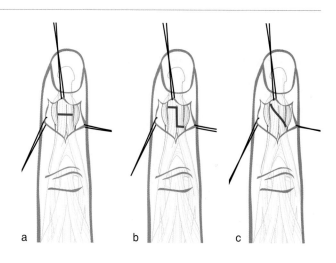

保留 Landsmeer 韧带

图 1-10-9　Landsmeer 斜行支持带呈斜行起于掌侧 A3 滑车，止于背侧终腱。该韧带必须保留以避免锤状指畸形。如果的确有必要切断，此后必须仔细修复。

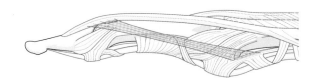

显露关节

图 1-10-10 a、b.　将终腱向近侧牵拉以显露远端指间关节。

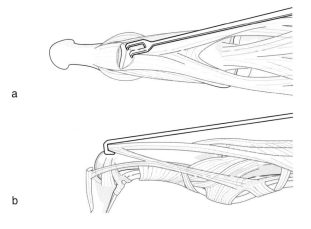

a

b

5　关闭切口

图 1-10-11　用不可吸收线褥式缝合修复伸肌腱。

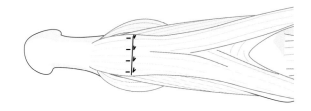

视频

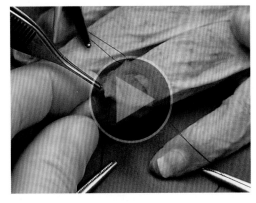

视频 1-10-1　远端指间关节的背侧入路。

第11章 | 第一掌指关节的背侧入路
Dorsal approach to the MCP joint of the thumb

1　手术入路

图 1-11-1　第一掌指关节的损伤都可以采用背侧入路。

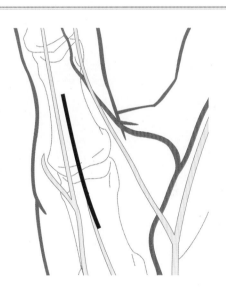

2　适应证

图 1-11-2 a~d.　适用于第一掌指关节的关节内或关节周围骨折，也可用于掌指关节的关节融合术。

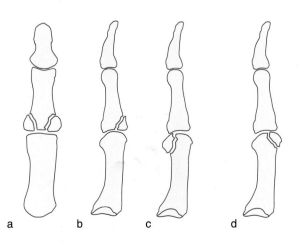

3 皮肤切口

图 1-11-3 a、b. 选用直切口或略带弧形的切口。切口起于掌指关节近端 2 cm，止于掌指关节远端 2 cm 左右。识别并保护桡神经背侧感觉支及背侧的静脉。

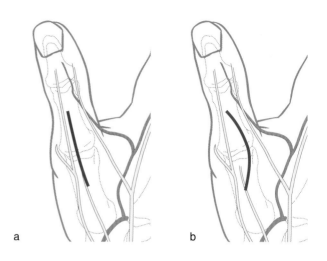

a

b

显露伸肌

图 1-11-4 钝性分离皮肤、皮下组织，将其并为一层牵开，显露拇长伸肌腱和拇短伸肌腱。

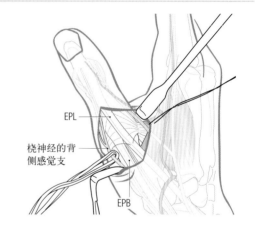

分离肌腱

图 1-11-5 在拇长伸肌腱和拇短伸肌腱之间切开。

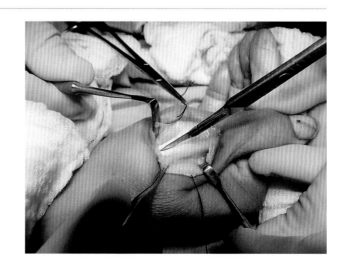

图 1-11-6　注意不能分离拇短伸肌腱在近节指骨基底部
的止点。

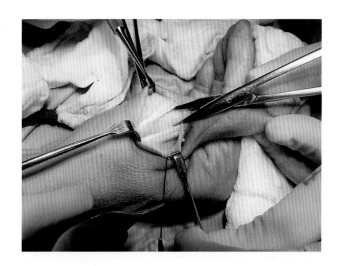

关节囊切开

图 1-11-7　分离伸肌腱后，关节囊已显露，纵行切开关
节囊进入关节。
　　注意不要分离侧副韧带。

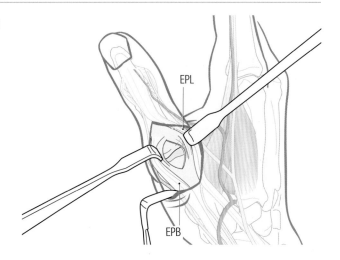

显露关节

图 1-11-8　弯曲拇指，充分显露掌指关节。

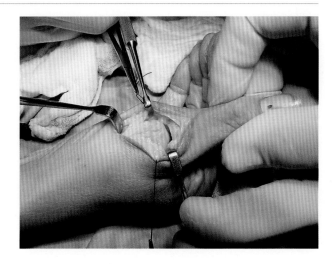

4 关闭切口

图 1-11-9 a、b. 间断褥式或连续缝合修复关节囊。分开的拇短伸肌腱和拇长伸肌腱应通过缝合靠拢。

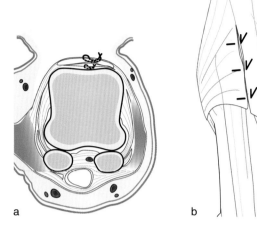

a   b

视频

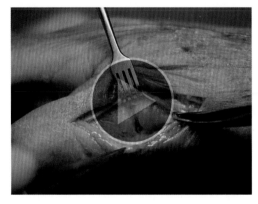

视频 1-11-1   第一掌指关节的背侧入路。

第12章｜**第一掌指关节的尺背侧入路**
Dorsal approach to the MCP joint of the thumb

1 手术入路

图 1-12-1 第一掌指关节损伤可以通过尺背侧入路手术治疗。

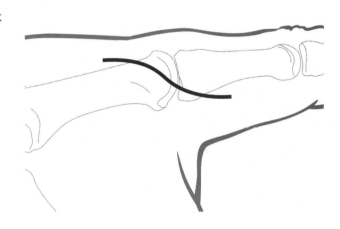

2 适应证

图 1-12-2 该入路适用于以下几种类型的损伤

a. 第一掌骨头尺侧缘关节内骨折。

b. 拇指近端指骨基底部撕脱骨折。

c. 尺侧副韧带的拇指近端指骨基底部撕脱骨折（Stener 损伤，守门员拇指，滑雪者拇指）。

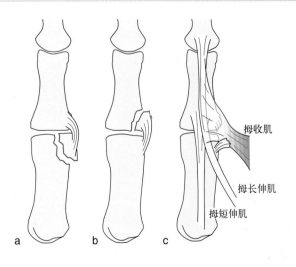

拇收肌

拇长伸肌

拇短伸肌

3 外科解剖

图 1-12-3 在第一掌指关节的尺侧有拇收肌腱膜的横向和斜向纤维（以及一些肌纤维），这些纤维进入拇长伸肌（EPL）肌腱，一同覆盖尺侧副韧带。桡神经背侧感觉支的分支在该部位皮下组织的浅面走行。

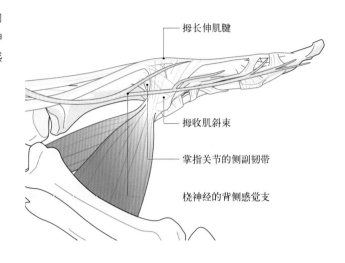

拇长伸肌腱

拇收肌斜束

掌指关节的侧副韧带

桡神经的背侧感觉支

4 皮肤切口

图 1-12-4 a~c. 切口起于背侧，自掌指关节近端 1 cm 由尺侧向掌侧方向延伸，止于关节远端 1 cm 处。切口可为 S 形（a）、斜行（b）或弧形（c）。

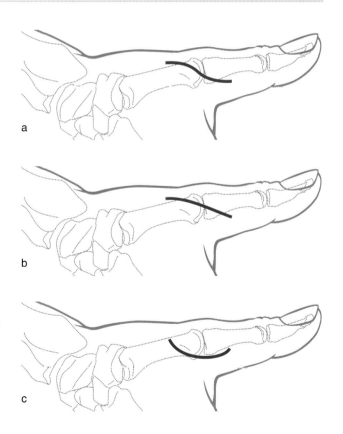

识别组织结构

图 1-12-5 辨别并用胶管牵开保护桡神经背侧感觉支。

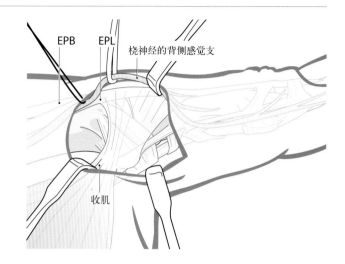

图 1-12-6 辨别拇收肌及其腱膜，识别拇长伸肌和拇短伸肌的肌腱。

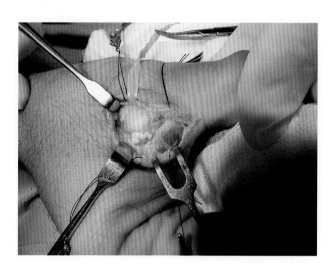

挑起腱膜

图 1-12-7 将牙科撬插入拇收肌腱膜的深面，牙科撬位于腱膜与尺侧副韧带和背侧关节囊之间。

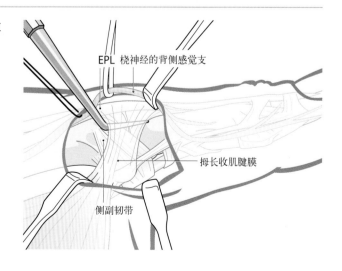

图 1-12-8　这能在切开拇收肌腱膜时保护深面结构。

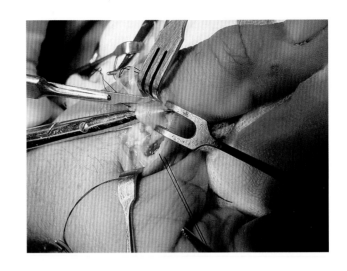

收肌腱膜切开

图 1-12-9　在靠近拇收肌腱膜汇入拇长伸肌腱处纵行切开腱膜。

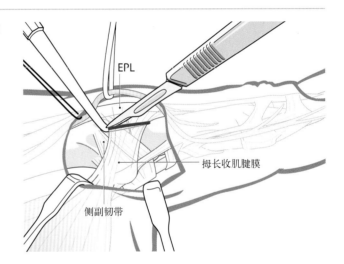

图 1-12-10　保留 3~5 mm 的边缘以便重建。

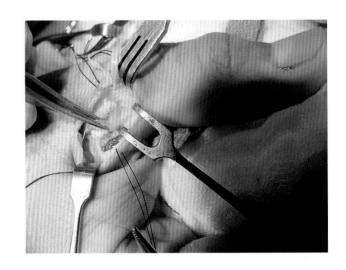

显露尺侧副韧带

图 1-12-11　用细缝线将腱膜向掌侧牵拉。

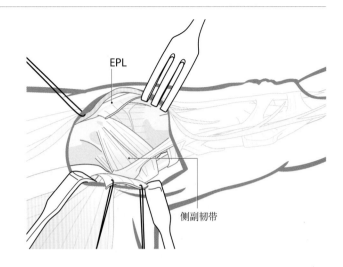

图 1-12-12　用小拉钩向背侧牵拉拇长伸肌，显露尺侧副韧带和背侧关节囊。

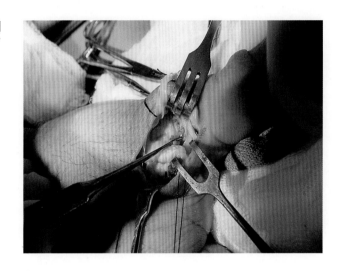

关节囊切开

图 1-12-13　背侧切开关节囊，避免侧副韧带于掌骨结节附着点处的断裂。

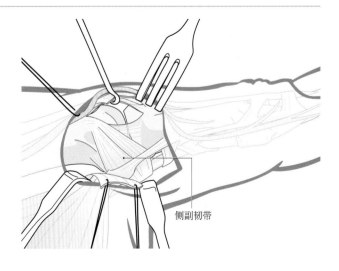

5 关闭切口

图 1-12-14 a、b. 关闭关节囊，细线间断褥式缝合或连续缝合重建拇收肌腱膜。

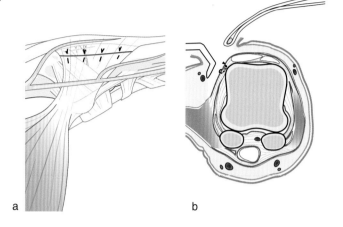

a   b

视频

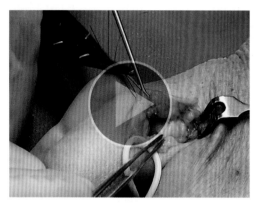

视频 1-12-1　第一掌指关节的尺背侧入路。

第13章 | 拇指指间关节背侧入路
Dorsal approach to the IP joint of the thumb

1 手术入路

图 1-13-1　拇指指间关节的损伤可以通过背侧入路进行治疗。

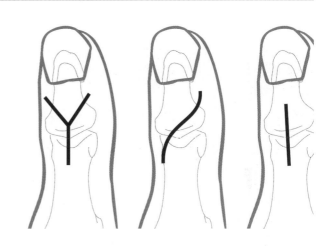

2 适应证

图 1-13-2 a~d.　以下几种类型的损伤可采用该入路。

a、b. 拇指指间关节内骨折。

c. 远端指骨拇长伸肌腱附着处撕脱骨折。

d. 拇指指间关节侧副韧带撕脱骨折。

　　该入路也可用于指间关节融合术。

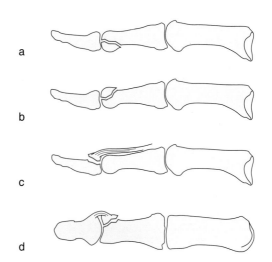

3 皮肤切口

图 1-13-3 a~d. 有 4 种常用的切口。

    a. H 形切口。

    b. Y 形切口。

    c. S 形切口。

    d. 正中纵切口。

    为改善血供，H 形切口的两边通常微微弧向两侧。

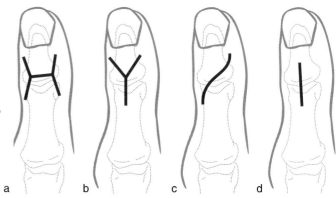

横切口

图 1-13-4 还有一种简单的横行切口，不但能减少软组织损伤，而且可以为接骨术或关节融合术的关节面处理提供足够的显露。

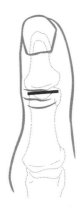

经验：切口的位置

需要注意的是，关节面的水平通常位于背侧皮肤皱褶最远处的深面，一个常见的错误是外科医生由于缺乏经验而使切口过于靠近近端，导致末节指骨基底部显露不足。

牵开皮瓣

图 1-13-5　按照皮肤切口的形状用细线将皮瓣牵开，从而尽量减少软组织的损伤。皮瓣牵开后，可见微小的静脉，必要可用双极电凝切断。

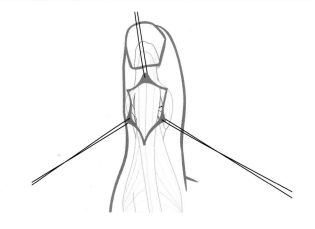

伸肌腱切开

图 1-13-6 a~c.　切断指伸肌腱可采用以下技术：
a. 横向切断术。
b. 阶梯式切口，便于后续修复。
c. 长斜行切口，同样便于后续修复。

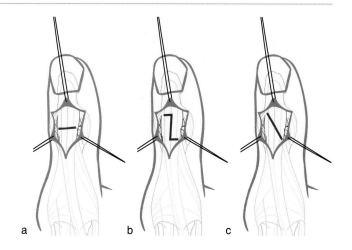

另一种选择：牵开肌腱

图 1-13-7 a、b.　通过桡背侧或尺背侧的直切口可以牵开拇长伸肌腱的远端，而无需将其切断。该入路只能显露一侧髁，无法同时显露双侧髁。

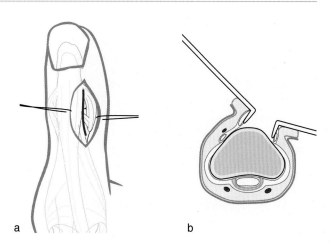

显露关节

图 1-13-8　向近侧牵开拇长伸肌腱，暴露指间关节。

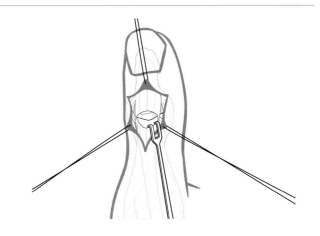

4　闭合切口

图 1-13-9 a、b.　间断褥式缝合修复切开的肌腱。

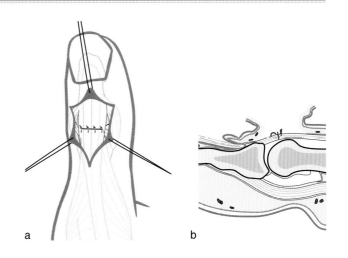

a　　　　　　　　　　　　　　b

视频

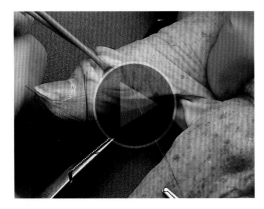

视频 1-13-1　拇指指间关节的背侧入路。

第14章 | 第一掌骨基底部的桡掌侧入路

Radiopalmar approach to the thumb base

1　手术入路

图 1-14-1　拇指基底部的损伤可以选用桡掌侧入路。

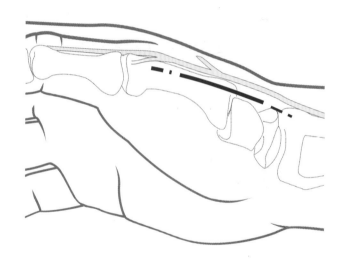

2　适应证

图 1-14-2 a~e.　该入路适用于第一腕掌关节的关节内骨折，如 Bennett 骨折或 Rolando 骨折（a~c），也适用于掌骨基底部骨折和大多角骨骨折（d、e）。

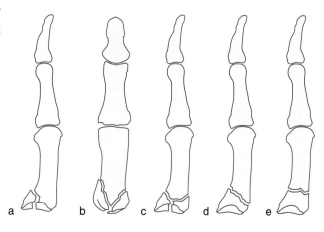

3 外科解剖

图 1-14-3 a、b. 大多角骨和第一掌骨关节面呈两个相互交叉的马鞍型。这种关节对应关系连同韧带支持系统和拇指肌肉协同作用，使拇指能与其余手指完成对指活动。

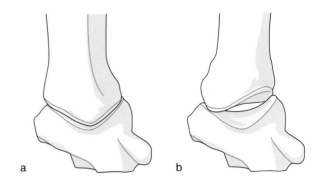

a

b

图 1-14-4 强大的掌斜韧带是第一掌骨基底部至关重要的稳定结构，止于掌骨基底部掌侧关节面的尺侧缘。掌骨基底部桡侧可见拇长展肌止点。拇收肌使拇指向掌侧和尺侧活动。这些肌肉力量是造成 Bennett 骨折典型畸形的原因。

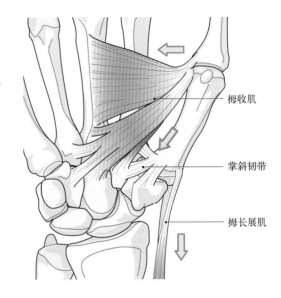

拇收肌

掌斜韧带

拇长展肌

4 皮肤切口

图 1-14-5 可使用两种不同的皮肤切口：桡掌侧直切口，Wagner 弧形切口。

图 1-14-5 直切口位于桡背侧鱼际隆起的背侧和掌侧皮肤之间。起于桡骨茎突尖远端约 1 cm 处，向远端延伸 4~5 cm。

　　桡神经背侧感觉支在该区内分为多个分支。术中应识别和保护这些分支，避免形成神经瘤。

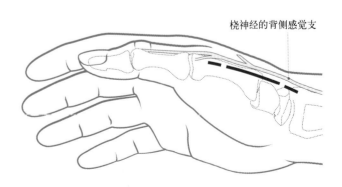

桡神经的背侧感觉支

图 1-14-6　Wagner 切口为一沿着鱼际隆起弧向掌侧的切口。该切口的不足之处：有在腕部皮肤皱褶处形成瘢痕和神经分支损伤的风险。

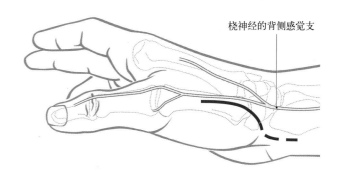

桡神经的背侧感觉支

牵开皮瓣

图 1-14-7　钝性分离并牵开皮肤和皮下组织瓣，识别并保护桡神经背侧感觉支以及拇长展肌肌腱。用乳胶管轻柔地牵开上述结构有助于组织的暴露。

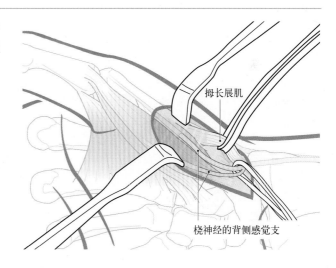

拇长展肌

桡神经的背侧感觉支

图 1-14-8　但过度牵拉会损伤血供。

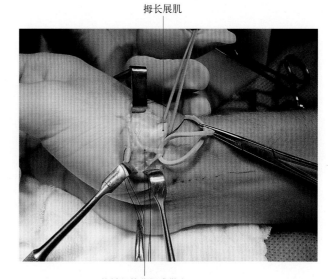

拇长展肌

桡神经的背侧感觉支

分离鱼际肌

图 1-14-9　在分离上述结构后，鱼际肌进入视野。分离其在第一掌骨基底部的止点，并向掌侧牵开。

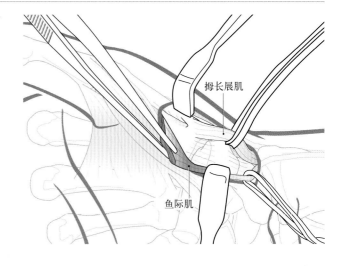

图 1-14-10　保留小部分止点将有助于随后鱼际肌的修复。

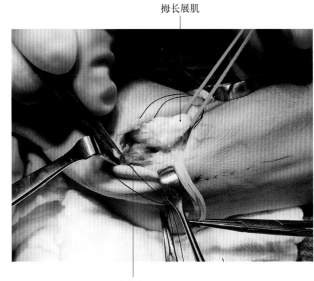

关节囊切开

图 1-14-11　横向或纵行切开关节囊，显露关节。

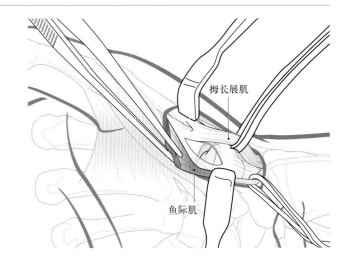

探查关节

图 1-14-12　纵向牵引下，通过拇指旋前、旋后检查关节的情况。这种方法也有助于骨折的评估以及 Bennett 骨折的复位。

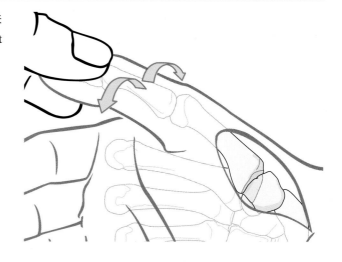

5　闭合切口

图 1-14-13　间断缝合关闭关节囊。用间断缝合将鱼际肌修复至第一掌骨基底部的止点上。

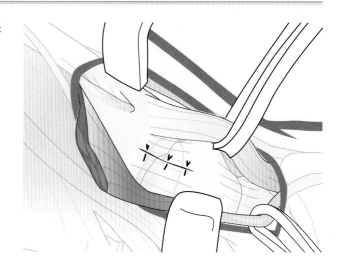

视频

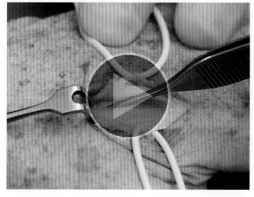

视频 1-14-1　第一掌骨基底部的桡掌侧入路。

第15章 | 掌骨的背侧入路
Dorsal approach to the metacarpals

1 手术入路

图 1-15-1　掌骨的损伤能够通过背侧入路手术治疗。

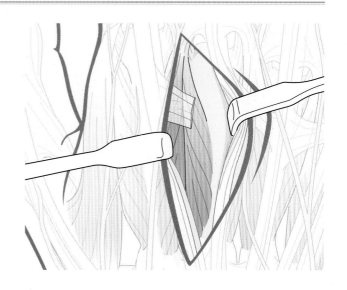

2 适应证

图 1-15-2 a~f.　背侧入路适用于掌骨干的斜行（a、b），螺旋形（c），粉碎性（d）或横行骨折（e）以及干骺端骨折（f）。它还可以用于陈旧性骨折的截骨矫形。

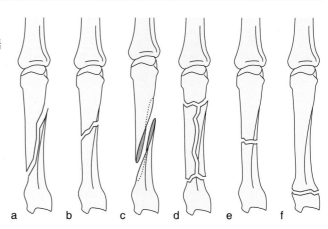

3 外科解剖

图 1-15-3　中指和环指的伸肌腱直接在掌骨背侧走行。示指和小指的伸肌腱从掌骨轴稍稍朝向腕关节的中心汇聚。要注意掌骨远端 1/3 处肌腱的连接。必须保护感觉神经分支和纵向的静脉。

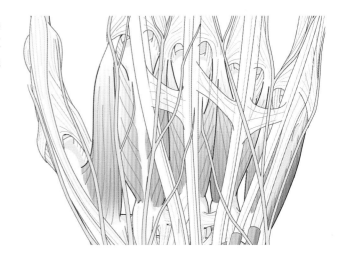

4 皮肤切口

图 1-15-4　纵向直切口应做在相邻掌骨间隔的皮肤处，而不是直接位于伸肌腱的表面。切口的近端和远端都可以斜向延伸。

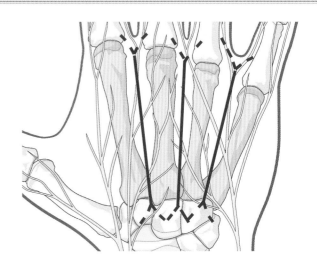

图 1-15-5　相邻的两个掌骨可通过单个皮肤切口显露。

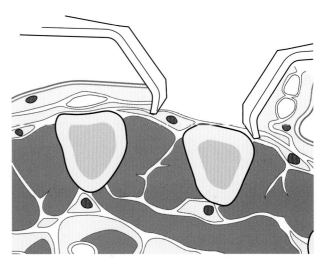

牵开伸肌腱

图 1-15-6　将伸肌腱连同周围的疏松结缔组织牵拉到一旁。如有必要，肌腱间的连接可以切断。

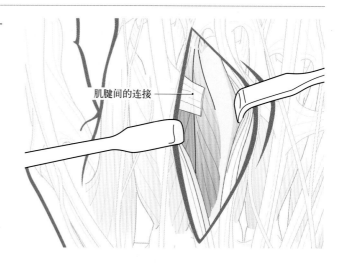

肌腱间的连接

分离骨间肌

图 1-15-7 a、b.　骨膜下部分分离背侧骨间肌。

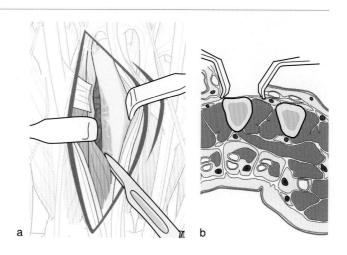

a

b

要点：避免完全剥离肌肉

图 1-15-8　避免完全剥离肌肉而损伤掌侧结构。使用短而钝的拉钩（Langenbeck）而非 Hohmann 拉钩。

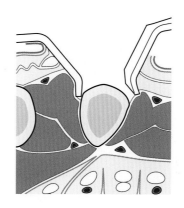

5 创面闭合

图 1-15-9 尽可能用骨膜覆盖内植物，这有助于最大限度地减少伸肌腱和内植物之间的接触。如果肌腱间的连接处已切断，应进行修复。

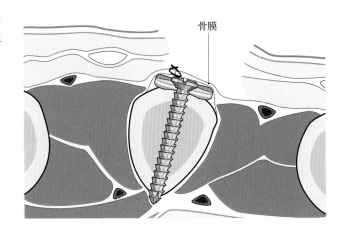

骨膜

视频

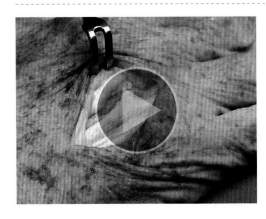

视频 1-15-1 掌骨的背侧入路。

第16章 ｜ 第一掌骨背侧入路

Dorsal approach to the thumb metacarpal

1　手术入路

图 1-16-1　第一掌骨的损伤可通过背侧入路治疗。

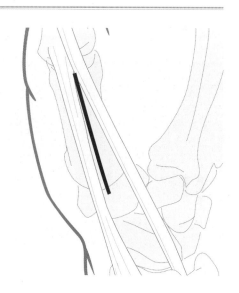

2　适应证

图 1-16-2 a~d.　该入路适用于第一掌骨关节外骨折（a~c），也可用于第一腕掌关节周围骨折（d）。该入路同样适用于第一腕掌关节融合术。

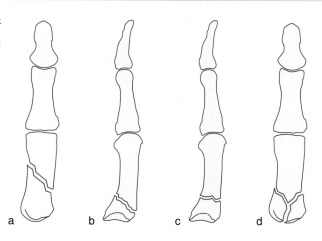

3 外科解剖

图 1-16-3　在皮下组织层面，必须保护桡神经背侧感觉支的尺侧支和桡侧支。手术切口位于拇长伸肌腱（EPL）和拇短伸肌腱（EPB）之间。桡动脉在大多角骨浅面走行。

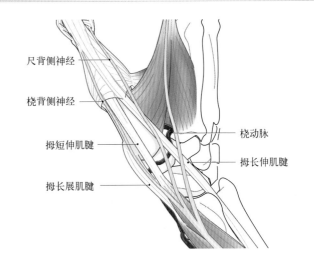

尺背侧神经

桡背侧神经

拇短伸肌腱

拇长展肌腱

桡动脉

拇长伸肌腱

4 皮肤切口

图 1-16-4 a、b.　在拇长伸肌和拇短伸肌之间做一直切口，覆盖整个第一掌骨的长度（a）。也可在拇短伸肌桡侧做切口，切口甚至可向近端尺侧呈弧形延伸（b）。注意辨认并保护桡神经背侧感觉支的分支和纵向静脉。

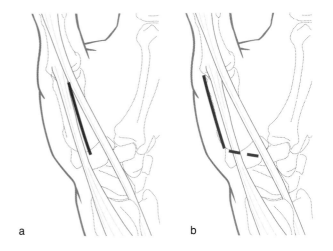

a

b

筋膜切开

图 1-16-5　在拇长伸肌和拇短伸肌之间切开筋膜，分别向两侧牵开。

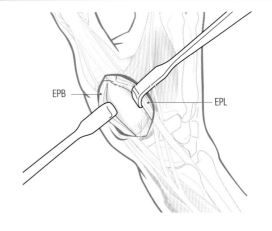

EPB

EPL

另一种筋膜切开法

图 1-16-6 如果皮肤切口更靠近桡侧,则在拇短伸肌桡侧切开筋膜,将拇长伸肌腱和拇短伸肌腱均向尺侧牵开。

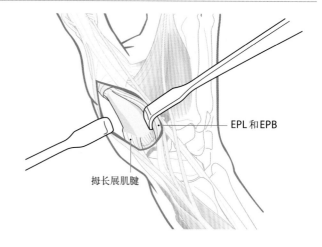

EPL 和 EPB

拇长展肌腱

关节囊切开

图 1-16-7 对于关节内骨折或准备行关节融合术,应切开第一腕掌关节关节囊。

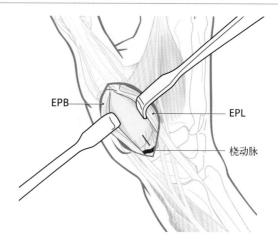

EPB

EPL

桡动脉

5 闭合切口

图 1-16-8 用细线连续缝合或褥式缝合拇长伸肌和拇短伸肌之间的筋膜。

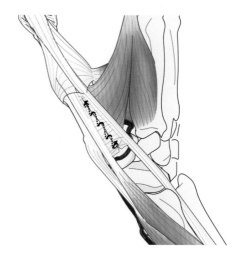

精要

图 1-16-9　尽可能用骨膜覆盖内植物，这有助于最大限度地减少伸肌腱和内植物之间的接触。这样肌腱在骨膜表面滑动，降低了肌腱损伤的风险。

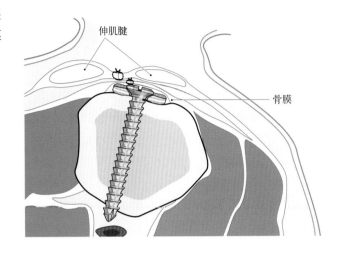

伸肌腱

骨膜

视频

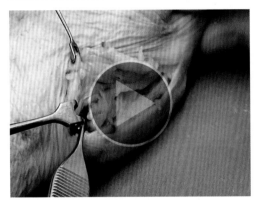

视频 1-16-1　第一掌骨的背侧入路。

第17章

第二掌骨的桡背侧入路

Dorsal approach to the 2nd metacarpal

1　手术入路

图 1-17-1　第二掌骨的损伤可通过桡背侧入路治疗。

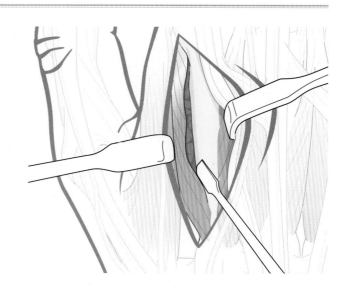

2　适应证

图 1-17-2 a~f.　桡背侧手术入路适用于第二掌骨干的斜行（a~b）、螺旋形（c）、粉碎性（d）或横行骨折（e）以及干骺端的骨折（f）。也适用于掌骨畸形愈合的截骨矫形术。

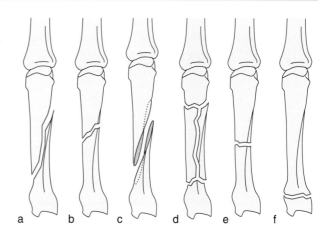

a　　b　　c　　d　　e　　f

3 外科解剖

图 1-17-3 第二掌骨的背侧面很容易进入，因为食指的两个伸肌腱斜向腕关节的中心走行。注意保护神经感觉支和纵向走行的浅静脉。

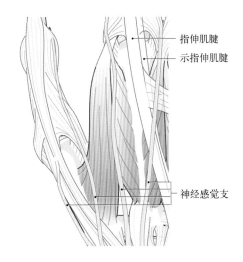

指伸肌腱

示指伸肌腱

神经感觉支

4 皮肤切口

图 1-17-4 沿第 2 掌骨的桡背侧做一纵行直切口。

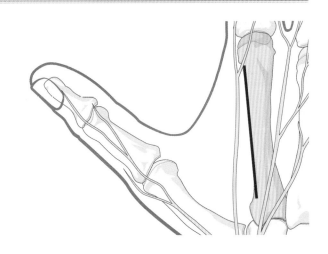

牵开伸肌腱

图 1-17-5 将肌腱和周围疏松结缔组织一起向尺侧牵开。如有必要，可骨膜下部分剥离背侧骨间肌。

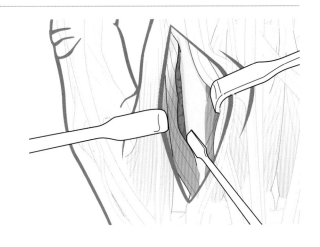

精要：避免完全剥离肌肉

图 1-17-6　避免完全剥离肌肉而损伤掌侧结构。使用短而钝的拉钩（Langenbeck）而非 Hohmann 拉钩。

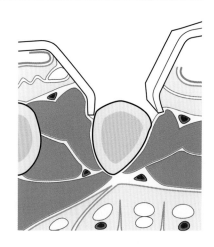

5　闭合切口

图 1-17-7　尽可能用骨膜覆盖内植物，这有助于最大限度地减少伸肌腱和内植物之间的接触。

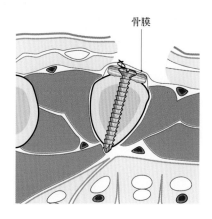

骨膜

视频

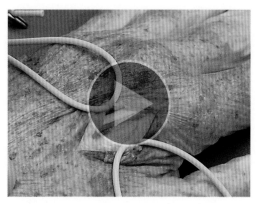

视频 1-17-1　第二掌骨的桡背侧入路。

第18章　第五掌骨的桡背侧入路
Dorsal approach to the 5th metacarpal

1　手术入路

图 1-18-1　第五掌骨的损伤可通过背侧入路治疗。

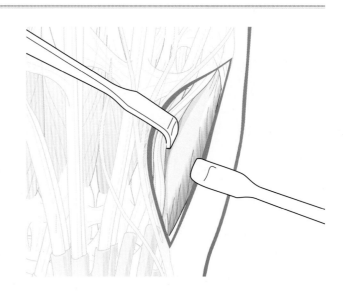

2　适应证

图 1-18-2 a~f.　背侧手术入路适用于第五掌骨干的斜行（a、b）、螺旋形（c）、粉碎性（d）或横行（e）骨折，以及干骺端骨折（f）。该入路也适用于掌骨畸形愈合的截骨矫形术。

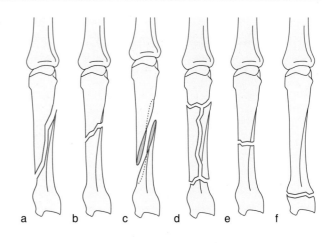

3 外科解剖

图 1-18-3 小指的伸肌腱稍稍向腕关节的中心汇聚。术中注意保护尺神经的背侧感觉支和纵向走行的浅静脉。

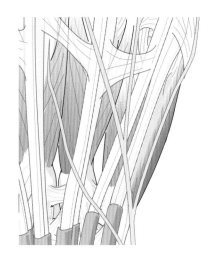

4 皮肤切口

图 1-18-4 沿第五掌骨的尺背侧做一纵行直切口，切口可以斜向远、近侧延伸。尺神经的背侧感觉支在切口近端 1/3 处特别容易损伤。

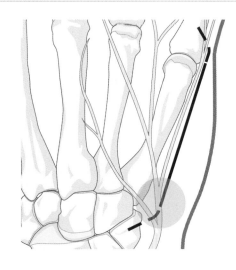

牵开伸肌腱

图 1-18-5 将肌腱和周围疏松结缔组织一起向桡侧牵开。

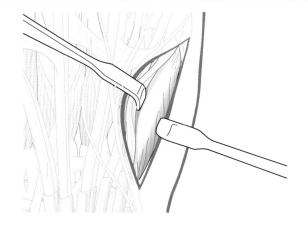

图 1-18-6　如有必要，可骨膜下部分剥离背侧骨间肌。

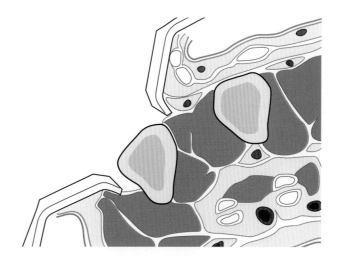

要点：避免完全剥离肌肉

图 1-18-7　避免完全剥离肌肉而损伤掌侧结构。使用短而钝的拉钩（Langenbeck）而非 Hohmann 拉钩。

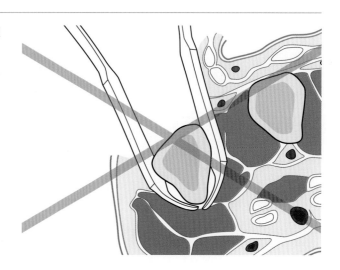

5　闭合切口

图 1-18-8　尽可能用骨膜覆盖内植物，这有助于最大限度地减少伸肌腱和内植物之间的接触。如果肌腱间的连接处已切断，应进行修复。

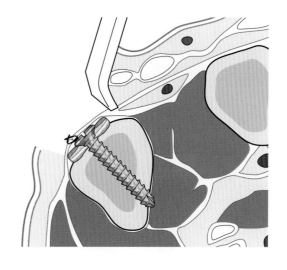

视频

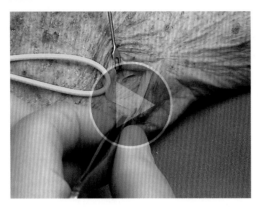

视频 1-18-1　第五掌骨的背侧入路。

第19章 | 第五掌骨基底部的尺背侧入路

Dorsoulnar approach to the 5th metacarpal base

1 手术入路

图 1-19-1　第五掌骨基底部的损伤可通过尺背侧入路治疗。

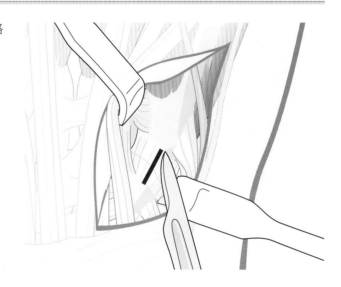

2 适应证

图 1-19-2 a~c.　该入路适用于以下几种骨折类型:

　　a. 第五掌骨基底部的关节内骨折。

　　b. 第五腕掌关节骨折脱位。

　　c. 尺侧腕伸肌腱的撕脱骨折。

　　该入路也适用于少见的第五掌骨基底部的关节外骨折。此外结合一个小切口,该入路还可用于头下型掌骨骨折的髓内克氏针固定。

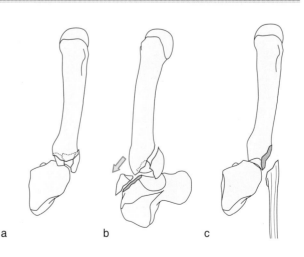

a　　　　　b　　　　　c

3 外科解剖

图 1-19-3 小指的伸肌腱稍稍向腕关节的中心汇聚。术中注意保护尺神经的背侧感觉支和纵向走行的浅静脉。尺侧腕伸肌肌腱止点位于第五掌骨基底部的尺侧面。

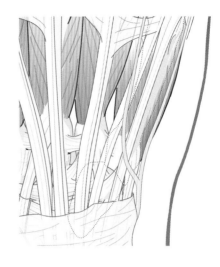

4 皮肤切口

图 1-19-4 切口呈弧形：平行于第五掌骨尺背侧缘，继而在钩骨表面弧向桡侧。

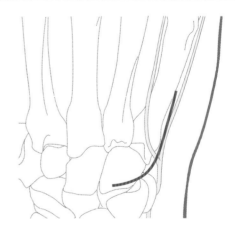

牵开伸肌腱

图 1-19-5 伸肌腱及周围疏松结缔组织向桡侧牵开，尺神经背侧感觉支和尺侧腕伸肌腱一起向尺侧牵开。

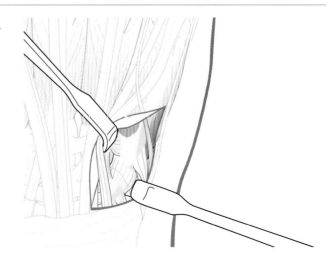

关节囊切开

图 1-19-6　关节内骨折需要切开关节囊。但在很多情况下关节囊已经撕裂，延长裂口即可显露。

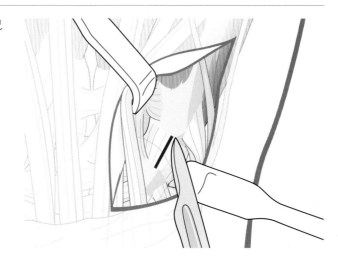

要点：用针头刺入皮下定位关节

图 1-19-7　如果不需要切开关节囊，可用注射器针头或细克氏针定位关节，避免螺钉损伤关节。

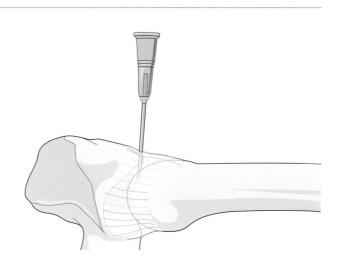

视频

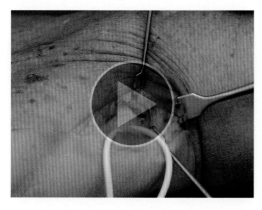

视频 1-19-1　第五掌骨基底部的尺背侧入路。

第 2 部分
病　例
Cases

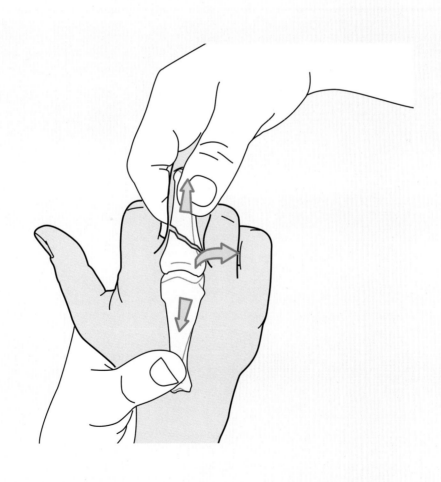

第2篇

近节指骨

第1章 近节指骨基底部——关节内骨折，植骨、T形LCP固定

Proximal phalanx, base—articular fracture treated with an LCP T-plate and bone graft

1 病例介绍

图 2-1-1 a、b. 患者 59 岁，退休教师，扭打时环指近节指骨关节内粉碎性骨折。前后位和斜位片显示近节指骨基底部骨折。

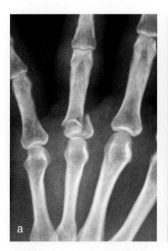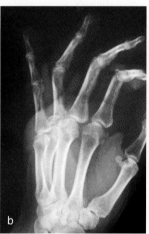

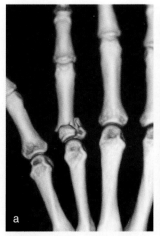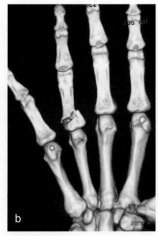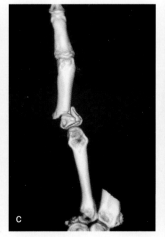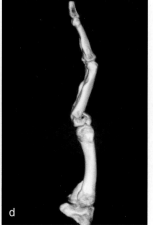

图 2-1-2 a~d. 额状面和矢状面 CT 可见基底部的复杂骨折。

2 手术指征

图 2-1-3 a、b. 轴向负荷产生的垂直应力造成关节内粉碎性、压缩性骨折。这种骨折极度不稳。典型的骨折形态包含中央压缩型骨折（a），或者是 T 或 Y 形骨折（b）。稳定的固定可以允许早期活动，并降低关节退行性变的风险。

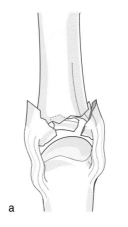
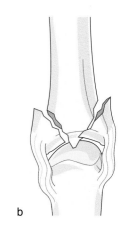

3 术前计划

器械

· 2.0 LCP 工具
· 0.8 mm 克氏针
· 自体植骨器械

患者准备和体位

图 2-1-4 前臂旋前置于手外科手术台上，使用非消毒气囊止血带。酌情预防性使用抗生素。

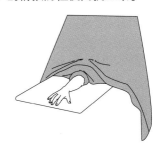

4 手术入路

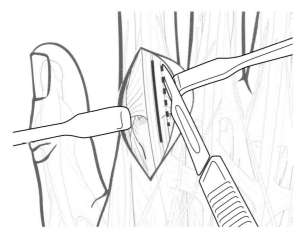

图 2-1-5 选择背侧入路（见第 1 篇第 1 章，掌指关节的背侧入路）。

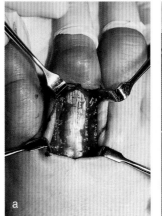
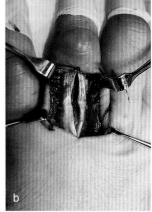

图 2-1-6 a、b. 术中照片可见沿着伸肌腱的正中切口，正中劈开伸肌腱。

5 复位

直接复位

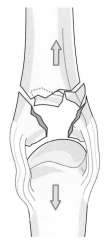

图 2-1-7 压缩骨折块没有软组织附着，因而无法通过韧带固定效应复位，需要直接复位。固定压缩骨折块的关键是尽可能重建关节面的正常解剖，并用植骨块和内固定支撑。

复位压缩骨折块

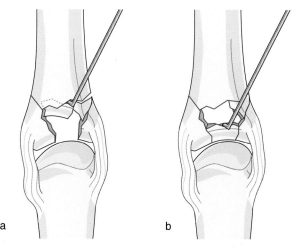

a   b

图 2-1-8 a、b. 用克氏针或牙科撬撬起压缩骨折块并将其推向掌骨头，掌骨头可用作复位的模板，从而确保指骨关节面的平整。关节面软骨大于 1 mm 的台阶即可导致退行性关节疾病。

因为干骺端松质骨被压缩，在撬起压缩骨折块后会产生缺损。这会对骨折产生两方面的不利影响：

· 骨折块很不稳定，容易再移位（塌陷）。

· 愈合时间延长。

因此，缺损处需要用从桡骨远端获取的骨松质填塞。

图 2-1-9 在压缩的关节骨折块复位后出现缺损。

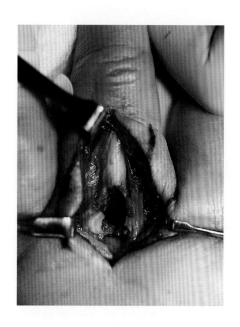

骨移植

图 2-1-10　从桡骨远端获得移植骨，Lister 结节近端偏桡侧是理想而安全的供区。

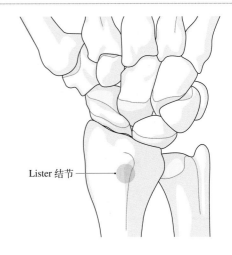

Lister 结节

获取移植骨

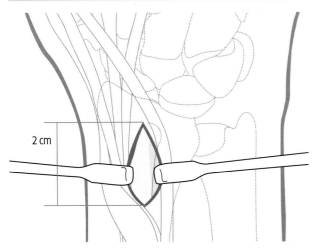

2 cm

图 2-1-11　在 Lister 结节近端做 2 cm 纵向切口。将第二间室肌腱牵向桡侧，拇长伸肌腱牵向尺侧。

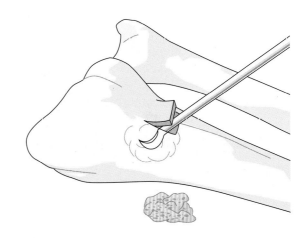

图 2-1-12　用骨凿子切出长方形的 3 个边，如皮瓣般掀起桡骨背侧皮质，在获取骨松质后，复原"盖子"，缝合骨膜和皮肤切口。

压紧移植骨

图 2-1-13　使用挤压器械压紧移植骨，填充缺损处。术中透视确认复位情况。

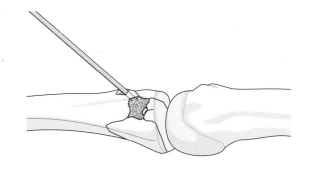

6　固定

钢板选择和应用

图 2-1-14 a、b.　选择合适的钢板，例如 T 形 LCP（a）
或 LCP 髁钢板（b）。钢板安放在指骨背侧，在不影响关
节的情况下，越靠近端越好。确保钢板在骨干长轴的中
心。这例患者使用了 T 形 LCP，下文会有描述。

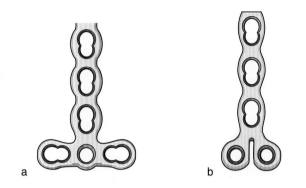

T 形和 Y 形骨折钢板的折弯与塑形

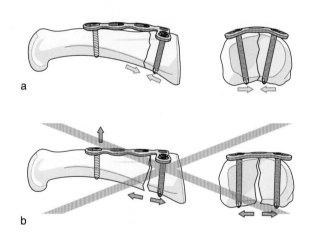

图 2-1-15 a、b.　近节指骨背侧表面略呈凸状。因此对
于 T 形和 Y 形关节内骨折，钢板需要稍稍过度塑形，以
便在拧紧螺钉时，能在对侧皮质产生压力并使压力均匀
分布至整个骨折面（a）。如果钢板塑形不恰当，与指骨
基底的凸面和形状不匹配，在拧紧螺钉时会导致骨折块
分离，在对侧皮质产生缝隙（b）。

　　尽管如此，这一原则仅在骨折块较大的情况下适
用，不能用于多个小骨折块的粉碎性骨折，否则会影响
复位或者使复位失败。

关节内多块骨折钢板的折弯与塑形

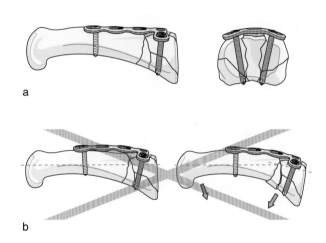

图 2-1-16 a、b.　对于多块骨折，重要的是塑形钢板使
之完美地贴合指骨背侧（a）。在拧紧螺钉时不能产生加
压或分离应力，否则同样会影响复位（b）。

失误：成角

过度折弯钢板会在骨折粉碎区的矢状面产生压力，导致
手指成角畸形。

钻近端孔

图 2-1-17 a、b. 如果要用锁定螺钉，必须使用带螺纹的导向套筒，小心地钻出第一个孔，用 1.5 mm 钻头（2.0 mm 螺钉）在钢板的横行部分钻孔。用同样的步骤在钢板横部钻第二个孔。

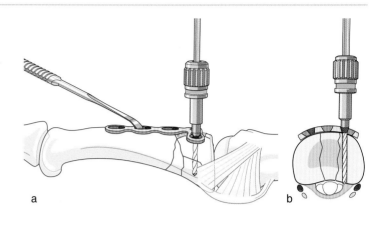

失误：肌腱和血管

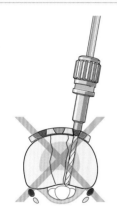

图 2-1-18 必须确认不能损伤屈肌腱和指神经、指动脉。

测量螺钉长度

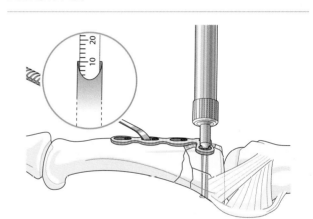

图 2-1-19 测深器测量螺钉的长度。

螺钉选择

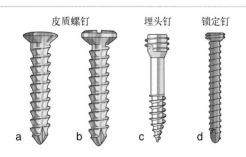

皮质螺钉　埋头钉　锁定钉

图 2-1-20 a~d. 多种类型的螺钉可用于治疗骨折，螺钉的选择取决于适应证、钢板的选择，甚至是生产厂家。例如，皮质螺钉可以是自攻螺钉，钻孔后无需攻丝（a、b）。埋头螺钉主要应用于关节内骨折（c），而锁定螺钉（d）的螺纹用于角稳定钢板固定时的锁定孔。本书虽提供了螺钉应用指南，但无论如何，手术医生都应熟悉各种螺钉的特性及其在钢板中的应用。

置入近端螺钉

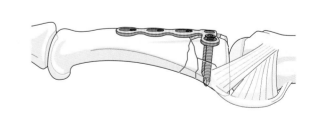

图 2-1-21 置入第一枚近端螺钉。确保螺钉进入对侧皮质而不进入掌侧的屈指通道，该处有屈肌腱走行。以同样的方式在钢板横部的另一侧孔中置入第二枚螺钉，然后依次拧紧。

失误：螺钉汇聚

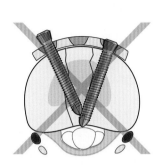

图 2-1-22　必须避免钢板横部两枚螺钉尖端的碰撞以及进入关节。

远端螺钉钻孔

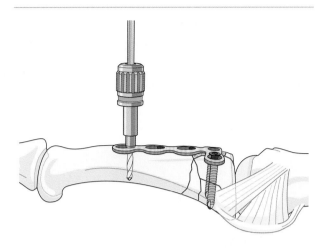

图 2-1-23　1.5 mm 钻头经导向套筒在钢板远端螺钉孔的中央钻孔。如图所示，在钢板的最远端孔也可以置入锁定螺钉。对于多块骨折，不推荐偏心位钻孔加压。

测量远端螺钉长度

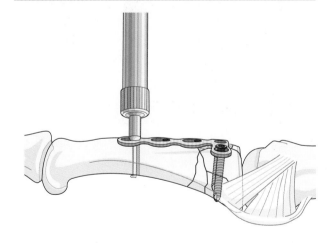

图 2-1-24　测深器测量螺钉的长度。

置入远端螺钉

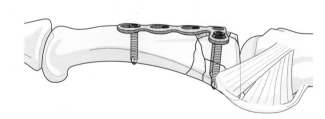

图 2-1-25　置入一枚 2.0 mm 自攻螺钉并拧紧。中央位钻孔避免拧紧螺钉时产生轴向压力。

完成固定

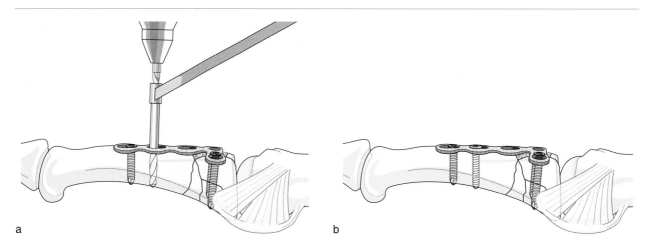

图 2-1-26 a、b.　在更近端螺钉孔的中央钻另一孔（a），在骨干部位置入另一枚普通螺钉，完成固定（b）。在置入普通皮质螺钉时，使用普通钻孔套筒。

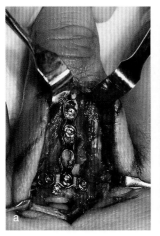
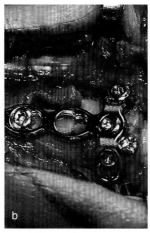

图 2-1-27 a、b.　骨折由背侧 T 形 LCP 固定（a）。注意一枚骨块间的螺钉，穿过关节骨折块，帮助维持复位（b）。

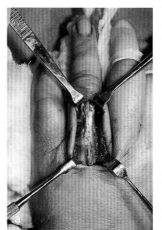
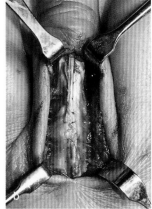

图 2-1-28 a、b.　仔细修复伸肌腱。

图 2-1-29 a、b.　术后前后位和斜位片。

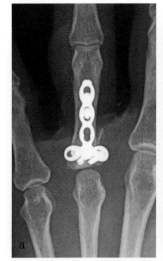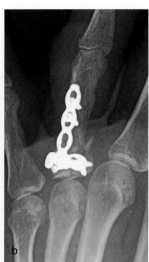

7　康复

术后处理

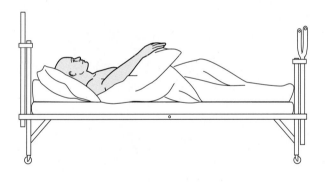

图 2-1-30　患者卧床时用枕头抬高患肢，维持手部高于心脏的水平，促进肿胀消退。行走时使用吊带固定手臂，使之高于心脏。

随访

2~5 天后复诊更换敷料。10 天后拆线并摄片证实骨折无继发移位。

功能锻炼

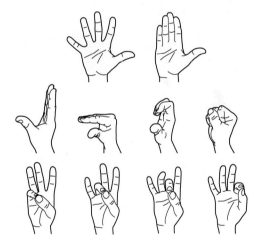

图 2-1-31　疼痛减轻、肿胀消退后应及早进行轻柔的、有限的手指主动活动（六步训练法）。必须向患者强调早期活动的重要性。整个康复过程应在理疗师的指导下进行。

8 预后

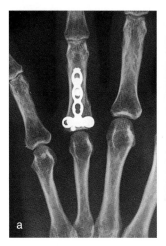 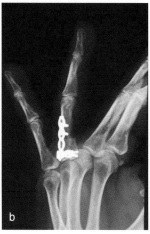 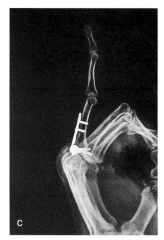 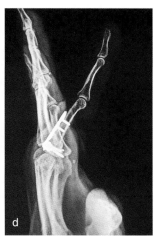

图 2-1-32 a~d.　4 年随访时的前后位片和侧位片。

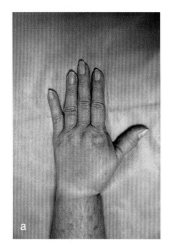 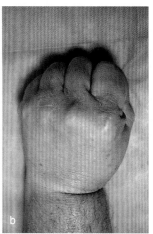 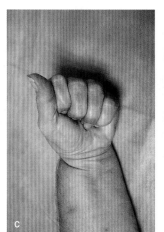 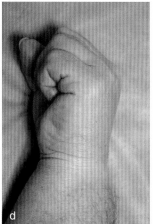

图 2-1-33 a~d.　关节面解剖复位，功能完全恢复。

<table>
<tr><td>第 2 章</td><td>**近节指骨基底部——关节内骨折，植骨、微型髁钢板固定**
Proximal phalanx, base—articular fracture treated with
a minicondylar plate and bone graft</td></tr>
</table>

1 病例介绍

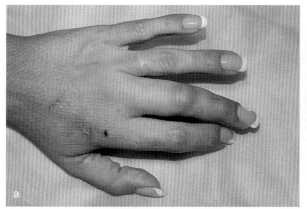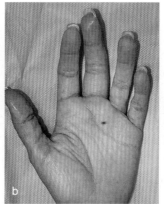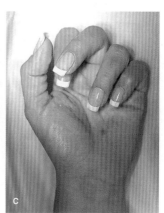

图 2-2-1 a~c. 患者女性，37 岁，建筑师，左手中指遭受直接创伤。临床可见中指的成角和旋转畸形。

图 2-2-2 a、b. 斜位片和侧位片可见明显的关节内多块骨折。

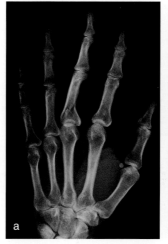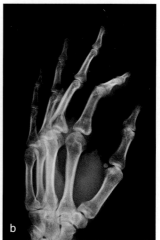

2 手术指征

图 2-2-3 a、b. 当垂直压力产生的轴向负荷施加在手指上，会导致关节内多块压缩骨折。这种骨折非常不稳定。典型的骨折类型包括中央压缩的多块骨折（a），或者是 T 形或 Y 形骨折（b）。稳定的固定可以允许早期活动并降低退行性关节病的风险。

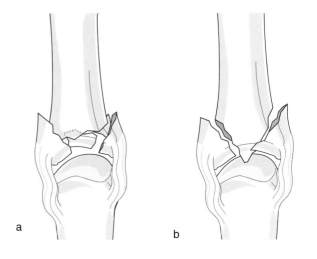

3 术前计划

器械

- 1.5 号手外科器械
- 1.5 号微型髁钢板
- 0.8 mm 克氏针
- 点状复位钳
- 自体骨移植器械

患者准备和体位

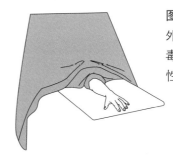

图 2-2-4　前臂旋前置于手外科手术台上，使用非消毒气囊止血带。酌情预防性使用抗生素。

4 手术入路

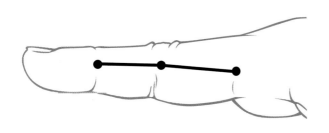

图 2-2-5　手术采用中轴入路（见第 1 篇第 2 章，近节指骨的中轴入路）。

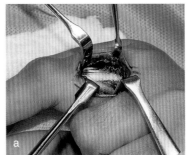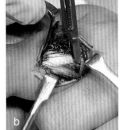

图 2-2-6 a、b. 辨认伸肌总腱和侧束间的间隔。

5　复位

直接复位

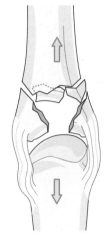

图 2-2-7　压缩骨折块没有软组织附着，因而无法通过韧带固定效应复位，需要直接复位。固定压缩骨折块的关键是尽可能地解剖、重建关节面，并用植骨块和内固定支撑。

解除骨折块嵌压

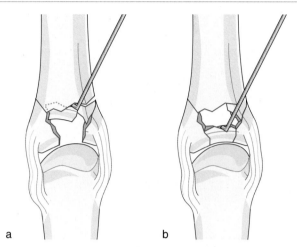

a　　　　　　　　　　　　　　b

图 2-2-8 a、b.　用克氏针或牙科撬，撬起压缩骨折块并将其推向掌骨头，掌骨头可以起到模板的作用，从而保证指骨关节面的平整。关节面软骨大于 1 mm 的台阶即可导致退行性关节疾病。

　　因为干骺端松质骨被压缩，在撬起压缩骨折块后会产生缺损。这会对骨折产生两方面的不利影响：

- 骨折块很不稳定，容易再移位（塌陷）
- 愈合时间延长

因此，缺损处需要用从桡骨远端获取的骨松质填塞。

骨移植

图 2-2-9　从桡骨远端获得移植骨，在 Lister 结节近端偏桡侧是理想而安全的供区。

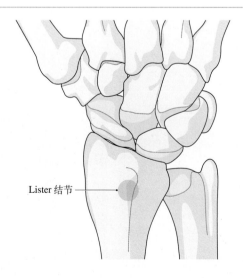

Lister 结节

获取移植骨

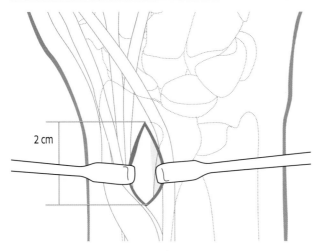

图 2-2-10　在 Lister 结节近端做 2 cm 纵向切口。第二间室肌腱牵向桡侧，拇长伸肌腱牵向尺侧。

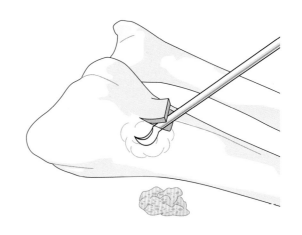

图 2-2-11　用骨凿切出长方形的 3 个边，如皮瓣般掀起桡骨背侧皮质，在获取松质骨后，复原"盖子"，缝合骨膜和皮肤切口。

压紧移植骨

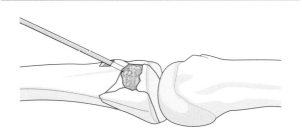

图 2-2-12　使用挤压器械压紧移植骨，填充缺损处。术中透视确认复位情况。

选择：克氏针

此时，如果有必要可以置入一枚克氏针临时固定。

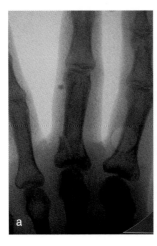
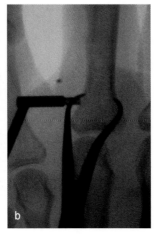

图 2-2-13 a、b.　术中复位影像。
　　a. 术中牵引影像提示关节复位不完全。
　　b. 借助点状复位钳使骨折解剖复位。

6 固定

钢板选择

图 2-2-14 这例患者选用微型髁钢板固定。

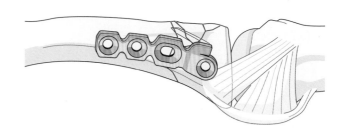

确认钻孔的位置

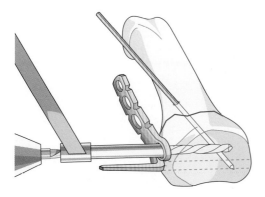

图 2-2-15 把钢板反过来用作模板,这对确定首个钻孔的位置非常有帮助。

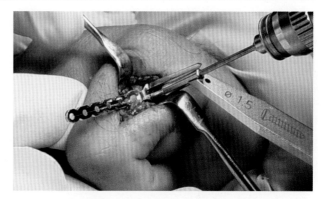

图 2-2-16 钢板用作模板来确认正确的钻孔位置。

修剪钢板

根据近节指骨的长度来修剪钢板。避免产生尖锐的边缘,这会损伤肌腱。理想情况下,无论在骨折近端或远端,至少有两枚螺钉孔用于固定,通常还有一个螺孔跨过骨折区域而不置入螺钉。骨干部位至少需要两枚螺钉固定。

精要:横向修建钢板刃片

推荐的方法

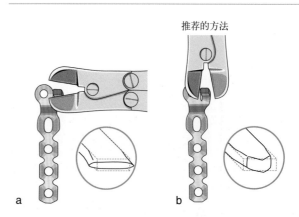

图 2-2-17 a、b. 从扁平的一面剪断钢板时,钢板因受压而略增宽(a)。钢板最宽处会稍稍超过 1.5 mm,这样,已经钻好的 1.5 mm 钻孔就不一定适合。因此要在钢板的边缘修整(使变形发生在钢板狭窄处),修整后的尖端成箭头状(b)。

钢板塑形

图 2-2-18 使用折弯器塑形钢板，使其完美贴合近节指骨基底的解剖外形。钢板被设计用于髁部骨折，已预塑形以适应髁部的外形，但仍需要塑形以贴合近节指骨基底部的较小曲面。

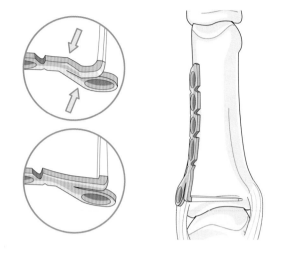

钻孔

图 2-2-19 a、b. 在近端指骨基底部、靠近关节面钻一 1.5 mm 横行孔，为置入髁钢板的刃片做准备（a）。钻孔应足够靠近背侧这样才能给最近端的螺钉固定留下足够的空间（b）。

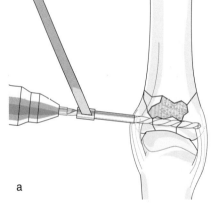

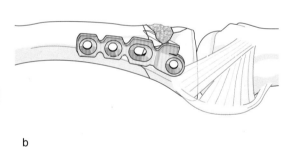

a

b

测量钻孔的长度

图 2-2-20 用测深器测量钻孔的深度，修剪角钢板刃片，使之与测得的深度一致。

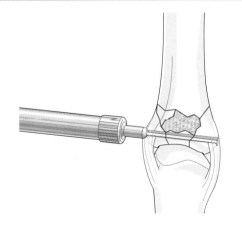

放置钢板

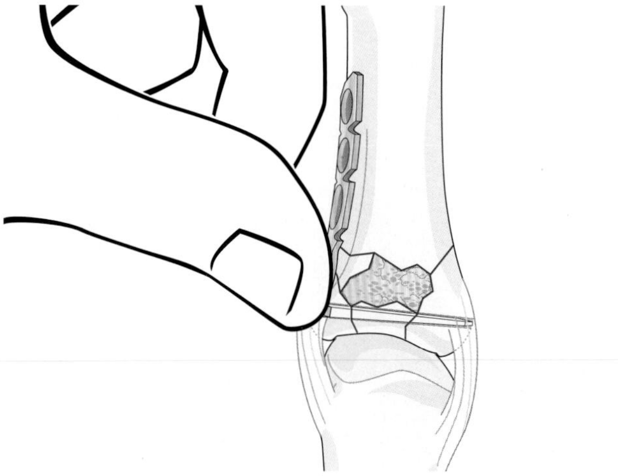

调整钢板相对于骨干的位置

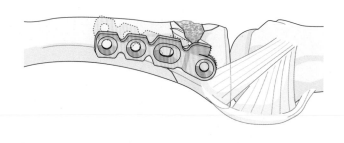

图 2-2-21 将钢板刃片插入钻孔中。拇指轻压钢板使之完全进入钻孔中。

图 2-2-22 以刃片为轴转动钢板，确保钢板从侧面观与骨干对线一致。这一点必须在置入靠近刃片的那枚远端螺钉之前完成。

钻远端孔

置入远端螺钉

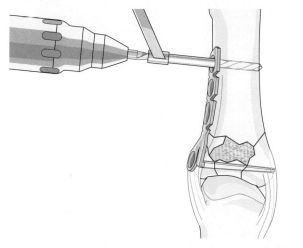

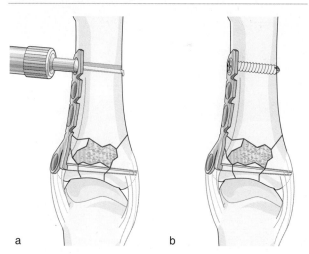

a   b

图 2-2-23 用 1.1 mm 钻头在钢板远端螺孔中央钻孔，为置入第一枚螺钉做准备。对于多块骨折，不推荐偏心位钻孔加压。

图 2-2-24 a、b. 测量螺钉的长度，置入一枚 1.5 mm 自攻螺钉。钻孔是在中心位，因此在拧紧螺钉时不会产生轴向压力。

置入近端螺钉

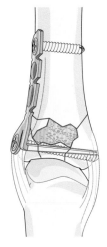

图 2-2-25 然后，于中心位置入近端螺钉。螺钉应刚好进入对侧皮质。注意螺钉不能穿出对侧皮质，否则在手指活动时会因摩擦而损伤韧带。

完成固定

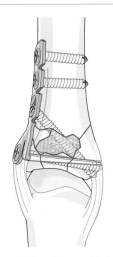

图 2-2-26 在骨干孔中心位置入其余螺钉完成固定。在某些情况下，经钢板的椭圆孔可以斜向置入螺钉来增加固定的稳定性。

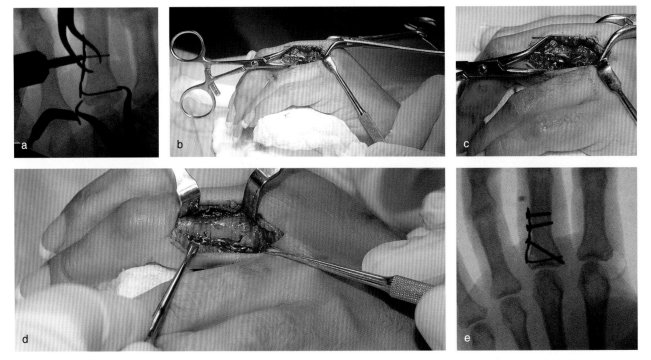

图 2-2-27 a~e. 钢板置入的术中影像（a~d）。术中透视可见经钢板椭圆孔的斜向螺钉（e）。这枚螺钉刚好进入指骨基底的对侧皮质。

7 康复

术后处理

图 2-2-28　患者卧床时用枕头抬高患肢，维持手部高于心脏的水平，促进肿胀消退。行走时使用吊带固定手臂，使之高于心脏。

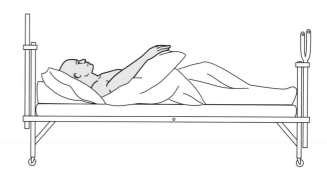

随访

2~5 天后复诊更换敷料。10 天后拆线并摄片证实骨折无继发移位。

功能锻炼

图 2-2-29　疼痛减轻、肿胀消退后应及早进行轻柔的、有限的手指主动活动（六步训练法）。必须向患者强调早期活动的重要性。整个康复过程应在理疗师的指导下进行。

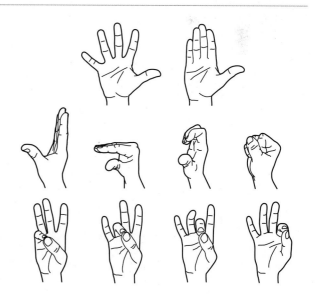

8 预后

图 2-2-30 a、b.　1 年时随访可见手的外形及功能完全
恢复。

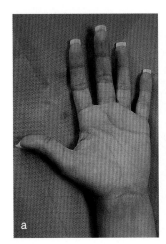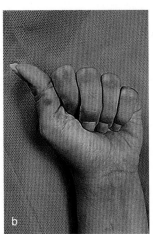

第 3 章	近节指骨基底部——垂直剪切骨折，拉力螺钉固定

Proximal phalanx, base—vertical shearing fracture trated with lag screws

1　病例介绍

图 2-3-1 a、b.　患者 33 岁，工程师，运动时受伤，造成右手拇指近节指骨基底复杂的垂直剪切骨折（合并其他损伤）。前后位片和斜位片提示拇指剪切骨折。

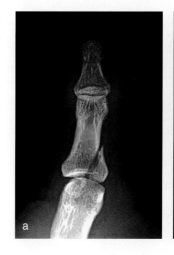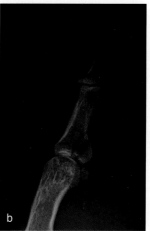

2　手术指征

图 2-3-2　骨折的机制是压缩力和剪切力的共同作用。通常表现为成角和旋转畸形。

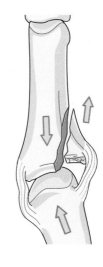

3 术前计划

器械

- · 1.5 和 2.0 号手外科器械
- · 1.3 mm 或 1.5 mm、2.0 mm 螺钉
- · 0.8 mm 克氏针
- · 点状复位钳

患者准备和体位

图 2-3-3　前臂旋前置于手外科手术台上，使用非消毒气囊止血带。酌情预防性使用抗生素。

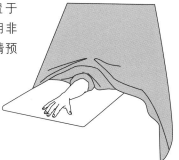

4 手术入路

图 2-3-4　采用尺背侧入路（见第 1 篇第 12 章，拇指腕掌关节尺背侧入路）。

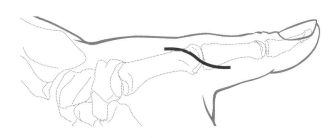

图 2-3-5 a、b.　术中影像发现，根据骨折的位置，手术入路位于伸肌腱和拇收肌腱膜之间。

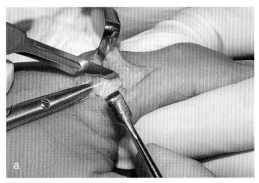

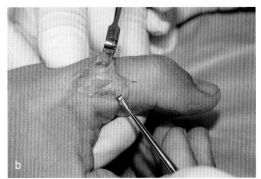

5 复位

韧带整复

图 2-3-6 通常这种骨折可以通过指套牵引复位。

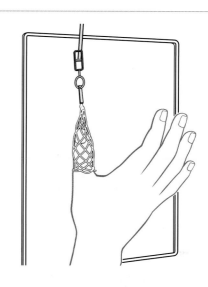

直接复位

图 2-3-7 使用小的点状复位钳轻夹骨折块可以更加精确地复位。力量过大会使骨折块碎裂。透视下检查复位情况。注意，解剖复位对于防止慢性不稳定和创伤后关节退行性变是很重要的。

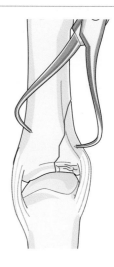

图 2-3-8 使用点状复位钳直接复位。

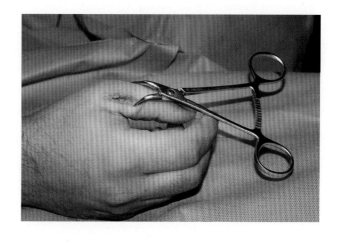

6 固定

克氏针初步固定

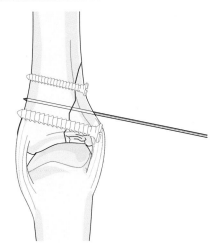

图 2-3-9 通过置入一枚克氏针初步固定骨折块。注意克氏针的位置不应影响螺钉的固定。

螺钉的位置

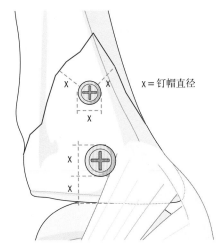

x = 钉帽直径

图 2-3-10 螺钉不要太靠近骨折块尖端或软骨下骨。必须注意，螺钉距骨折线最短的距离应不小于钉帽的直径。螺钉要足够长才能穿过并把持住对侧皮质。

螺钉的大小

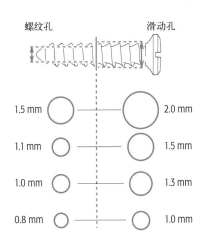

螺纹孔　　　　　　滑动孔

1.5 mm	2.0 mm
1.1 mm	1.5 mm
1.0 mm	1.3 mm
0.8 mm	1.0 mm

图 2-3-11 螺钉的直径取决于骨折块的大小和骨折的形态。不同尺寸螺钉的滑动孔和螺纹孔各有不同。

失误：螺钉长度

要保证正确的螺钉长度。螺钉太短，没有足够的螺纹有效进入对侧皮质，这种情况在使用自攻螺钉时尤为明显，因为其尖端没有螺纹。螺钉太长会损害软组织，特别是肌腱和神经血管；而自攻螺钉其尖端锐利的割槽尤为危险，必须非常小心不能使割槽穿出皮质表面。

钻孔和其他临时固定方法

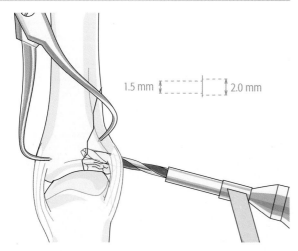

图 2-3-12　保留复位钳于原位，用 2.0 mm 的钻头尽量垂直骨折平面钻一个滑动孔，准备置入 2.0 mm 螺钉。在滑动孔中置入 2.0 mm 的钻套，用 1.5 mm 钻头刚好钻过对侧皮质。如果没有使用克氏针临时固定，可将钻头保留在钻孔内来初步维持复位。

置入近端螺钉

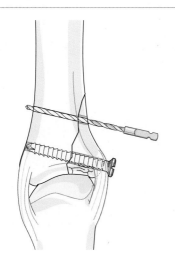

图 2-3-14　将第二个钻头留在原位，置入近端拉力螺钉。这时候不要完全拧紧。螺钉应该恰好穿过对侧皮质。

远端螺钉钻孔

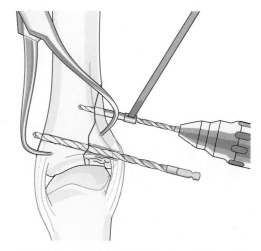

图 2-3-13　靠近骨折线远侧尖端钻滑动孔，准备置入第二枚拉力螺钉。同样，这枚螺钉也要尽可能与骨折平面垂直，用 1.3 mm 钻头钻孔，准备置入 1.3 mm 螺钉。在滑动孔中置入 1.3 mm 的钻套，用 1.3 mm 钻头刚好钻过对侧皮质。

置入远端螺钉

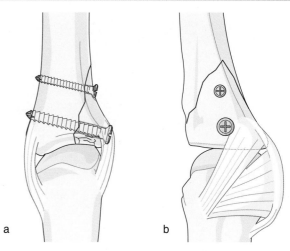

a　　　　　　　　　　　　b

图 2-3-15 a、b.　现在置入远端拉力螺钉。这枚螺钉也应该恰好穿过对侧皮质。交替拧紧两枚拉力螺钉可以避免骨折块的倾斜，并可以在整个骨折表面均匀加压。透视下检查复位情况。必须获得解剖复位。两枚螺钉必须起到抵消垂直剪切力的作用。

拉力螺钉的使用

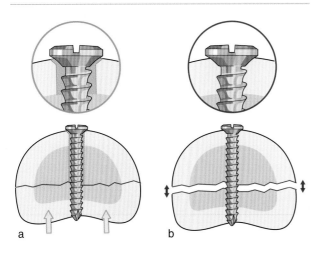

图 2-3-16 a、b. 如果确定置入拉力螺钉，滑动孔应在近侧（同侧）皮质，螺纹孔在远侧（对侧）皮质（a）。螺钉穿过骨折平面时如果两端皮质都是螺纹孔（位置螺钉），会使骨折块固定在分离位，而无断端间的加压（b）。

失误：螺钉位置

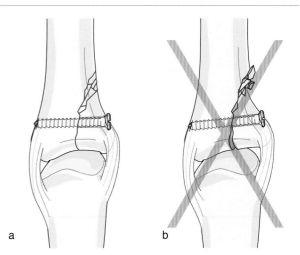

图 2-3-17 a、b. 小块骨折要求螺钉的位置完美（a）。纵行骨折的骨折块可能受到剪切力（b）。小的关节骨块要通过螺钉固定到骨干和基底的骨块上，必须保证螺钉的位置正确。注意，通常单独一枚螺钉无法对抗康复锻炼时的旋转和轴向剪切力。

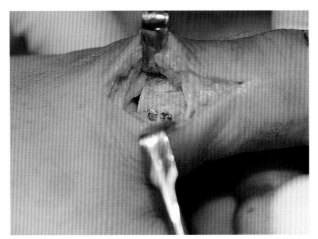

图 2-3-18 关节面直视下复位，用两枚拉力螺钉固定，一枚 2.0 mm 螺钉邻近关节面，另一枚 1.5 mm 螺钉在稍远端固定。

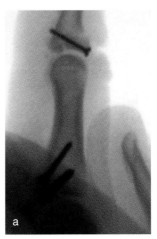
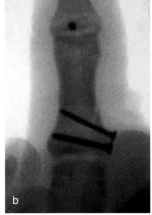

图 2-3-19 a、b. 拉力螺钉固定的术中 X 线片。

7　康复

术后处理

图 2-3-20　患者卧床时用枕头抬高患肢，维持手部高于心脏的水平，促进肿胀消退。行走时使用吊带固定手臂，使之高于心脏。

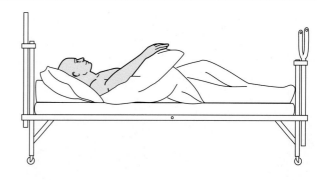

随访

2~5 天后复诊更换敷料。10 天后拆线并摄片证实骨折无继发移位。

夹板

对这种拉力螺钉固定，推荐使用可拆卸的夹板，防止强力屈指和抓持动作。

功能锻炼

图 2-3-21　疼痛减轻、肿胀消退后应及早进行轻柔的、有限的手指主动活动（六步训练法）。必须向患者强调早期活动的重要性。整个康复过程应在理疗师的指导下进行。

8 预后

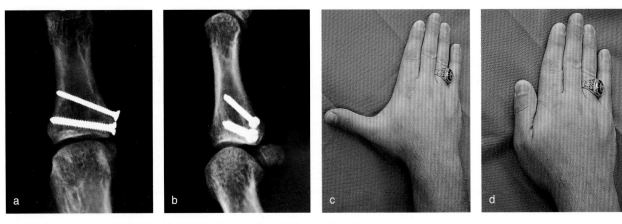

图 2-3-22 a~d.　6 个月随访可见剪切骨折已愈合，手的功能完全恢复。

第 4 章 | 近节指骨基底部——开放性关节内骨折，拉力螺钉固定

Proximal phalanx, base—open intraarticular fracture treated with lag screws

1 病例介绍

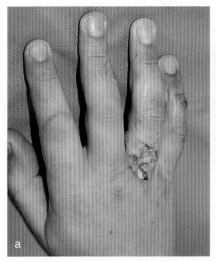 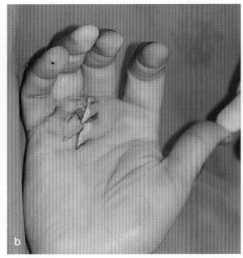 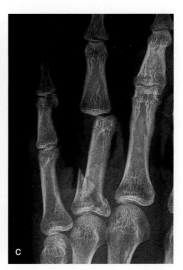

图 2-4-1 a~c. 患者 37 岁，电器售货员，因洗衣机事故导致环指近节指骨基底部复杂的开放性骨折，伴有闭合的近端指间关节脱位。手背侧和掌侧可见一个环形伤口。X 线片提示关节基底部多块复杂骨折伴近端指间关节脱位。

2 手术指征

手部的开放骨折需要精细地清创。然而如果污染不严重，可以考虑内固定并闭合创面。

单纯的多块骨折很少见，因为它通常源于高能量损伤（碾压伤）。软组织损伤通常会有水肿、纤维化的潜在风险，并最终导致僵硬。因此，这些损伤通常要通过切开复位内固定来提供足够的稳定性，从而允许即刻活动，减少关节僵硬和肌腱粘连的风险。

基于作用于骨的暴力方式，常见两种多块骨折：
· 小骨块多块骨折
· 楔形骨折

小骨块多块骨折

图 2-4-2 a、b. 即使手的血运丰富，小骨块的多块骨折也会使得骨折块软组织附着不良，生物学条件不理想。

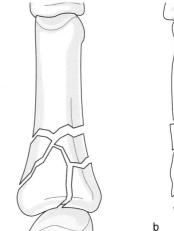
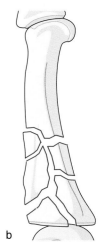

楔形骨折

图 2-4-3 a、b. 骨折的程度和类型是由作用于指骨的负荷和能量决定的。有时损伤会产生一个较大的楔形骨块。在这种情况下，血运通常不会有太大影响。

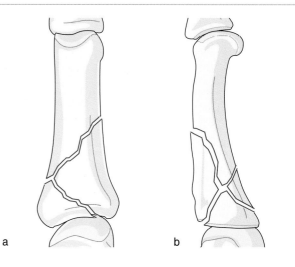

3 术前计划

器械

患者准备和体位

- 1.3 和 1.5 号手外科器械
- 1.3 mm 和 1.5 mm 螺钉
- 0.8 mm 克氏针
- 点状复位钳

图 2-4-4 前臂旋前置于手外科手术台上，使用非消毒气囊止血带。酌情预防性使用抗生素。

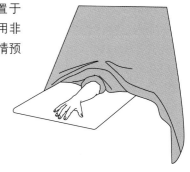

4 手术入路

图 2-4-5 采用背侧入路（见第 1 篇第 1 章，掌指关节的背侧入路）。

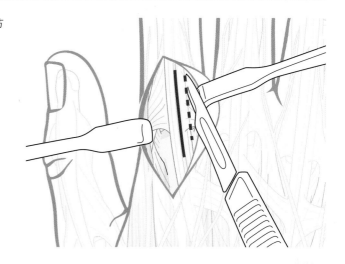

图 2-4-6 a、b. 通过原有开放伤口进路。伸肌腱有部分撕裂。切开背侧关节囊，复位关节骨折。

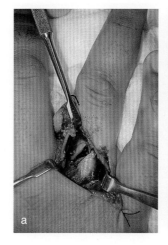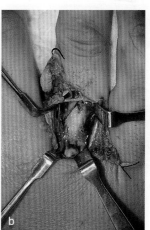

5 复位

图 2-4-7 a、b. 斜行骨折用点状复位钳维持复位。关节内劈裂骨折也同样如此。

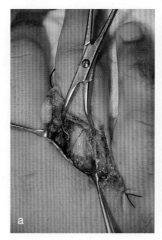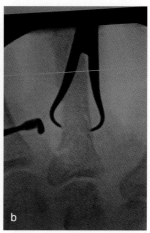

6 固定

拉力螺钉的使用

图 2-4-8 a、b.　要确定螺钉有加压作用，滑动孔在近侧（同侧）皮质，螺纹孔在远侧（对侧）皮质（a）。螺钉置入时如果两侧皮质都是螺纹孔（位置螺钉），这会维持骨折块的分离位，而无骨折块间的加压（b）。

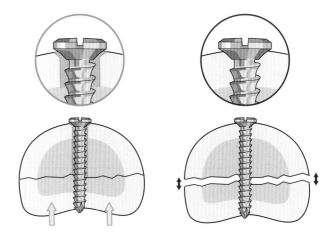

拉力螺钉固定

拉力螺钉固定的基本原则可见第 2 篇第 3 章。

图 2-4-9 a、b.　先用一枚 1.3 mm 和一枚 1.5 mm 的拉力螺钉穿过长斜行骨折线固定。再用点状复位钳使基底部骨折解剖复位。

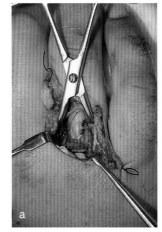
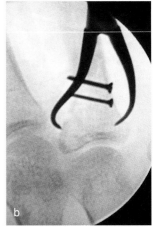

图 2-4-10 a~c.　再通过另外两枚拉力螺钉获得关节骨块间的加压。

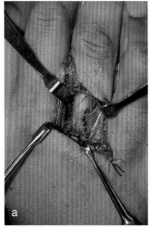
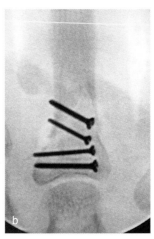
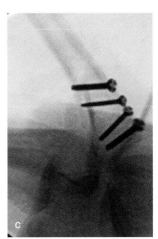

7　康复

弹力绷带

图 2-4-11 a、b.　修复伸肌腱，用小 Z 字成形闭合创面，避免产生环形瘢痕。弹力绷带包扎以减少术后肿胀，有利于早期活动。

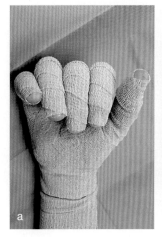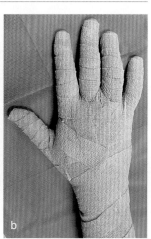

术后处理

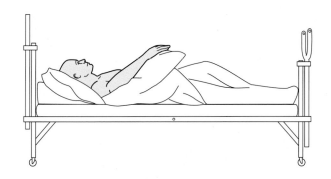

图 2-4-12　患者卧床时用枕头抬高患肢，维持手部高于心脏的水平，促进肿胀消退。患者活动时使用吊带固定手臂，使之高于心脏。

随访

2~5 天后复诊更换敷料。10 天后拆线并摄片证实骨折无继发移位。

功能锻炼

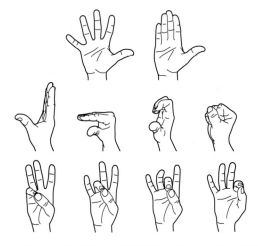

图 2-4-13　疼痛减轻、肿胀消退后应及早进行轻柔的、有限的手指主动活动（六步训练法）。必须向患者强调早期活动的重要性。整个康复过程应在理疗师的指导下进行。

8 预后

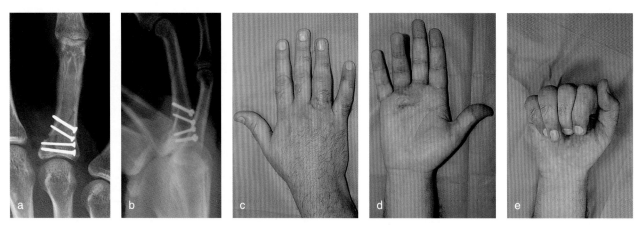

图 2-4-14 a~e. 2 个月后随访，X 线片显示骨折已开始愈合，手指恢复活动功能。

| 第 5 章 | **近节指骨基底部——撕脱骨折，张力带钢丝固定**
Proximal phalanx, base—avulsion fractures treated with tension band wiring |

1　病例介绍

图 2-5-1 a、b.　患者 17 岁，高中橄榄球四分卫，在比赛时左侧投掷手受伤。损伤包括中指和环指基底部侧副韧带的撕脱骨折。

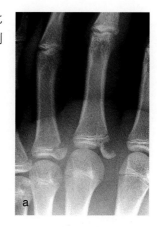
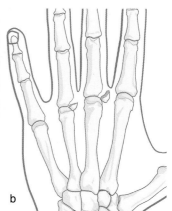

2　手术指征

图 2-5-2 a~c.　撕脱骨折是手指的侧方（冠状位）暴力所致，使侧副韧带承受瞬间的张力。韧带通常比骨骼强韧，因此会有附着点的撕脱骨折。撕脱骨折会导致明显的关节不稳。

　　如果骨折没有移位，可采用非手术治疗（例如，与邻指联合捆绑）。而有移位的骨折则必须内固定。

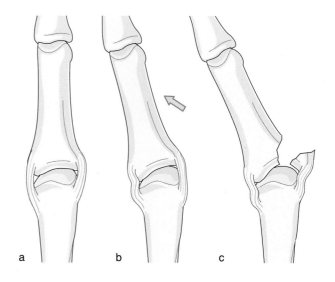

张力带原则

图 2-5-3 a、b. 张力带将张力转化为压力。多块骨折是张力带固定的禁忌证。对于这例患者，张力带以静态模式发挥作用。已经证实张力带钢丝固定对于这种骨折效果良好。这种技术的优点是对软组织损伤有限，骨折块碎裂的风险最小。

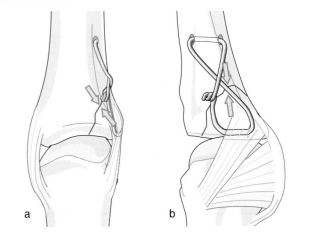

3 术前计划

器械

- 0.6 mm 环扎钢丝
- 0.8 mm 克氏针
- 注射器针尖
- 影像增强器

器械和内固定的尺寸根据解剖而有所不同。

患者准备和体位

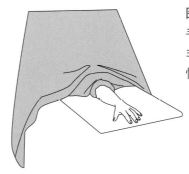

图 2-5-4 前臂旋前置于手外科手术台上，使用非消毒气囊止血带。酌情预防性使用抗生素。

4 手术入路

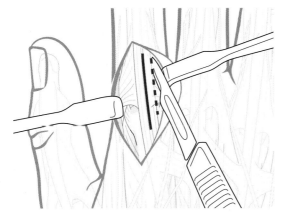

图 2-5-5 采用背侧入路（见第 1 篇第 1 章，掌指关节的背侧入路）。

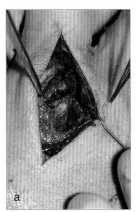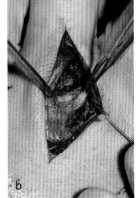

图 2-5-6 a、b. 行背侧切口。直切口和弧形切口都可以使用。在中央腱束和伸肌腱帽之间显露骨折。

5　复位

间接复位

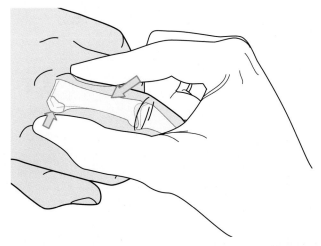

图 2-5-7　侧方牵拉手指，方向与造成骨折的力量相反，使骨折复位。如果有必要，可以屈曲掌指关节使骨折块靠近。术者用拇指将撕脱骨块复位。微小的骨折块在固定最后可通过拧紧张力带钢丝间接复位。

直接复位

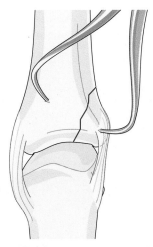

图 2-5-8　有移位的骨折通常需要切开复位。用小的点状复位钳轻柔地将骨折块从掌侧向背侧、由近端向远端复位。力量过大会使骨折块碎裂。点状复位钳不应用于微小骨折块的复位。应注意，解剖复位对于防止关节慢性不稳和创伤后退行性变非常重要。

6　固定

钻孔

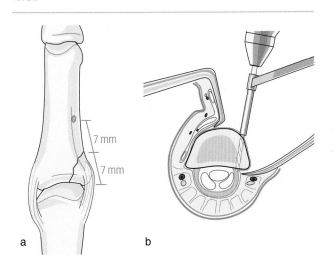

图 2-5-9 a、b.　在近节指骨由背侧向掌侧钻一个孔。钻孔的位置到骨折线的距离要与撕脱骨折块的长度相等（对于这例患者，约距离骨折线远端 7 mm）（a）。钻孔时使用导向套筒来保护软组织，可用 1.5 mm 的低速钻头，也可用 1.0 mm 的克氏针（b）。

穿入钢丝

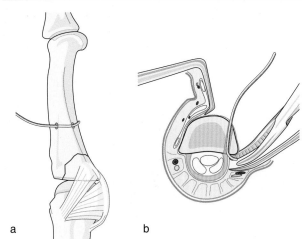

图 2-5-10 a、b.　将一根 26~28 号规格的 0.6 mm 不锈钢钢丝穿过钻孔（a）。用一把弯血管钳从掌侧取钢丝，钢丝要非常贴近皮质骨滑出，以免损伤指神经和指动脉（b）。骨膜剥离器可用于保护这些组织。

使用钢丝

图 2-5-11　钢丝必须贴近骨并绕过韧带以保护血供。钢丝成 8 字形绕过骨折块和克氏针，并穿过韧带附着点。具体操作方法如下：在骨表面、韧带附着处的深面穿过一根粗细合适的注射器针头，再把钢丝的一端穿入针尖，小心地拔出针头将钢丝引出。

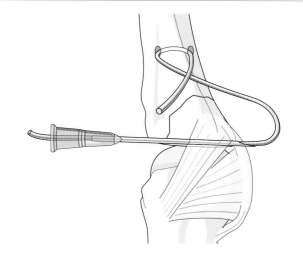

拧紧钢丝

图 2-5-12 a、b.　骨折块复位后，拧紧钢丝，剪短，然后顺着指骨折弯以免损伤软组织。当拧紧钢丝时，保证两端互相缠绕（a），而不是以一端为轴缠绕（b）。

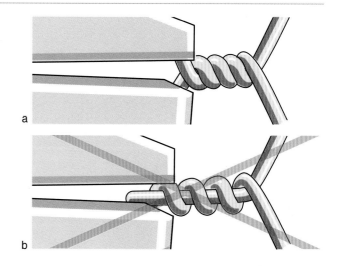

图 2-5-13 a、b.　拧紧钢丝是通过老虎钳的牵拉力来收紧钢丝环，然后在张力下缠绕，使钢丝拉紧。

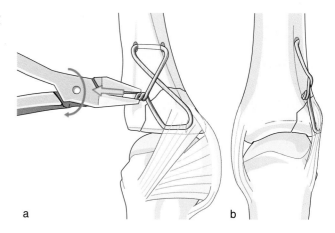

选择：克氏针加强

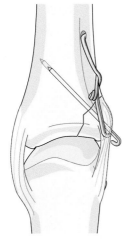

图 2-5-14　可以用一枚穿过骨折块的克氏针进一步加强张力带的固定。透视检查克氏针的位置。如果克氏针的尖端与远侧皮质接触，退出大约 2 mm，折弯 180° 后剪断形成一个小钩，然后敲进骨中。

其他固定方式：锚定螺钉

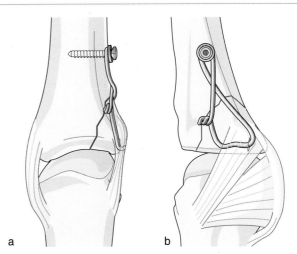

图 2-5-15 a、b.　另一种方法是指骨远端用螺钉代替钻孔，完成 8 字张力带固定。

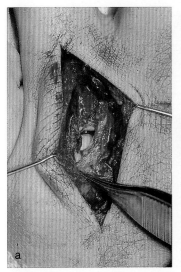
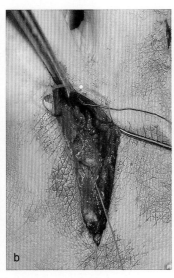
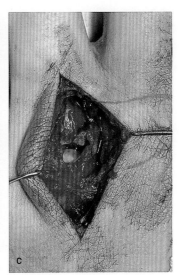

图 2-5-16 a~c.　张力带钢丝固定。
a. 在骨折远端用 1.5 mm 钻头由背侧向掌侧钻孔。
b. 一根 0.6 mm 环扎钢丝（不锈钢）利用弯曲的针头（或空心套管）穿过骨折块附着的韧带。
c. 收紧 8 字张力带。

7 康复

术后处理

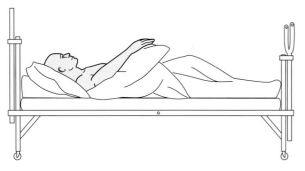

图 2-5-17 患者卧床时用枕头抬高患肢，维持手部高于心脏的水平，促进肿胀消退。行走时使用吊带固定手臂，使之高于心脏。

随访

2~5 天后复诊更换敷料。10 天后拆线并摄片证实骨折无继发移位。

功能锻炼

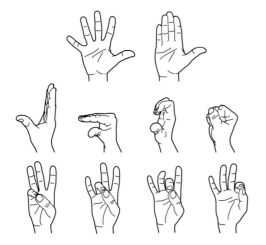

图 2-5-18 疼痛减轻、肿胀消退后应及早进行轻柔的、有限的手指主动活动（六步训练法）。必须向患者强调早期活动的重要性。整个康复过程应在理疗师的指导下进行。

临指绷带制动

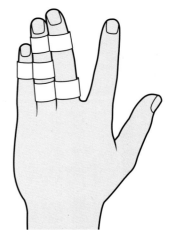

图 2-5-19 邻指绷带包扎（例如中指与示指固定、环指又与中指固定，或是如图所示，中指与环指固定、环指又与小指固定）可以允许早期活动，常用于撕脱骨折。

8　预后

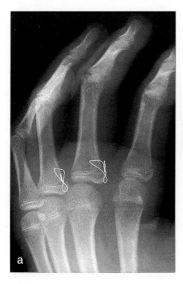
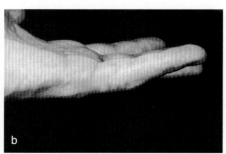
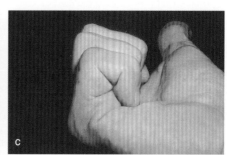

图 2-5-20 a~c.　12 周时随访，患者已回归体育运动，手指活动度完全恢复，关节骨折已愈合。

第 6 章

近节指骨基底部——撕脱骨折，拉力螺钉固定

Proximal phalanx, base—avulsion fracture treated with a lag screw

1 病例介绍

图 2-6-1 a、b. 36 岁教师，左示指受尺偏应力。X 线片可见近节指骨基底部关节内小撕脱骨折，伴有移位。

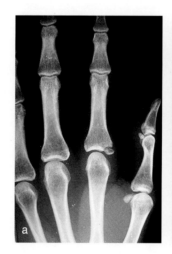
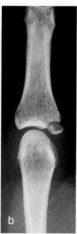

2 手术指征

图 2-6-2 a~c. 撕脱骨折是手指的侧方（冠状位）暴力所致，使侧副韧带承受瞬间的张力。韧带通常比骨骼强韧，因此会有附着点的撕脱骨折。撕脱骨折会导致明显的关节不稳。

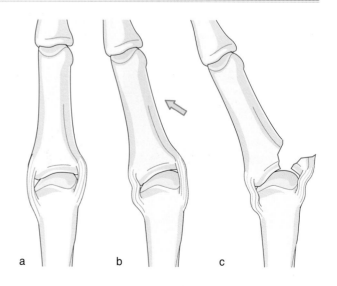

3　术前计划

器械

- 1.0 号手外科器械
- 带齿复位钳

患者准备和体位

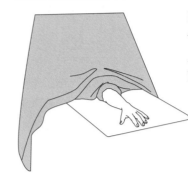

图 2-6-3　前臂旋前置于手外科手术台上,使用非消毒气囊止血带。酌情预防性使用抗生素。

4　手术入路

图 2-6-4　使用背侧入路(见第 1 篇第 1 章,掌指关节的背侧入路)。

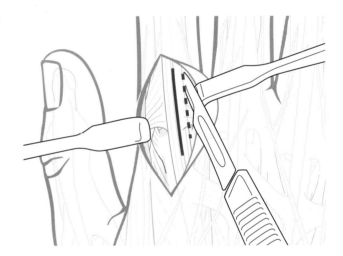

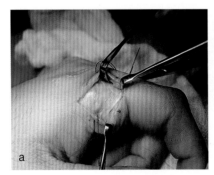 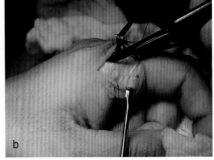 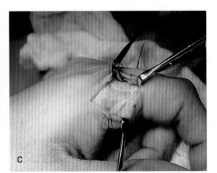

图 2-6-5 a~c.　对于这例患者,在矢状束和伸肌总腱之间显露。

5　复位

图 2-6-6　因为撕脱骨折块很小，可用带齿复位钳小心解剖复位，保持侧副韧带完整。避免使用克氏针或点状复位钳，因为小骨折块有碎裂的风险。

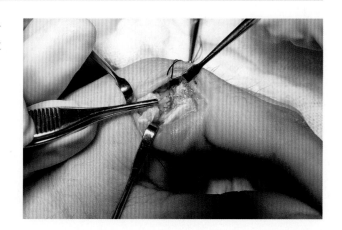

6　固定

器械

图 2-6-7　螺帽的最大允许直径是撕脱骨折直径的 1/3。螺钉需要足够长度来穿过并把持对侧皮质。

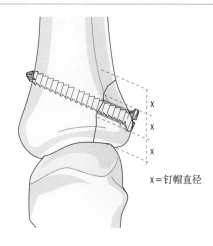

x = 钉帽直径

探查关节

图 2-6-8　相反方向侧偏指骨来获得关节的最大视野（开书样）。评估骨折的形态并确定滑动孔的最佳位置（垂直骨折平面并通过骨折的中心）。

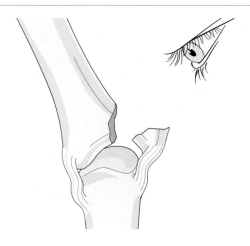

保护血供

手术的风险包括广泛的剥离、导致血运受损，不利于骨
折的愈合。

骨折复位

图 2-6-9 解剖复位撕脱骨折块并用带齿复位钳维持
复位。

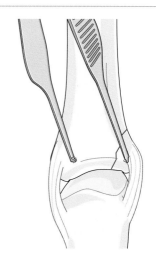

钻孔准备置入拉力螺钉

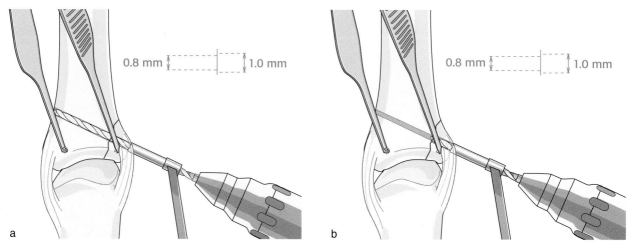

a

b

图 2-6-10 a、b. 用 0.8 mm 钻头穿过骨折块直至对侧皮质钻孔（a）。然后用 1.0 mm 钻头在近侧皮质钻滑动孔（b）。

拉力螺钉的使用

图 2-6-11 a、b.　要确定置入的螺钉有加压作用，滑动孔在近侧（同侧）皮质，螺纹孔在远侧（对侧）皮质（a）。螺钉置入时如果两侧皮质都是螺纹孔（位置螺钉），这会维持骨折块的分离位，而无骨折块间的加压（b）。

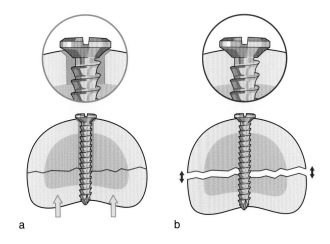

a　　　　　　b

置入螺钉

图 2-6-12　置入拉力螺钉并拧紧。螺钉恰好穿过对侧皮质。透视检查复位固定情况，必须获得解剖复位。

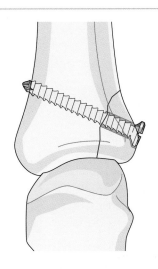

图 2-6-13　这例患者通过置入一枚 1.0 mm 的拉力螺钉获得稳定的固定。

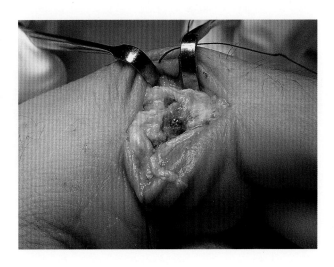

7 康复

术后处理

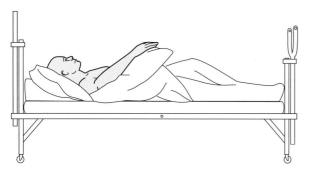

图 2-6-14　患者卧床时用枕头抬高患肢，维持手部高于心脏的水平，促进肿胀消退。行走时使用吊带固定手臂，使之高于心脏。

随访

2~5 天后复诊更换敷料。10 天后拆线并摄片证实骨折无继发移位。

功能锻炼

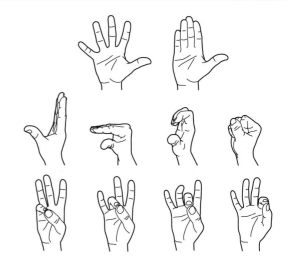

图 2-6-15　疼痛减轻、肿胀消退后应及早进行轻柔的、有限的手指主动活动（六步训练法）。必须向患者强调早期活动的重要性。整个康复过程应在理疗师的指导下进行。

8 预后

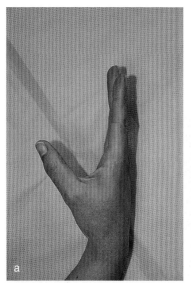
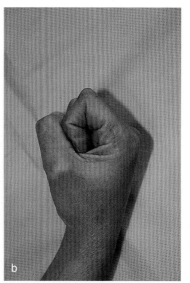
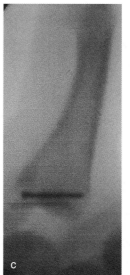
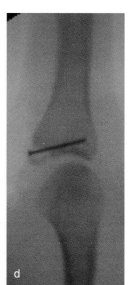

图 2-6-16 a~d.　6 个月时随访，骨折愈合，没有缺血坏死的表现，并获得极好的活动度。

9 其他技术

近节指骨基底部撕脱骨折

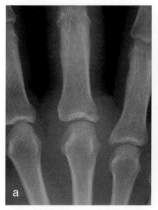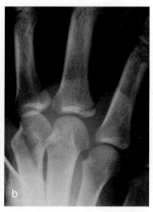

图 2-6-17 a、b. 患者 41 岁，男性，工程师，左手中指受到直接暴力。X 线片可见近节指骨基底部撕脱骨折。

手术指征

如果撕脱骨折块足够大，可以用螺钉固定。然而，这种方法不推荐用于很小的骨折块，因为有骨折块碎裂的风险，并且难以用钻头钻孔。

复位和固定

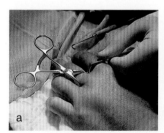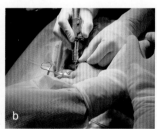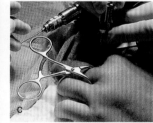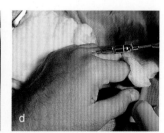

图 2-6-18 a~d. 使用点状复位钳经皮复位撕脱骨折，用拉力螺钉从另一侧固定。在近节指骨基底部和伸肌腱帽的对侧行背侧小切口。然后用一个 1.0 mm 钻头通过导向套筒，由对侧皮质向撕脱骨折块钻孔。钻孔不仅要通过骨折线，还要通过对侧皮质。钻孔需要在骨折块的中心。用 1.3 mm 钻头在近侧皮质钻一个滑动孔。

图 2-6-19 a、b. 1.3 mm 拉力螺钉使骨折获得牢固的固定。

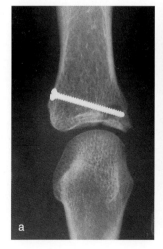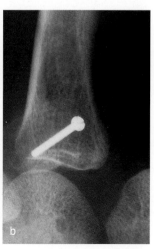

康复和临指绷带制动

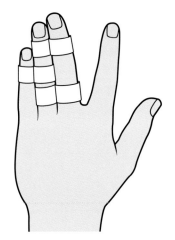

预后

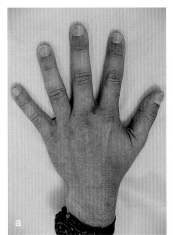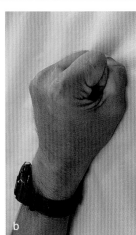

图 2-6-20　除了常规术后处理和功能训练外，邻指绷带包扎可以允许早期活动，常用于撕脱骨折。该例患者是将中指与环指包扎。

图 2-6-21 a、b.　手指功能良好。

第 7 章 | 近节指骨干骺端——斜行骨折，微型髁钢板固定

Proximal phalanx, metaphysis—oblique fracture treated with a minicondylar plate

1　病例介绍

图 2-7-1 a~c. 患者 35 岁，心脏病专家，左侧优势手，冲浪时左小指近节指骨闭合骨折。X 线片可见近节指骨短斜行骨折，很不稳定，主要表现为成角畸形。

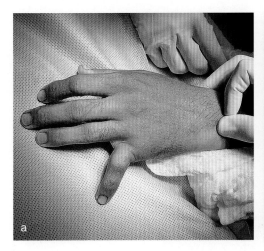
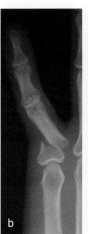
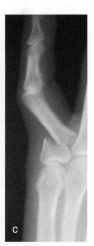

2　手术指征

图 2-7-2 a~d. 干骺端骨折可以是横行、斜行或多块状的。骨折的倾斜度既可在前后方向（a、b）也可在侧面（c、d）显示。通常需要在两个平面确认骨折情况。

　　通过牵引和手法整复间接复位。稳定性骨折可以采用非手术治疗。如果骨折难以复位，这就需要切开复位内固定（ORIF）。切开复位内固定的其他指征包括开放骨折或软组织撕裂伤。

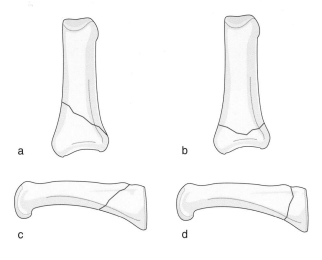

3 术前计划

器械

- 1.5 号手外科器械
- 1.5 号微型髁钢板
- 0.8 mm 克氏针
- 点状复位钳

患者准备及体位

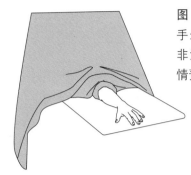

图 2-7-3　前臂旋前置于手外科手术台上，使用非消毒气囊止血带。酌情预防性使用抗生素。

4 手术入路

图 2-7-4　使用中轴入路（见第 1 篇第 2 章，近节指骨的中轴入路）。

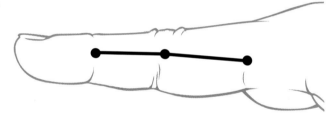

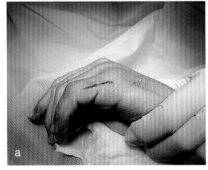
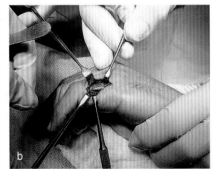
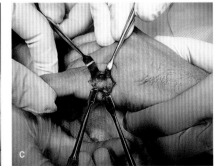

图 2-7-5 a~c.　在伸肌腱和侧束之间显露。切口在神经、血管结构的背侧。

5 复位

牵引使骨折间接复位

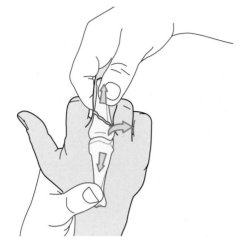

图 2-7-6 术者牵引患指并屈曲指间关节可以使骨折复位。透视确认复位情况。对于斜度很小的骨折，牵引复位后稳定，可行非手术治疗。

直接复位

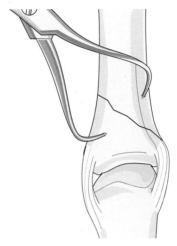

图 2-7-7 如果不能通过牵引和屈曲指间关节使骨折复位，或者复位后骨折不稳定，则需要直接复位。间接复位失败的原因通常是因为骨折端嵌入了部分伸肌装置。用点状复位钳直接复位。

初步固定

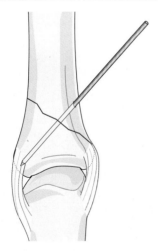

图 2-7-8 用点状复位钳或置入一枚 0.8 mm 克氏针初步固定骨折。

识别旋转畸形

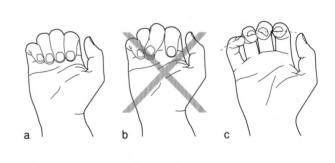

图 2-7-9 a~c. 初步固定后，通过活动手指来检查手指的对线和旋转是否正常。手指完全伸直无法判断是否存在旋转畸形，只有屈指才能发现（a）。旋转畸形常表现为在屈指状态下患指与邻指的重叠（b）。微小的旋转畸形可以通过观察甲端是否倾斜来判断（c）。如果患者清醒且局部麻醉不影响主动活动，可以让患者主动屈伸手指。任何旋转畸形可通过直接复位和随后的固定来纠正。

使用麻醉下的肌腱固定效应

图 2-7-10 a、b.　全麻下应用肌腱固定效应：术者完全屈曲患者腕关节产生伸指效应（a），或完全伸腕使手指屈曲（b）。

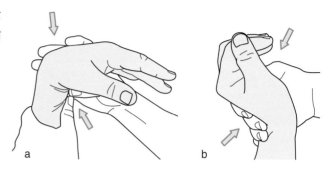

图 2-7-11 a、b.　另一种方法是术者在患者前臂的肌腹施加压力而产生被动屈指效应。

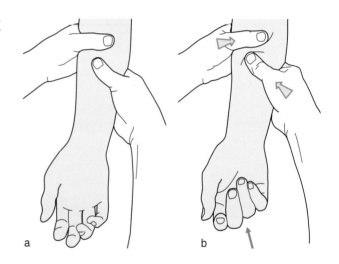

图 2-7-12 a、b.　骨折内在的不稳定性使得纵向牵引下的闭合复位失败。

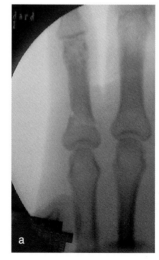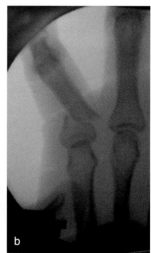

6　固定

钢板的选择和计划

图 2-7-13　选择合适的钢板。该患者选用微型髁钢板，钢板刃片的位置要尽量靠近背侧，以避免损伤邻近的韧带。

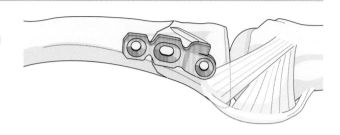

确定钻孔的位置

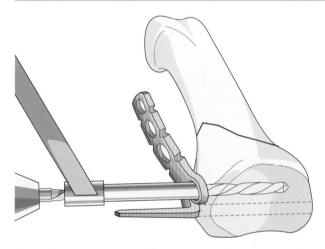

图 2-7-14　反转钢板使之贴合指骨，将钢板用作模板，有助于确定第一个钻孔的位置。

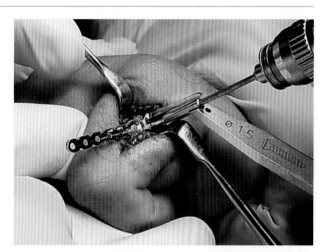

图 2-7-15　钢板用作模板来决定正确的钻孔位置。

修剪钢板

修剪钢板，使之长度与近节指骨的长度一致。避免产生尖锐的边缘，因为可能会损伤肌腱。理想的情况下骨折近端或远端至少各有两个螺孔用于固定，通常在骨折区域还有一个螺孔不置入螺钉。骨干至少要有 2 枚螺钉置入。

要点：横向修剪钢板

图 2-7-16 a、b. a. 从扁平的一面剪断钢板时，钢板因受压而略增宽。钢板最宽处会稍稍超过 1.5 mm，这样，已经钻好的 1.5 mm 钻孔就不一定适合。b. 因此要在钢板的边缘修整（使变形发生在钢板狭窄处），修整后的尖端成箭头状。

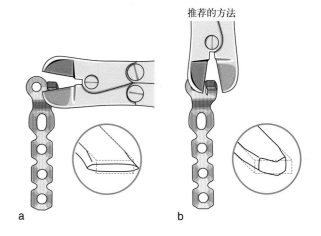

推荐的方法

a   b

折弯钢板

稍稍过度折弯钢板，这样在拧紧螺钉产生轴向加压时，压力可以均匀分布在整个骨折表面。

陷阱：避开危险的钢板边缘

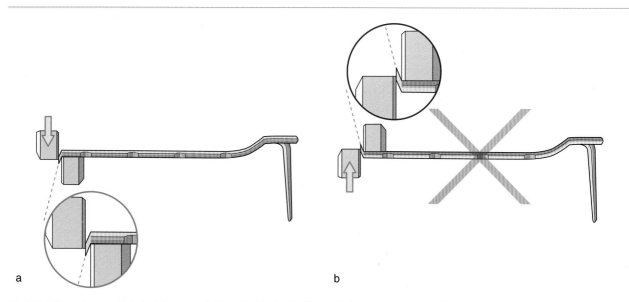

a   b

图 2-7-17 a、b. a. 剪切钢板时，正确的方法是保证锐利的边缘朝向骨面。b. 锐利的边缘不能朝向相反的方向，否则有损伤伸肌装置的危险。

钢板塑形

图 2-7-18　塑形钢板，使其完全与近节指骨基底部的解剖外形一致。钢板设计用于髁部骨折，已经预塑形以匹配骨髁的外形，但仍然需要再塑形以契合近节指骨的较小曲面。

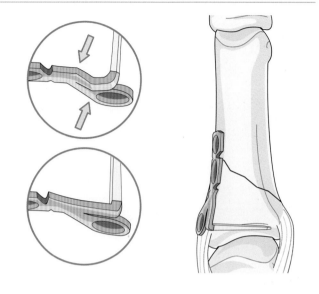

钻孔

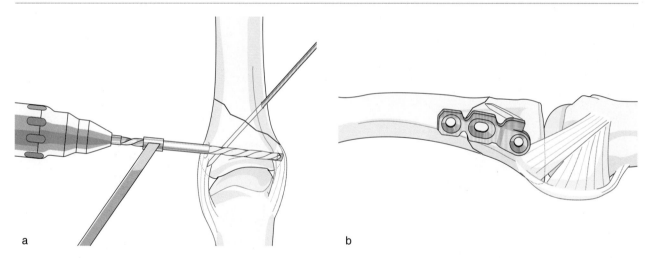

a

b

图 2-7-19 a、b.　a. 在近节指骨的基底部横向钻一个 1.5 mm 孔。b. 钻孔的位置要尽可能靠近背侧，这样才能为钢板最近端的螺钉固定留下足够的空间。

测量钻孔的深度

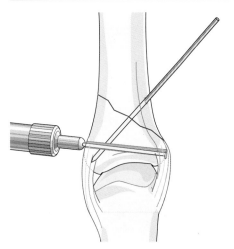

图 2-7-20　用测深器测量钻孔的深度，修剪角钢板刃片，使之与测得的深度一致。避免刃片穿出对侧皮质，否则手指活动时的摩擦最终会损伤韧带。

放置钢板

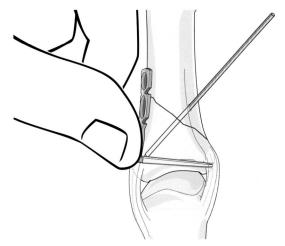

图 2-7-21　将钢板刃片插入钻孔中。拇指轻压钢板使之完全进入钻孔中。

调整钢板相对于骨干的位置

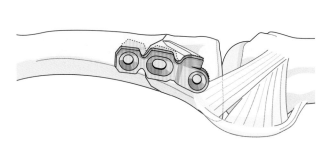

图 2-7-22　以刃片为轴转动钢板，确保钢板从侧面观与骨干对线一致。这一点必须在置入第一枚（近端）螺钉之前完成。

钻近端孔

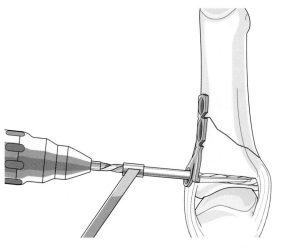

图 2-7-23　用 1.1 mm 钻头在钢板近端螺孔中央钻孔。

置入近端螺钉

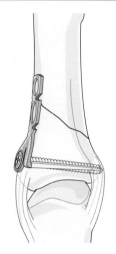

图 2-7-24 近端螺钉在中立位置入。螺钉应该刚好进入远侧皮质。注意避免螺钉穿出远侧皮质，因为在活动时产生的摩擦会导致韧带损伤。

钻远端偏心孔

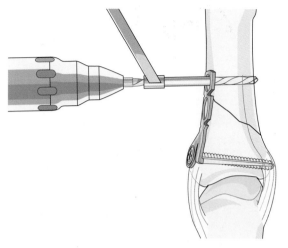

图 2-7-25 使用 1.1 mm 钻头钻钢板远端的第一个螺钉孔。钻孔必须在偏心位以产生轴向压力。

置入远端螺钉

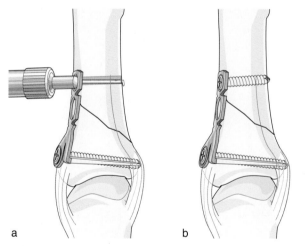

a   b

图 2-7-26 a、b. 测量螺钉的长度，偏心位置入一枚 1.5 mm 自攻螺钉。拧紧螺钉会产生轴向加压。

失误：复位丢失

拧紧螺钉时，如果钢板塑形不良会造成旋转移位，并导致复位丢失。必须在这一步骤完成后透视下检查复位情况。

完成固定

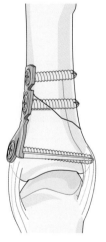

图 2-7-27 经钢板置入一枚拉力螺钉。用 1.5 mm 钻头经导向套筒在近侧（正）皮质经钢板钻一个滑动孔，尽量垂直于骨折平面。然后钻一个 1.1 mm 的螺纹孔恰好通过远侧（反）皮质。置入拉力螺钉并拧紧，通过骨折块之间的加压获得额外的稳定性。

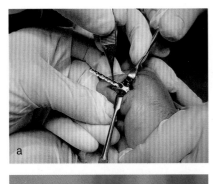
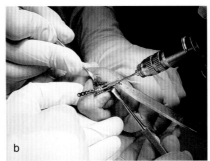
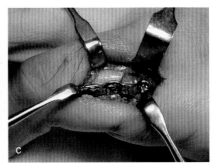
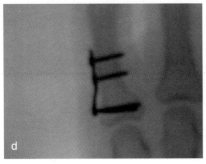
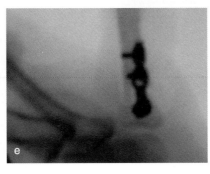

图 2-7-28 a~e. 骨折解剖复位，1.5号微型髁钢板在近节指骨侧方固定。

7 康复

术后处理

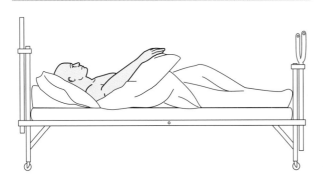

图 2-7-29 患者卧床时用枕头抬高患肢，维持手部高于心脏的水平，促进肿胀消退。行走时使用吊带固定手臂，使之高于心脏。

随访

2~5 天后复诊更换敷料。10 天后拆线并摄片证实骨折无继发移位。

功能锻炼

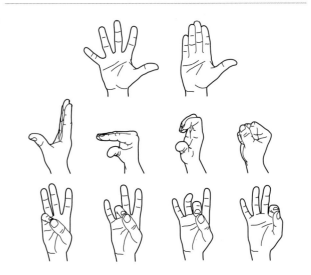

图 2-7-30 疼痛减轻、肿胀消退后应及早进行轻柔的、有限的手指主动活动（六步训练法）。必须向患者强调早期活动的重要性。整个康复过程应在理疗师的指导下进行。

8　预后

图 2-7-31 a、b.　手术医生在局麻下完成手术，因此可以在手指主动活动的情况下评估骨折的复位情况。一段时间后，功能可完全恢复。

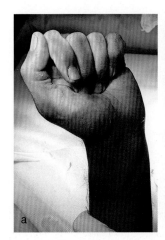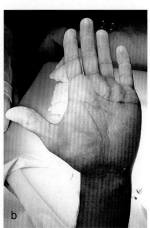

第 8 章 | **近节指骨干骺端——横行骨折，T 形锁定钢板固定**

Proximal phalanx, metaphysis—transverse fracture treated with a locking T-plate

1 病例介绍

图 2-8-1 a~c. 78 岁女性，左侧优势手，摔倒致左手小指近节指骨横行骨折。X 线片提示近节指骨基底部骨折移位且不稳定，且存在明显的骨质疏松。

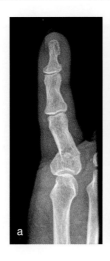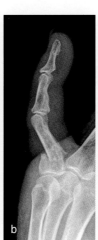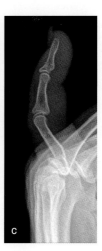

2 手术指征

图 2-8-2 干骺端骨折形态可为横行、斜行或粉碎性。常通过牵引和手法进行复位。骨折复位后如稳定可以尝试保守治疗。如骨折无法闭合复位，则需要切开复位内固定。开放性骨折或合并皮肤裂伤也是切开复位内固定的适应证。

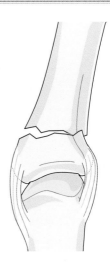

3 术前准备

器械

- 1.5 号手外科器械
- 1.5 号 T 形锁定钢板或 1.5 号锁定髁钢板
- 点状复位钳
- 0.8 mm 克氏针

患者准备及体位

图 2-8-3 前臂旋前置于手外科手术台上，使用非消毒气囊止血带。酌情预防性使用抗生素。

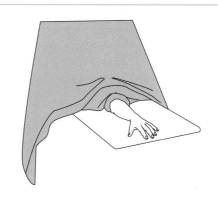

4 手术入路

图 2-8-4 使用掌背侧入路（见本书第 1 篇第 3 章，近节指骨的背侧入路）。

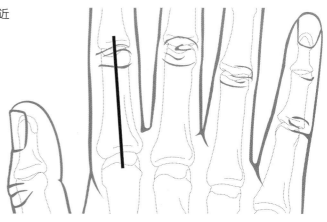

5 骨折复位

牵引下间接复位

图 2-8-5 术者通过牵引和屈曲复位骨折。透视确认复位效果。在复位后，部分骨折较稳定，此种情况下可以考虑保守治疗。

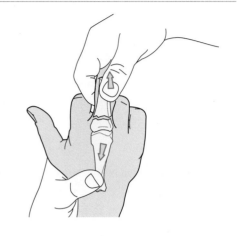

直接复位

图 2-8-6 如骨折无法通过牵引和屈曲复位，或因软组织损伤而不稳定，则需要切开直接复位。间接复位不成功常常是由于伸指装置嵌入骨折端造成。使用两把点状复位钳直接复位。

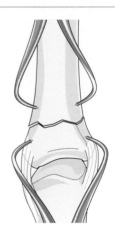

临时固定

图 2-8-7 使用克氏针临时固定。

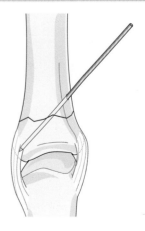

识别旋转畸形

图 2-8-8 a~c. 在临时固定后，此时通常建议通过活动手指检查有无力线异常及旋转畸形。旋转畸形是在屈曲手指时进行判断，而非伸直位（a）。旋转畸形时，手指在屈曲时会与旁指重叠（b）。细微的旋转畸形，可以通过观察甲端是否倾斜来判断（c）。如果患者在手术时意识清醒且局部麻醉允许其主动活动，可以嘱患者配合伸屈手指来帮助判断。任何旋转畸形都需要通过复位纠正并固定。

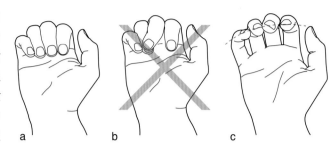

麻醉下利用肌腱固定效应

图 2-8-9 a、b. 在全身麻醉下，术者通过极度屈曲患者腕关节使其手指伸直（a），极度背伸腕关节使手指屈曲（b）。

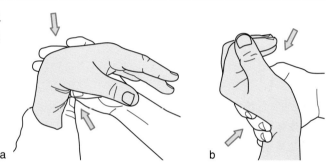

图 2-8-10 a、b. 另外一种方法，术者在患者前臂近端挤压肌腹，这也可以引起手指被动屈曲活动。

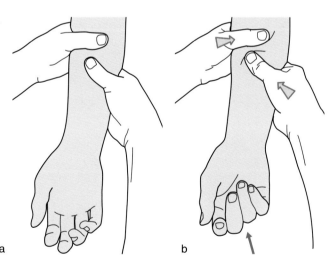

6 骨折固定

钢板的选择及应用

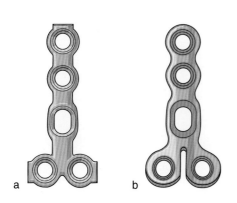

图 2-8-11 a、b. 选择合适的钢板，如 T 形（a）或（T 形）髁钢板（b）。钢板置于指骨掌背侧，只要不影响关节面，越靠近端越好。确认钢板处于指骨长轴中心。该患者使用的是横部有 4 孔的 1.5 号 T 形锁定钢板，但横端两边各剪去一孔。而以下介绍的是外形相似的 1.5 号锁定髁钢板的应用。

钢板折弯塑形

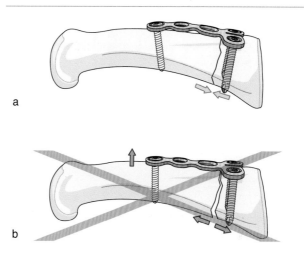

图 2-8-12 a、b. 近节指骨背侧有轻度凸起，因此直钢板需要稍稍过度折弯，这样远端螺钉拧紧时，压力会均匀分布在骨折线上（a）。如果钢板没有按照骨表面曲度进行良好塑形，拧紧远端螺钉便会造成骨折线掌侧张口（b）。

近端钻孔

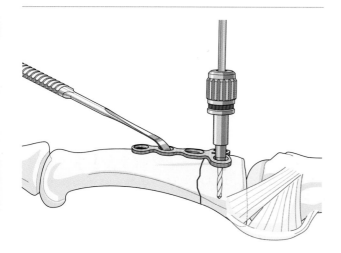

图 2-8-13 通过导向套筒在钢板横部用 1.1 mm 钻头小心钻第一个孔，并继续在横部钻第二个孔。

陷阱：肌腱及血管

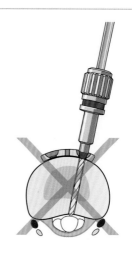

图 2-8-14 确保不损伤屈指肌腱及指动脉、神经。

测深

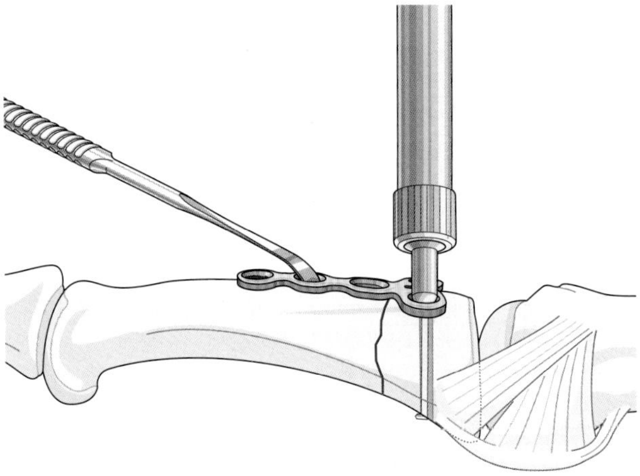

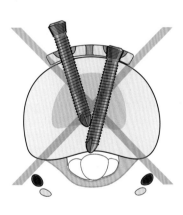

图 2-8-15　使用测深器测量螺钉长度。

置入近端螺钉

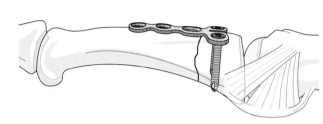

图 2-8-16　拧入第一枚螺钉。确保其拧入对侧皮质但不穿入屈指肌腱腱鞘。在钢板横部的另一端拧入第二枚螺钉。交替拧紧两枚螺钉。

失误：螺钉汇聚

图 2-8-17　避免横向两枚螺钉尖端相互撞击或是进入关节。

远端钻孔

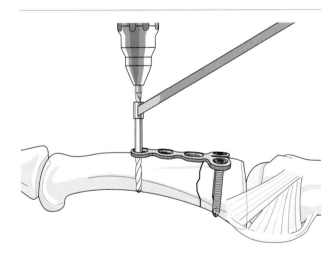

图 2-8-18　使用 1.1 mm 钻经导向套筒在钢板远端孔内偏心位钻孔。

测深

图 2-8-19　测量长度并选择螺钉。

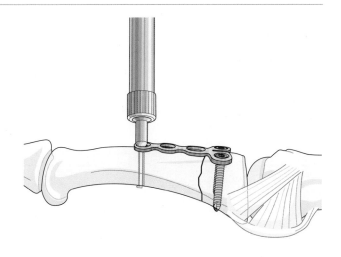

置入远端螺钉

图 2-8-20　在远端偏心位拧入自攻螺钉并拧紧，拧紧时可以产生轴向加压。

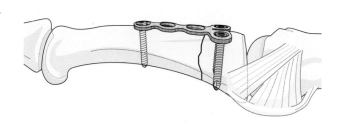

完成固定

图 2-8-21　在稍近端孔内中心位钻孔并拧入螺钉，完成固定。

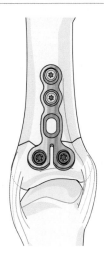

7 康复

术后处理

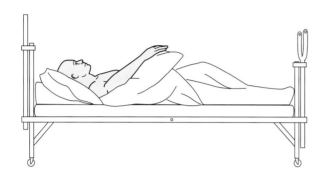

图 2-8-22　患者卧床时用枕头抬高患肢，维持手部高于心脏的水平，促进肿胀消退。行走时使用吊带固定手臂，使之高于心脏。

随访

2~5 天后复诊更换敷料。10 天后拆线并摄片证实骨折无继发移位。

功能锻炼

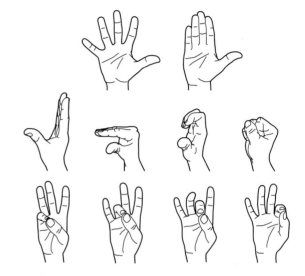

图 2-8-23　疼痛减轻、肿胀消退后应及早进行轻柔的、有限的手指主动活动（六步训练法）。必须向患者强调早期活动的重要性。整个康复过程应在理疗师的指导下进行。

8 预后

图 2-8-24 a~c.　9 个月复查时，骨折愈合，手指几乎能达到全范围活动。

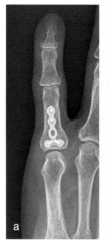
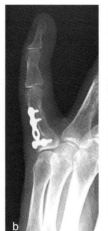
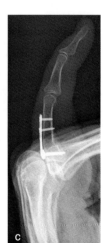

第 9 章	**近节指骨干骺端——不稳定骨折，经皮克氏针固定**
	Proximal phalanx, metaphysis—unstable fracture treated with percutaneous K-wire

1　病例介绍

图 2-9-1 a、b.　48 岁医生在运动时手部受伤，右环指近节指骨闭合的不稳定骨折。

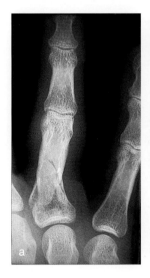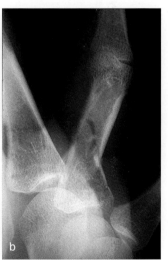

2　手术指征

这种不稳定骨折除了支具或石膏外，常需其他固定方式。闭合复位后可以准确地进行影像学评估。如有可能，可考虑闭合复位、轴向克氏针固定。

3 术前准备

器械

- 1.24 mm 克氏针
- 点状复位钳
- C 臂机

患者准备及体位

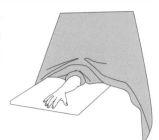

图 2-9-2　前臂旋前置于手外科手术台上，使用非消毒气囊止血带。酌情预防性使用抗菌素。

4 手术入路

无。无需开放手术。

5 骨折复位

牵引下间接复位

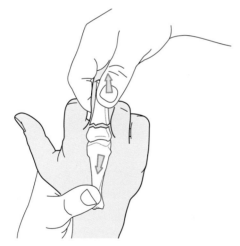
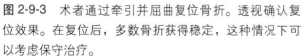

图 2-9-3　术者通过牵引并屈曲复位骨折。透视确认复位效果。在复位后，多数骨折获得稳定，这种情况下可以考虑保守治疗。

检查旋转畸形

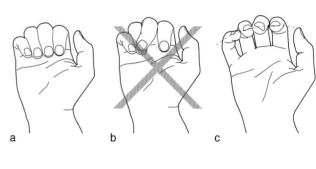

图 2-9-4 a~c.　在临时固定后，此时通常建议通过活动手指检查有无力线异常及旋转畸形。旋转是在屈曲时进行判断，而非伸直位（a）。旋转畸形时，手指会在屈曲时与旁指重叠（b）。细微的旋转畸形，可以通过从指端观察手指的指甲平面是否倾斜来判断（c）。如果患者在手术时意识清醒且局部麻醉时允许其主动活动，可以嘱患者配合伸屈手指来帮助判断。任何旋转畸形都需要通过复位纠正并固定。

麻醉下利用肌腱固定效应

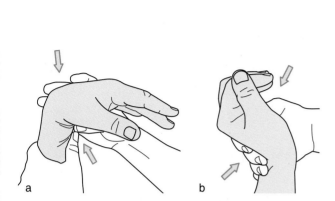

图 2-9-5 a、b. 在全身麻醉下，术者通过极度屈曲患者腕关节使其手指伸直（a），极度背伸腕关节使手指屈曲（b）。

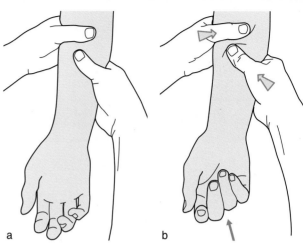

图 2-9-6 a、b. 或者术者在患者前臂近端挤压肌腹，这也可以引起手指被动屈曲活动。

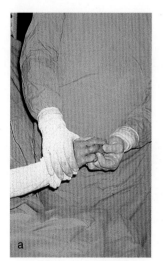

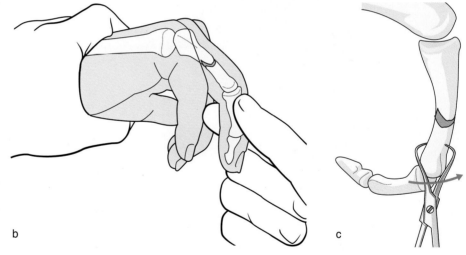

图 2-9-7 a~c. 闭合复位时，掌指关节屈曲，轴向牵引指骨。复位钳经皮置于中节指骨或近节指骨头经常可以帮助复位或获得良好的力线。

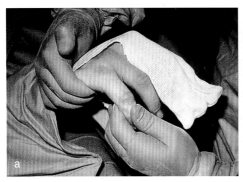
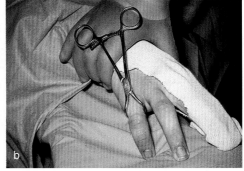

图 2-9-8 a、b. 完全伸直和屈曲手指来评估复位情况，因为这样可以控制旋转对位的准确性。使用小点状复位钳钳夹于近节指骨头处可以帮助并维持复位。

6 骨折固定

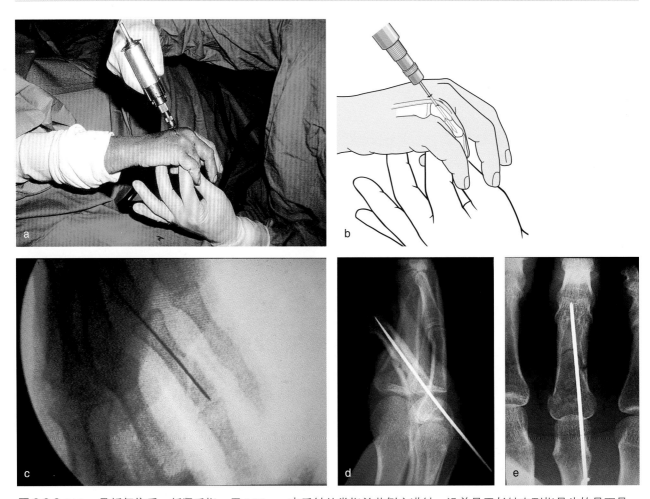

图 2-9-9 a~e. 骨折复位后，抓紧手指，用 1.25 mm 克氏针从掌指关节侧方进针，沿着骨干长轴直到指骨头软骨下骨。

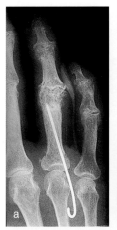
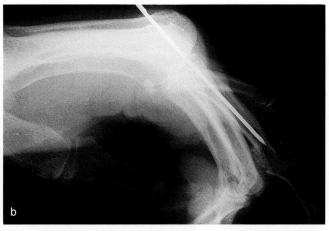
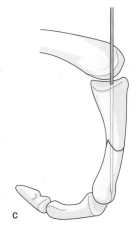

图 2-9-10 a~c.　掌指关节完全屈曲时，近节指骨长轴的中心靠近掌骨颈。C 臂机在克氏针进针时非常重要。应当避开掌骨头，将克氏针于近节指骨基底部进针。

7　康复锻炼

术后处理

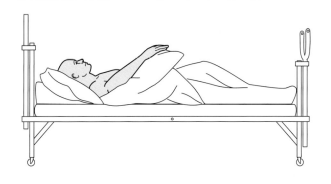

图 2-9-11　患者卧床时，在患肢下垫枕头使手高于心脏平面以减轻水肿。行走时，使用吊带将手置于高于心脏位置。

随访

2~5 天后复查，摄片确认无继发移位。

管型石膏制动及功能锻炼

图 2-9-12　患者手指固定在尺侧为基底的管型石膏中，3~4 周后拆除石膏及克氏针，开始主动活动锻炼。用绷带将患指与相邻手指并联在一起活动，有利于手指活动度的恢复。

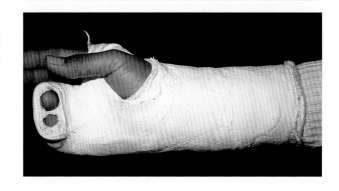

8 预后

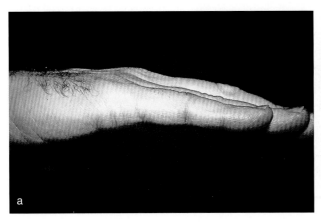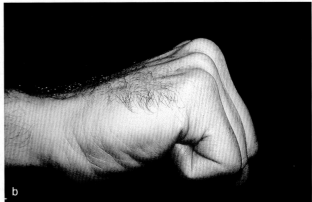

图 2-9-13 a、b. 图中可见 3 个月复查时手指活动良好。

第10章	**近节指骨干骺端——粉碎性骨折，微型髁钢板固定** Proximal phalanx, metaphysis—multiple fractures treated with minicondylar plates

1 病例介绍

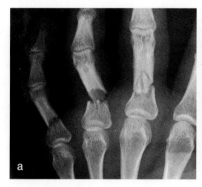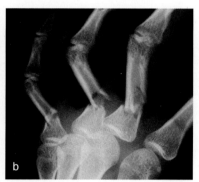

图 2-10-1 a、b. 32 岁男性，建筑工人，左手挤压伤，中、环及小指近节指骨骨折。正位及斜位 X 线片提示中、环及小指近节指骨分别为粉碎骨折、横行骨折和斜行骨折，软组织损伤严重。

2 手术指征

图 2-10-2 a~c. 干骺端骨折可为横行、斜行及粉碎性，本病例即包含所有类型。复位常通过牵引及手法整复获得。如复位后骨折稳定，可试行保守治疗。如骨折无法复位，则需要切开复位内固定。开放骨折或合并皮肤裂伤也是切开复位内固定的适应证。

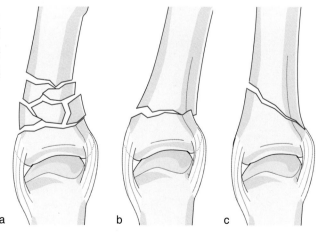

3 术前准备

器械

- 1.5 号手外科器械
- 1.5 号微型髁钢板
- 0.8 mm 克氏针
- 点状复位钳

患者准备及体位

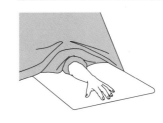

图 2-10-3　前臂旋前置于手外科手术台上，使用非消毒气囊止血带。酌情预防性使用抗生素。

4 手术入路

图 2-10-4　手术采用中轴入路（见第 1 篇第 2 章，近节指骨的中轴入路）。

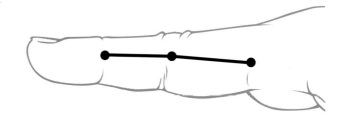

5 骨折复位

多发骨折

该患者受伤后造成近节指骨 3 种类型的骨折，即横行、斜行和粉碎性。斜行及横行骨折复位的基本原则和方法已分别在本书第 2 篇第 7 章（微型髁钢板固定近节指骨干骺端斜行骨折）及第 2 篇第 8 章（T 形锁定钢板固定近节指骨干骺端横行骨折）中详述，因此本节着重阐述粉碎性骨折的复位。

直接复位

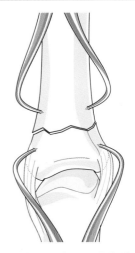

图 2-10-5　如骨折无法通过牵引屈曲复位或复位后因周围软组织损伤而不稳定时，则需要直接复位。间接复位不成功常常是由于伸指装置嵌入骨折端造成。使用一或两把点状复位钳直接复位。

通过牵引或钳夹间接复位粉碎骨折

图 2-10-6　可以如图通过牵引并屈曲的手法复位粉碎性骨折。

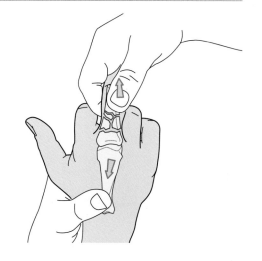

图 2-10-7　同样，可以使用两把点状复位钳复位。透视确认复位效果。

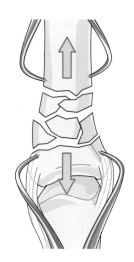

检查旋转畸形

图 2-10-8 a~c.　在临时固定后，此时通常建议通过活动手指检查有无力线及旋转畸形。旋转是在屈曲时进行判断，而非伸直位（a）。旋转畸形时，手指会在屈曲时与旁指重叠（b）。细微的旋转畸形可以通过从指端观察手指的指甲平面是否倾斜来判断（c）。如果患者在手术时意识清醒且局部麻醉允许其主动活动，可以嘱患者配合伸屈手指来帮助判断。任何的旋转畸形都需要通过复位纠正并固定。

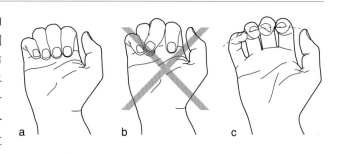

麻醉下使用肌腱固定效应

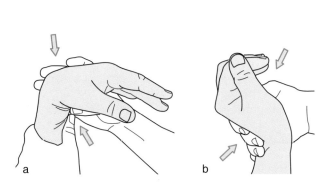 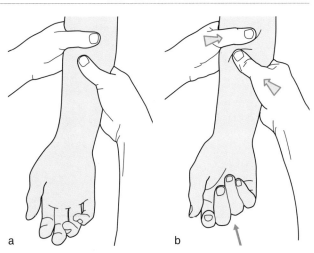

图 2-10-9 a、b. 在全身麻醉下，术者通过极度屈曲患者腕关节使其手指伸直（a），极度背伸腕关节使手指屈曲（b）。

图 2-10-10 a、b. 或者术者在患者前臂近端挤压肌腹，这也可以引起手指被动屈曲活动。

6 骨折固定

确定钻孔位置

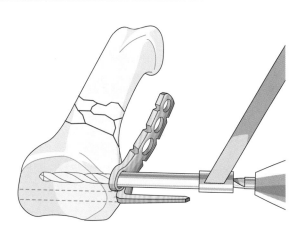 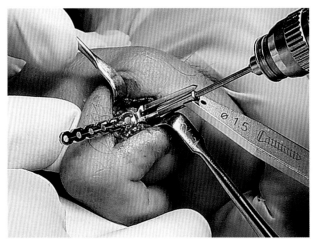

图 2-10-11 如图所示，可以将微型髁钢板反转作为模板，以选择第一个钻孔的位置。

图 2-10-12 髁钢板用作模板来确定正确的钻孔位置。

修剪钢板

需要根据近节指骨长度修剪钢板，注意打磨锐缘以免损伤肌腱。理想情况下骨折近端或远端至少各有两个螺孔用于固定，通常在骨折区域还有一个螺孔不置入螺钉。骨干至少要有两枚螺钉置入。

技巧：横向修剪刃片

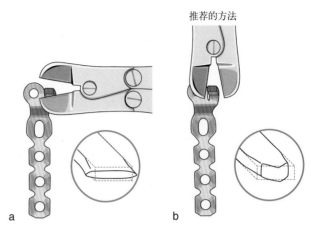

推荐的方法

图 2-10-13 a、b. 如果从刃片的扁平面剪断，压力会导致刃片的断端轻度增宽（a）。这会造成刃片最宽部分略微超过 1.5 mm，而不能插入已钻好的 1.5 mm 孔。因此建议从刃片的锐缘剪断刃片（这只会造成其直径的变小），其尖部略成箭头形（b）。

钢板塑形

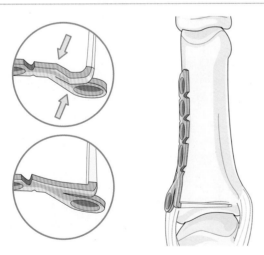

图 2-10-14 使用折弯器塑形钢板使其解剖契合近节指骨基底部。这种钢板是专为髁部骨折设计的，其被预塑形为适应髁部解剖形态。因此，需要减少其曲度以适应近节指骨基底的形态。

钻孔

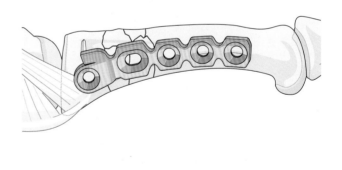

图 2-10-15 在近节指骨基底部钻一 1.5 mm 孔以供刃片插入，钻孔位置需要足够靠近背侧以预留足够空间，便于钢板最近端孔的固定。

测深及置入钢板

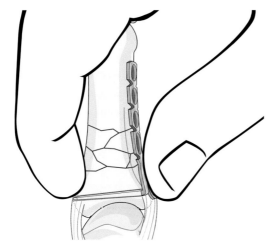

图 2-10-16 使用测深器测量钻孔的深度，并据此修剪刃片。将刃片插入孔内，并用拇指轻推钢板至完全置入。

将钢板与骨干对位

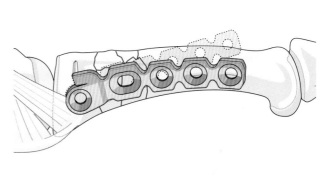

图 2-10-17 在置入第一枚远端螺钉前，确保钢板处于骨干长轴上，可以刃片为轴旋转微调。

钻远端孔

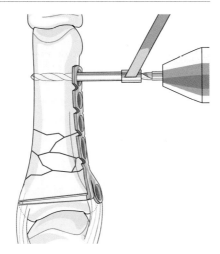

图 2-10-18 使用 1.1 mm 钻头在钢板最远端中立位钻孔，在粉碎性骨折中，偏心位加压孔不适合使用。

置入远端螺钉

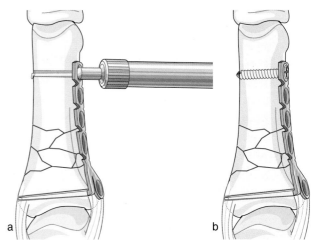

图 2-10-19 a、b. 测深并拧入 1.5 mm 自攻螺钉。因为是中立位钻孔，所以当螺钉拧紧时不会产生轴向加压力。

置入近端螺钉

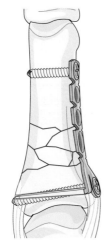

图 2-10-20　下一步则需要在最近端孔中立位置入螺钉。螺钉需要拧入对侧皮质。注意避免穿透对侧皮质以免韧带在活动中摩擦损伤。

完成固定

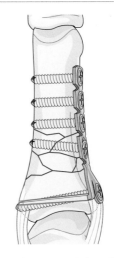

图 2-10-21　在骨干部分的孔内中立位置入第三枚螺钉。同法置入其他螺钉，完成固定。

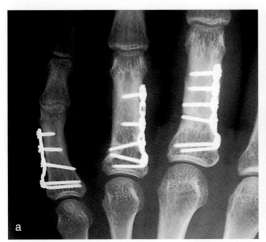
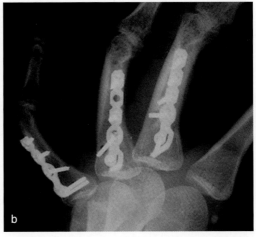

图 2-10-22 a、b.　术中 X 线片可见中指钢板固定后效果，其余两指同样采用 1.5 号微型髁钢板固定，固定均牢固可靠。

7 康复锻炼

术后处理

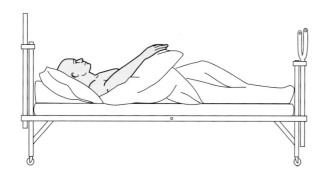

图 2-10-23 患者卧床时，在患肢下垫枕头使手高于心脏平面以减轻水肿。行走时，使用吊带，将手置于高于心脏的位置。

随访

2~5 天后换药，10 天后拆线并摄片确保无继发移位。

功能锻炼

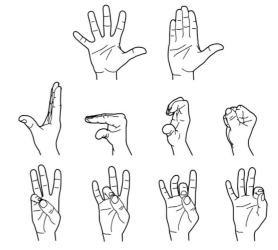

图 2-10-24 疼痛减轻、肿胀消退后应及早进行轻柔的、有限的手指主动活动（六步训练法）。必须向患者强调早期活动的重要性。整个康复过程应在理疗师的指导下进行。

8 预后

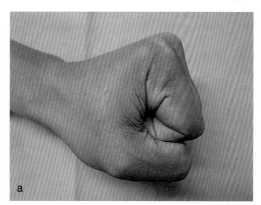

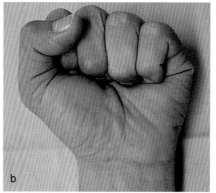

图 2-10-25 a、b. 9 个月复查时，患者已重返工作，骨折解剖愈合，手指几乎能全范围地活动。

第11章 | 近节指骨干——横行骨折，微型髁钢板固定

Proximal phalanx, diaphysis—transverse fracture treated with a minicondylar plate

1 病例介绍

图 2-11-1 a、b. 患者男性，14 岁，左示指近节指骨横行骨折。正侧位 X 线片显示示指近节指骨的横行骨折，骨折线经过一个较大的内生软骨瘤（一种良性骨肿瘤）。

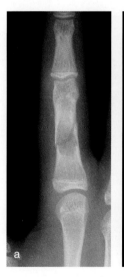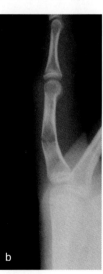

2 手术指征

图 2-11-2 骨干的骨折可以是横行、斜行、螺旋形或多块状。复位是通过牵引和手法整复。当骨折较稳定时，可以选择保守治疗。如果骨折无法闭合复位，便是切开复位内固定的适应证。其他的适应证还包括开放骨折或软组织裂伤。

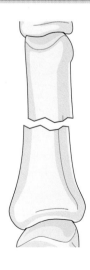

3 术前计划

器械

- 1.5 号手部骨折器械
- 1.5 号微型髁钢板
- 0.8 mm 克氏针
- 点状复位钳
- 小注射器
- 自体骨植骨器械

患者准备及体位

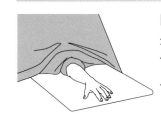

图 2-11-3 前臂旋前置于手外科手术台上，使用非消毒气囊止血带。酌情预防性使用抗生素。

4 手术入路

图 2-11-4 手术入路为中轴入路（见第 1 篇第 2 章，近节指骨的中轴入路）。

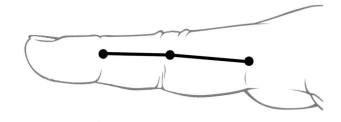

5 复位

牵引间接复位

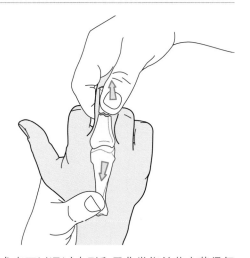

图 2-11-5 术者可以通过牵引和屈曲掌指关节来获得复位。透视确定复位良好。通常情况下，这些骨折在复位后是稳定的，适合保守治疗。

直接复位

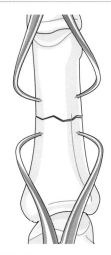

图 2-11-6 若骨折无法通过牵引和屈曲来获得复位或者复位后不稳定，就应当直接复位。间接复位失败通常是因为部分伸指肌腱嵌入骨折端。用 1~2 把点状复位钳直接复位。

初步固定

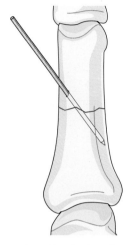

图 2-11-7　置入克氏针以初步固定。

识别旋转畸形

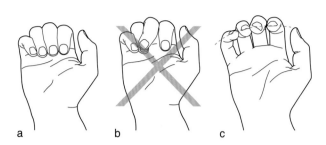

图 2-11-8 a~c.　在临时固定后，此时通常建议通过活动手指检查有无力线异常及旋转畸形。旋转畸形是在屈曲手指时进行判断，而非伸直位（a）。旋转畸形时，手指在屈曲时会与旁指重叠（b）。细微的旋转畸形，可以通过从指端观察手指的指甲平面是否倾斜来判断（c）。如果患者在手术时意识清醒且局部麻醉时允许其主动活动，可以嘱患者配合伸屈手指来帮助判断。任何的旋转畸形都需要复位纠正并固定。

麻醉下利用肌腱固定效应

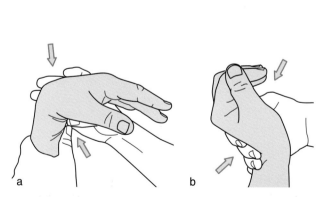

图 2-11-9 a、b.　在全麻时运用肌腱固定效应，术者完全屈曲患者腕关节可以产生伸指效应（a），完全伸直腕关节可以产生屈指效应（b）。

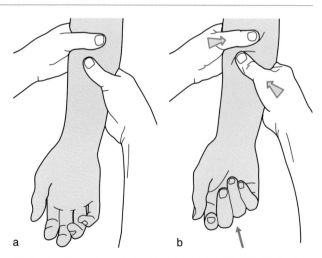

图 2-11-10 a、b.　术者或可以在前臂近端的肌腹处施加压力，从而产生被动屈指的效果。

6 固定

钢板的选择与计划

图 2-11-11 理想状态下，选择至少 5 孔的钢板，覆盖骨折线并居中（本例患者由于内生软骨瘤，选择 6 孔钢板，刃片旁 1 孔）。确保在侧位 X 线片中钢板位于骨干长轴的中心。

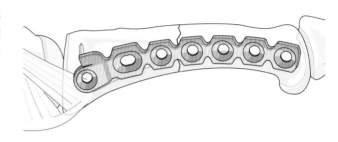

确定钻孔的位置

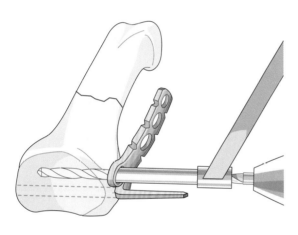

图 2-11-12 为了确定第一孔（置入刃片）的位置，可以将钢板反转用作模板。

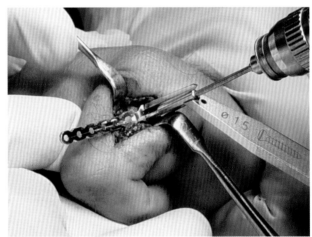

图 2-11-13 钢板用作模板以确定钻孔的正确位置。

修剪钢板

修剪钢板的长度以适应近节指骨。避免锐利的边缘，否则可能会损伤肌腱。理想的情况是在骨折线的远近端至少有两个孔用来固定。通常会有一个螺孔跨过骨折线而不置入螺钉。骨干部位至少要有两枚螺钉固定。

技巧：横向剪断刃片

图 2-11-14 a、b. 如果从刃片的扁平面剪断，压力会导致刃片的断端轻度增宽（a）。这会造成刃片最宽部分略微超过 1.5 mm，而不能插入已钻好的 1.5 mm 孔。因此建议从刃片的锐缘剪断刃片（这只会造成其直径的变小），其尖部略成箭头形（b）。

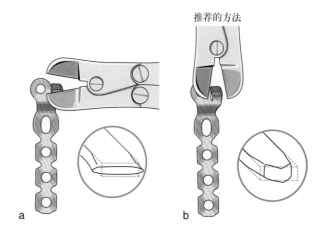

推荐的方法

a　　　　b

钢板折弯塑形

稍稍过度折弯钢板，这样拧紧螺钉产生的轴向压力会均匀地作用于整个骨折面。

陷阱：避免危险的锐利缘

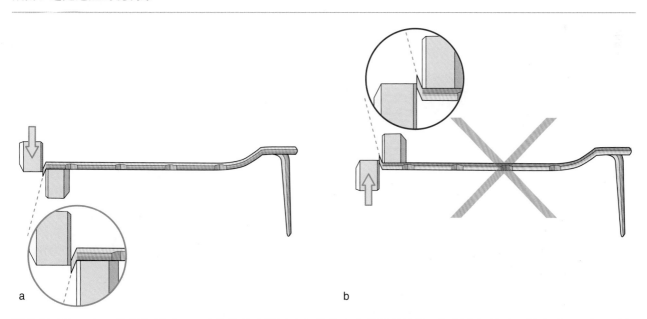

a　　　　　　　　　　　　　　　　　　　　b

图 2-11-15 a、b. 修剪钢板时，正确的修剪方法是确保修剪产生的锐利缘位于钢板靠近骨的一侧（a）。要小心避免锐利缘位于远离骨的一侧，否则会损伤伸指肌腱（b）。

钻孔

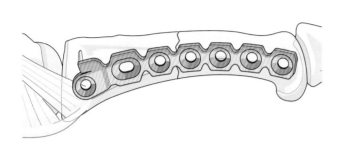

图 2-11-16 在近节指骨的基底钻一个 1.5 mm 的孔。置入刃片的孔要尽量地靠近背侧，从而为钢板最近端的钉孔留出足够的固定空间。

放置钢板

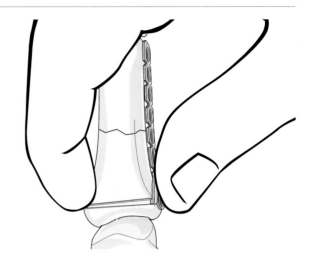

图 2-11-17 将刃片插入已钻好的孔中，用拇指轻推钢板使其完全到位。

钢板与骨干对位

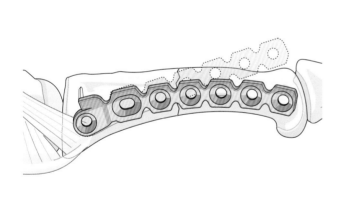

图 2-11-18 以刃片为轴转动钢板，确保钢板在矢状位上与骨干对线一致。这一点必须在置入第一枚（远端）螺钉之前完成。

偏心位钻远端钉孔

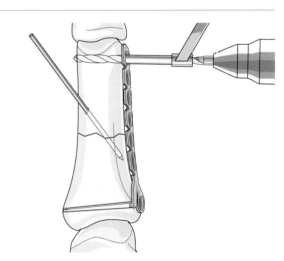

图 2-11-19 用 1.1 mm 的钻头在钢板的最远端钻孔。此孔在偏心位才能产生轴向加压。

置入远端螺钉

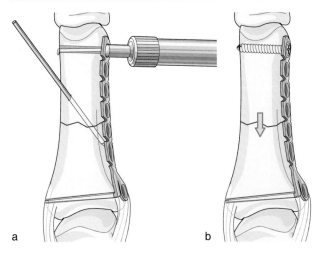

图 2-11-20 a、b. 测量深度后于偏心位置入一枚 1.5 mm 自攻螺钉。拧紧螺钉将对骨折产生轴向加压。

钻近端钉孔

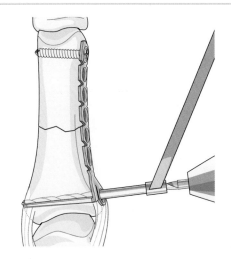

图 2-11-21 使用 1.1 mm 的钻头在钢板近端孔的中心位钻孔。

置入近端螺钉

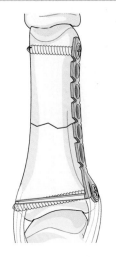

图 2-11-22 近端螺钉要中立位置入。螺钉要恰好进入对侧皮质。注意，要小心避免螺钉穿出对侧皮质，否则活动时产生的摩擦会造成韧带损伤。

失误：复位丢失

当拧紧第二枚螺钉时，塑形不佳的钢板会造成骨折旋转移位并导致复位丢失。因此螺钉拧紧后必须透视检查骨折的复位情况。

置入第三枚螺钉

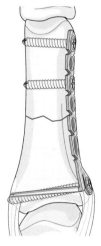

图 2-11-23 在骨折的另一侧、靠近骨折线的钉孔中立位钻第三个孔，测量深度后置入螺钉。

完成固定

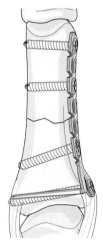

图 2-11-24 在中立位置入第四枚螺钉以完成固定。本例患者的螺钉倾斜置入是因为要避开内生软骨瘤。

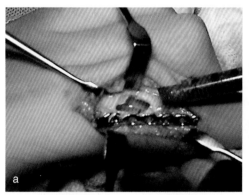

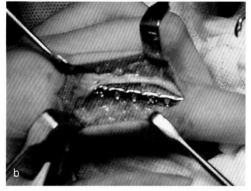

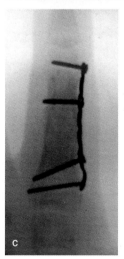

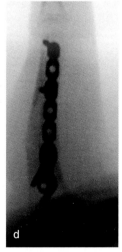

图 2-11-25 a~d. 用刮匙将内生软骨瘤刮除，并用桡骨远端自体骨植骨填充。图中展示了松质骨的压实技术。小注射器内填满松质骨并压实，从而产生一个非常紧密的结构性植骨。图中可见患者的术中影像。

7　康复

术后处理

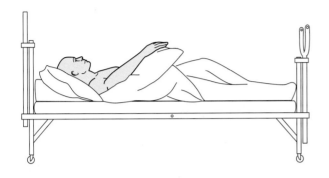

图 2-11-26　患者卧床时，在患肢下垫枕头使手高于心脏平面以减轻水肿。行走时使用吊带，将手置于高于心脏位置。

随访

2~5 天后换药，10 天后拆线并摄片确保无继发移位。

功能锻炼

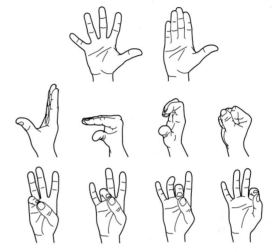

图 2-11-27　疼痛减轻、肿胀消退后应及早进行轻柔的、有限的手指主动活动（六步训练法）。必须向患者强调早期活动的重要性。整个康复过程应在理疗师的指导下进行。

8　预后

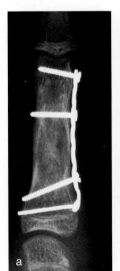
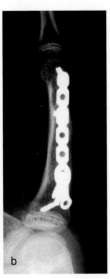
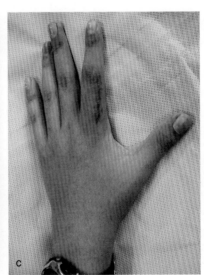
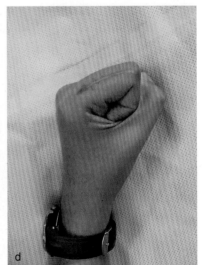

图 2-11-28 a~d.　1 年后随访，患者手指的活动度完全正常，骨折愈合，植骨完全融合。

9 替代技术

加压钢板固定横行骨折

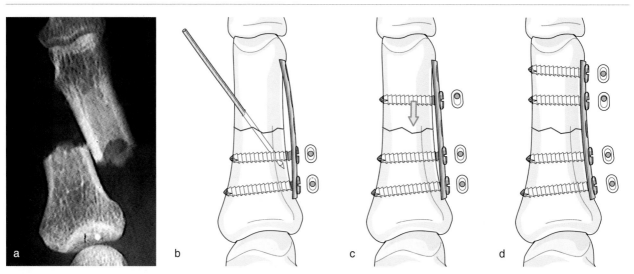

图 2-11-29 a~d. 横行骨折也可以用加压钢板固定，将钢板置于近节指骨的侧面。该技术包括将钢板折弯使之略高于骨面，这可以使施加的压力均匀地传递到整个骨折线。否则钢板加压时对侧皮质会有间隙。根据骨折的形态选择 4 孔板或 5 孔钢板，骨折线两边各有两枚螺钉固定。

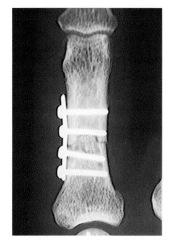

图 2-11-30 使用 4 孔 1.5mm 钢板固定，使骨折线获得均匀的加压。

第12章	**近节指骨干——螺旋形骨折，拉力螺钉固定**
	Proximal phalanx, diaphysis—spiral fracture treated with lag screws

1 病例介绍

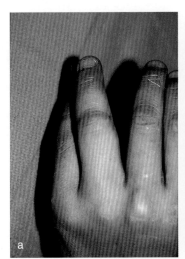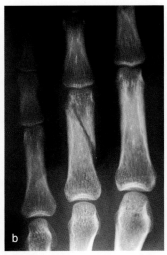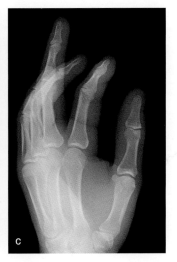

图 2-12-1 a~c. 40 岁女性，左侧优势手，运动受伤致左环指近节指骨不稳定螺旋形骨折。屈指时旋转畸形非常明显。

2 手术指征

图 2-12-2 a~d. 骨干的骨折可以是斜行、横行、螺旋形或多块状。斜行骨折线有可能在正位 X 线片上看到（a、b），或者在侧位 X 线片上看到（c、d）。一定要通过正位片和侧位片来共同确定骨折的类型。间接复位是通过牵引和手法整复。当骨折复位后较稳定时，可以选择保守治疗。如果骨折无法闭合复位，这便是切开复位内固定的适应证。其他的手术适应证还包括闭合复位后再移位，开放骨折或合并软组织裂伤。

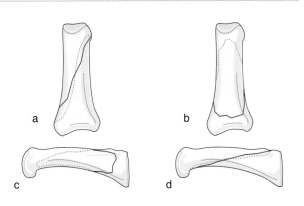

3 术前计划

器械

- 1.3 号或 1.5 号手外科器械
- 1.3 mm 和 1.5 mm 螺钉
- 点状复位钳
- 1.25 mm 克氏针

患者准备及体位

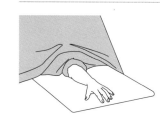

图 2-12-3　前臂旋前置于手外科手术台上，使用非消毒气囊止血带。酌情预防性使用抗生素。

4 手术入路

图 2-12-4　手术入路为中轴入路（见第 1 篇第 2 章，近节指骨的中轴入路）。

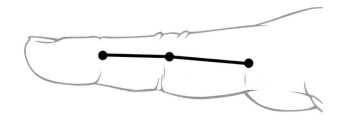

图 2-12-5　在侧束和中央束之间显露指骨。

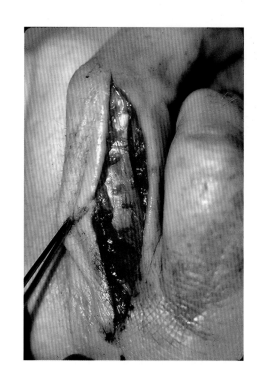

5　复位

牵引间接复位

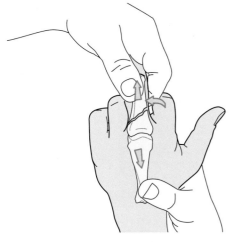

图 2-12-6　术者可以通过牵引和屈曲掌指关节来获得复位。通过透视确定复位良好。如果骨折斜度较小，在复位后有可能是稳定的，尤其是在伸指肌腱完整的情况下，可以起到类似张力带的作用。这种情况下应采取保守治疗。

探查骨折

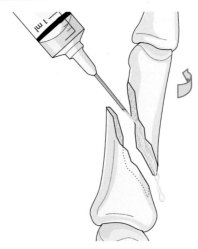

图 2-12-7　为了确定骨折线的几何构型和螺钉置入的正确位置，可以通过牵引并旋转手指以打开骨折面。骨折块间可能有嵌入的软组织，必要时可以通过冲洗以更好地观察。

直接复位

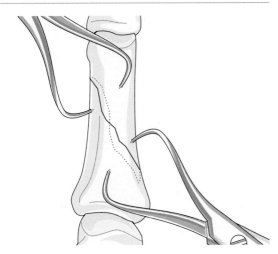

图 2-12-8　若骨折无法通过牵引和屈曲来获得复位或者复位后不稳定，就必须直接复位。间接复位失败的原因通常是部分伸指肌腱嵌入骨折端。最好使用放大镜以识别出隐匿的骨折线。轻柔地使用点状复位钳直接复位。可以通过冲洗骨折端以更好的观察骨折区。透视确认复位情况。

初步固定

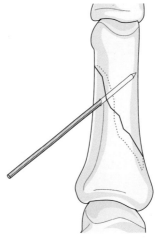

图 2-12-9　使用点状复位钳临时复位并固定骨折端，或置入 1~2 枚克氏针初步固定。

识别旋转畸形

图 2-12-10 a~c. 在临时固定后，建议通过活动手指检查有无力线异常及旋转畸形。旋转畸形是在屈曲手指时进行判断，而非伸直位（a）。旋转畸形时，手指在屈曲时会与旁指重叠（b）。细微的旋转畸形可以通过从指端观察手指的指甲平面是否倾斜来判断（c）。如果患者在手术时意识清醒且局部麻醉允许其主动活动，可以嘱患者伸屈手指来帮助判断。任何旋转畸形都需要复位纠正并固定。

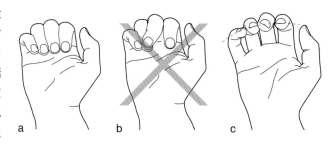

麻醉下利用肌腱固定效应

图 2-12-11 a、b. 在全麻时运用肌腱固定效应，术者完全屈曲患者腕关节可以产生伸指效应（a），完全伸指腕关节可以产生屈指效应（b）。

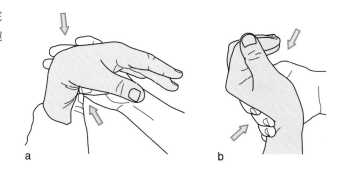

图 2-12-12 a、b. 术者或可以在前臂近端的肌腹处施加压力，从而产生被动屈指的效果。

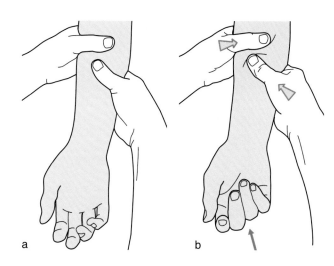

6　固定

钻拉力螺钉孔

钻滑动孔和螺纹孔时有两种选择:
- 先钻滑动孔
- 先钻螺纹孔

先钻滑动孔

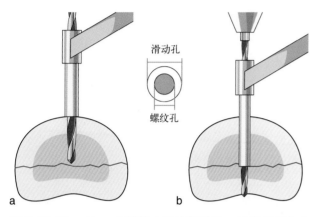

图 2-12-13 a、b.　在近侧皮质钻滑动孔。确保骨折完全复位后插入导向套筒(a)。通过套筒在对侧皮质钻出螺纹孔(b)。这个方法可以确保螺纹孔与滑动孔完美对线(共轴)。这是推荐的方法。

先钻螺纹孔

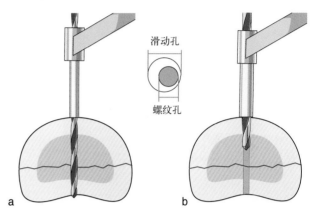

图 2-12-14 a、b.　用钻头打透两侧皮质钻出螺纹孔(a)。然后使用对应更大的钻头再次钻近侧皮质钻出滑动孔(b)。这个方法适用于骨折块较小的情况。缺点是滑动孔与螺纹孔很难保持在同一轴线上。

技巧:攻丝近侧皮质

如果近侧皮质在钻滑动孔之前先攻丝,二次钻孔而导致孔道偏移的可能性将大大降低。实施方法为在近侧皮质置入相应大小的自攻螺钉,然后取出,再次钻孔时孔道就会精确地沿着螺纹孔而不会偏移。

钻第一个滑动孔

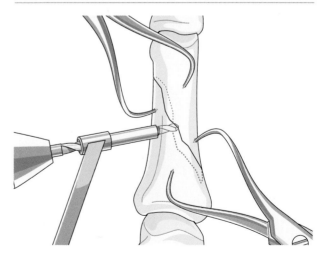

图 2-12-15　使用 1.5 mm(或 1.3 mm)的钻头,小心地在近侧皮质上钻出第一枚螺钉的滑动孔。过大的压力将会导致骨块碎裂。如果计划置入 3 枚螺钉,先钻中间那枚螺钉孔。

钻螺纹孔

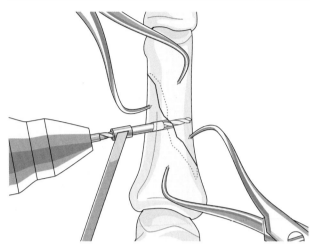

图 2-12-16　置入导向套筒并在对侧皮质上钻出 1.1 mm（或 1.0 mm）的螺纹孔。当钻头穿出对侧皮质时，要小心避免损伤周围软组织。

技巧：导向套筒

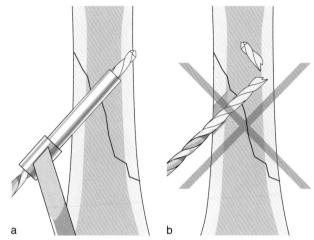

a　　　　　　　　　　　　　　b

图 2-12-17 a、b.　使用导引套筒不仅是为了保护软组织以及确保螺纹孔与滑动孔共轴，它的作用还包括可以避免斜度过大时钻头折断。

埋头

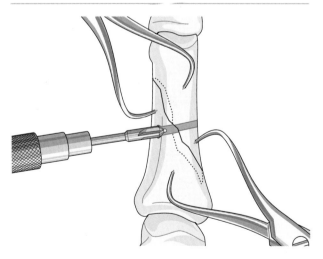

图 2-12-18　在滑动孔上钻埋头孔是为了降低接触压力并且防止螺钉头过于突出。这一步骤绝不能使用电动工具。

测深

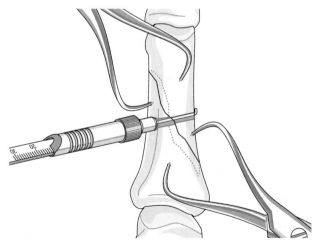

图 2-12-19　使用测深器确定螺钉长度。对于斜向钉孔，测深器要探到皮质的钝角处。

斜向测量

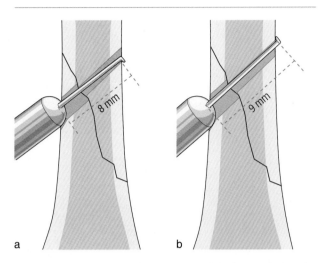

图 2-12-20 a、b. 在斜向钉孔内测量深度时，测深器探到皮质的锐角处与钝角处测量出的结果是不同的。斜度越大差别也越大。测量时两处都测然后取最大值。然而，切记如果螺钉过长会突出对侧皮质而增加软组织损伤的风险。

螺钉长度

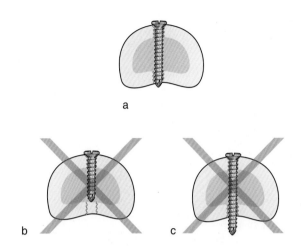

图 2-12-21 a~c. 确保螺钉的长度要合适（a）。螺钉过短，螺纹无法有效固定对侧的皮质，这个问题在使用自攻螺钉时更为显著（由于钉尖的几何构型）（b）。螺钉若过长，软组织将处于危险状态，尤其是肌腱和血管神经组织；使用自攻螺钉时，钉尖部的切割槽尤其危险，因此要特别小心避免切割槽穿出对侧皮质（c）。

螺钉位置

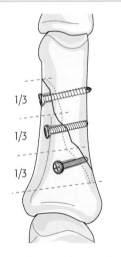

图 2-12-22 如果骨折长度允许，应该置入 3 枚拉力螺钉。通常螺钉之间的间距应该相等。

螺钉置入计划

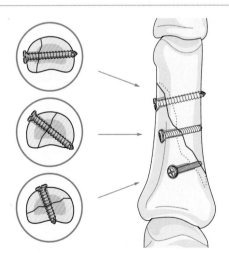

图 2-12-23 每一枚螺钉必须垂直于骨折面。对于螺旋形骨折，几枚螺钉呈螺旋形排列。

置入第一枚螺钉

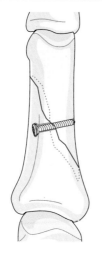

图 2-12-24　置入第一枚拉力螺钉。如果骨折块足够大可置入 3 枚螺钉，要小心将第一枚螺钉先拧紧。要确保螺钉进入对侧皮质，同时要警惕螺钉突出对侧皮质过多而造成软组织损伤。此时骨折块已被加压。

完成固定

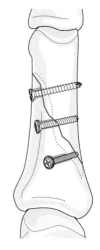

图 2-12-25　同法钻其余螺钉的钉孔，置入螺钉要小心地交替拧紧。透视确认骨折的固定。

拉力螺钉的使用

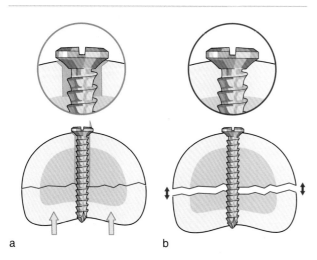

a　　　　　　　　　　　　　b

图 2-12-26 a、b.　确保置入的螺钉均为拉力螺钉，滑动孔在近侧皮质上，螺纹孔在对侧皮质上（a）。如果在近侧和对侧皮质上均为螺纹孔，螺钉拧紧时会维持骨折块分离（位置螺钉），无法形成骨折块间的加压。

骨折线较短时置入两枚螺钉

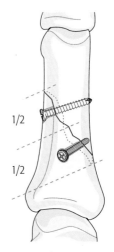

图 2-12-27　如果骨折线太短无法置入 3 枚螺钉，可以使用 2 枚螺钉，但要意识到 2 枚螺钉的固定稳定性相对较差。不要立刻拧紧第一枚螺钉，而是要在第二枚螺钉置入后交替拧紧。如果固定的稳定性不确切，可以增加一块中和钢板。

失误：螺钉汇聚

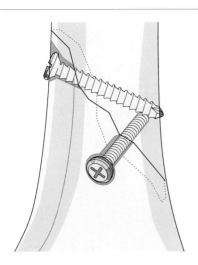

图 2-12-28 螺钉不应该在对侧皮质汇聚于一点，因为如果钉孔距离太近或者在螺钉拧紧时产生裂纹，会削弱固定强度。螺钉汇聚只有在螺钉并未垂直于骨折面时才会发生。

小心裂纹

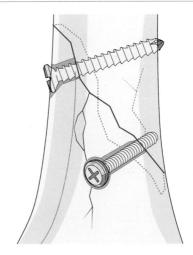

图 2-12-29 有一些短的裂纹在 X 线片上不明显。要在直视下确认有无裂纹，确保螺钉不要通过裂纹置入。

失误：螺钉置入点太靠近骨折线

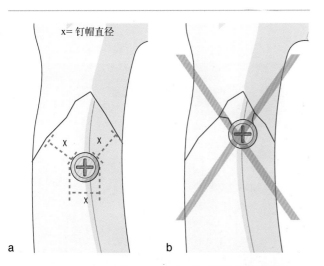

图 2-12-30 a、b. 螺钉头与顶点间的最短距离是螺钉头的直径（a）。螺钉的置入不要过于靠近骨折块顶点（b）。

7 康复

术后处理

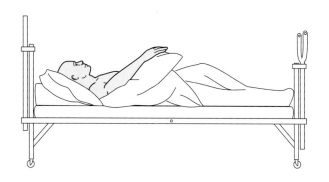

图 2-12-31　患者卧床时，在患肢下垫枕头使手高于心脏平面以减轻水肿。行走时使用吊带，将手置于高于心脏位置。

随访

2~5 天后换药，10 天后拆线并摄片确保无继发移位。

动力伸直支具

图 2-12-33　近节指间关节伸直受限在术后非常常见。螺钉置入位置恰当可以允许术后即刻的主动活动。然而如果术后 4 周指间关节无法完全伸直，并且 X 线片显示固定牢靠，动力伸直支具可以用来帮助患者恢复指间关节的伸直功能。

功能锻炼

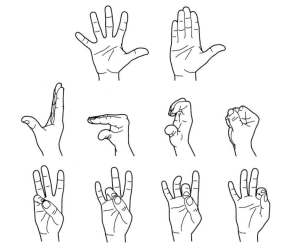

图 2-12-32　疼痛减轻、肿胀消退后应及早进行轻柔的、有限的手指主动活动（六步训练法）。必须向患者强调早期活动的重要性。整个康复过程应在理疗师的指导下进行。

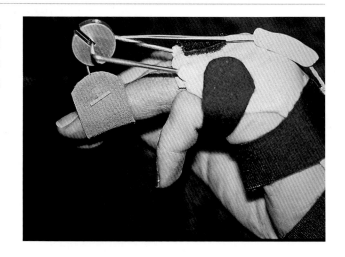

选择：手内肌阳性支具

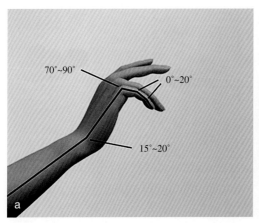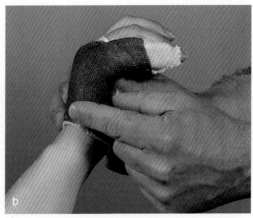

图 2-12-34 a、b.　在一些情况下，可以考虑使用短的支具或石膏，包括掌骨（不包括腕关节）和患指及其邻指，固定在手内肌阳性位置。这样做是有益的，有两点原因：

- 保护拉力螺钉的固定
- 维持近节指间关节于伸直位以辅助主动伸直

然而，要注意到制动将会丧失早期活动所带来的益处。

支具或石膏可以保持到复查 X 线片（大约 4 周）。其后指骨或掌骨骨折的 X 线片应该在 6~8 周时复查。

8　预后

图 2-12-35 a、b.　2 周和 6 周时分别复查 X 线片。术后 6 个月后随访的 X 线片如图所示。

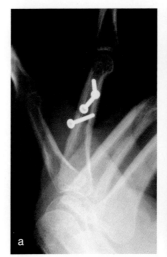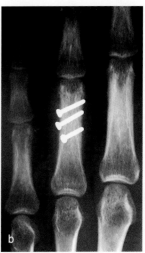

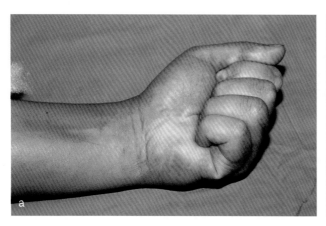 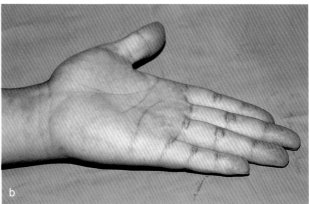

图 2-12-36 a、b.　伤后 6 个月，该患者的骨折完全愈合，并完全恢复了手指的屈伸活动度。

第13章 近端指骨干——开放性多块骨折，桥接钢板固定

Proximal phalanx, diaphysis—open multifragmentary
fracture treated with a bridging plate

1 病例介绍

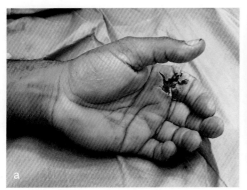
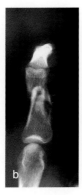
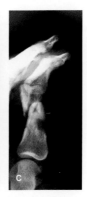

图 2-13-1 a~c. 26 岁男性，火器伤致左示指近端指骨开放性多块骨折，左示指可见复杂伤口并向掌侧、背侧延伸，但血管神经未受损。正斜位片可见多块状骨折，伴骨缺损。

2 手术指征

多块状骨折常为高能量损伤（挤压伤）所致，很少单独存在。软组织损伤会导致水肿、纤维化，最终关节僵硬。基于上述原因，这类损伤通常需要切开复位内固定来提供足够的稳定性，这样可以允许术后即刻活动，降低关节僵硬和肌腱粘连的风险。

小块状多块骨折

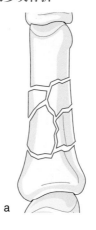
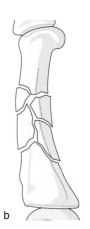

图 2-13-2 a、b. 即使手部血供丰富，小块状的多块骨折也会出现骨折块软组织附着不良，生物学环境差。

楔形骨折

图 2-13-3 a、b. 骨折粉碎的程度及类型取决于作用于手指暴力和能量的大小。某些情况下，损伤会形成一个大的楔形骨块，这种骨块的血供不会受太大影响。

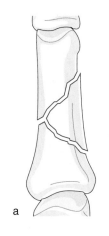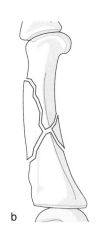

a　　　　　b

3　术前计划

器械

- 1.5 号手外科器械
- 1.5 mm 微型髁钢板
- 1.25 mm 克氏针
- 点状复位钳
- 小注射器
- 自体植骨器械

患者准备及体位

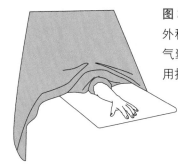

图 2-13-4 前臂旋前置于手外科手术台上，使用非消毒气囊止血带。酌情预防性使用抗生素。

4　手术入路

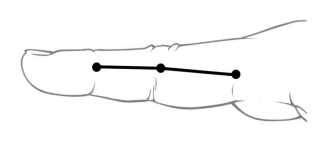

图 2-13-5 手术入路为中轴入路（见第 1 篇第 2 章，近节指骨的中轴入路）。

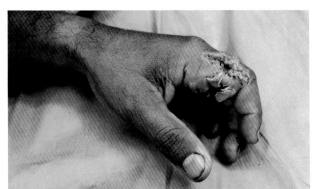

图 2-13-6 仔细清创后可见创面向远、近端延伸。

5　复位

通过牵引恢复长度

图 2-13-7 a、b. 术者用指套或点状复位钳牵引，恢复指骨的长度。

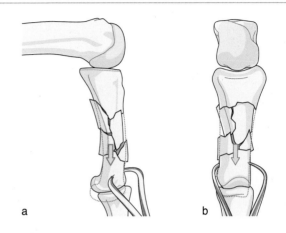

选择克氏针临时固定

图 2-13-8 可选择克氏针临时固定：掌指关节屈曲 90°，克氏针穿过掌骨头、进入近端指骨髓腔固定。必须非常仔细地控制旋转对位。

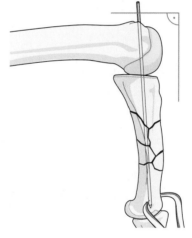

图 2-13-9 a~c. 克氏针固定可控制侧方及前后方向的成角畸形，但无法控制旋转（a）。旋转是在屈曲时进行判断，而非伸直位。旋转畸形时，手指会在屈曲时与旁指重叠（b）。细微的旋转畸形可以通过从指端观察手指的指甲平面是否倾斜来判断（c）。任何旋转畸形都需要复位纠正并固定。

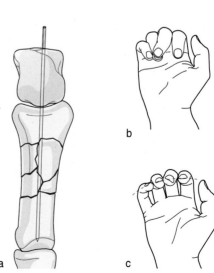

6 固定

确定钻孔位置

图 2-13-10 反转钢板使之贴合指骨，将钢板用作模板，有助于确定第一个钻孔的位置。

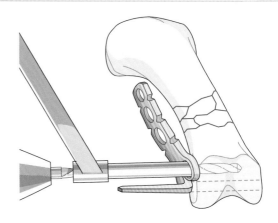

图 2-13-11 钢板用作模板，确定正确的钻孔位置。

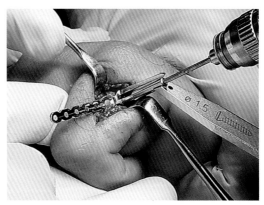

修剪钢板

修剪钢板使之适合指骨长度，钢板边缘锐利会损伤肌腱，要尽量避免。骨折的远、近端至少各留两个固定钉孔比较理想，通常另一个钉孔跨过骨折区，不置入螺钉。至少要有两枚螺钉固定在骨干上。

经验：横向修剪钢板

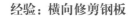

推荐的方法

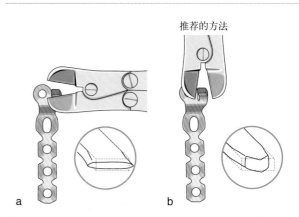

a   b

图 2-13-12 a、b. 从扁平的一面剪断钢板时，钢板因受压而略增宽（a）。钢板最宽处会稍稍超过 1.5 mm，这样已经钻好的 1.5 mm 钻孔就不一定适合。因此要在钢板的边缘修整（使变形发生在钢板狭窄处），修整后的尖端呈箭头状（b）。

钢板塑形

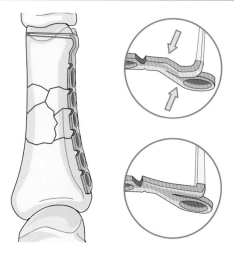

图 2-13-13 如有必要可用折弯器将钢板塑形，使之完全贴合近端指骨头的解剖。

钻孔

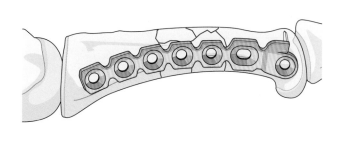

图 2-13-14 在指骨头靠近关节面的位置钻一 1.5 mm 的横行孔，以备置入角钢板的刃片。钻孔应足够靠近背侧，这样才能为最远端钉孔的固定留下足够的空间。

测量角钢板刃片的长度

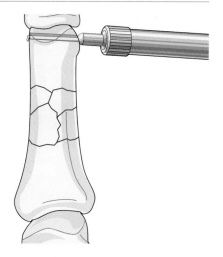

图 2-13-15 用测深器测量钻孔的深度，修剪角钢板刃片，使之与测得的深度一致。

置入钢板

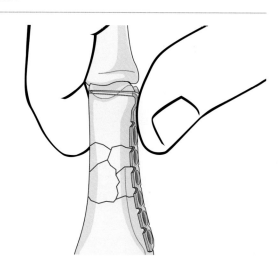

图 2-13-16 将钢板刃片插入钻孔中。拇指轻压钢板使之完全进入钻孔中。

调整钢板相对于骨干的位置

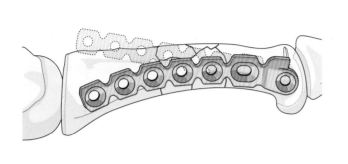

图 2-13-17　以刃片为轴转动钢板,确保钢板在矢状面上与骨干对线一致。这一点必须在置入第一枚螺钉(近端)之前完成。

钻近端钉孔

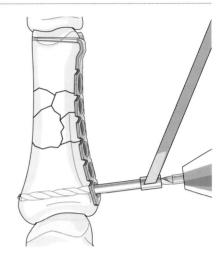

图 2-13-18　用 1.1 mm 钻头在钢板最近端钉孔中立位钻孔,对于多块骨折不推荐偏心加压。

置入近端螺钉

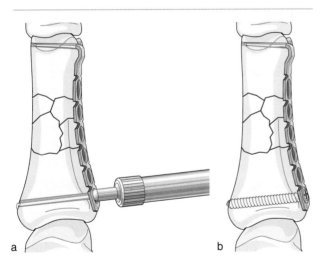

a　　　　　　　　　　　　　　b

图 2-13-19 a、b.　测深并置入 1.5 mm 自攻螺钉,钻孔位于钉孔中央,这样在螺钉收紧时不会产生轴向加压。

置入远端螺钉

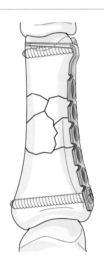

图 2-13-20　同样在中立位置入远端螺钉,螺钉应刚好进入对侧皮质。注意螺钉不能穿出太多,否则在手指活动时会因摩擦而损伤韧带。

完成固定

图 2-13-21 中立位置入其余几枚骨干部螺钉。

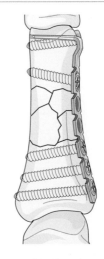

图 2-13-22 微型髁钢板桥接固定后，被动屈伸关节，控制旋转和角度对位。

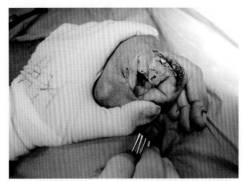

图 2-13-23 a、b. 自桡骨远端取骨松质，把骨松质放入一小注射器中压紧然后填充骨缺损区，以增加结构稳定性。

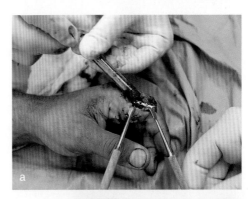

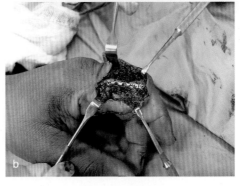

7 康复

术后处理

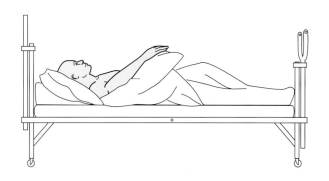

图 2-13-24 患者卧床时抬高患肢，维持手部高于心脏的水平，促进肿胀消退。行走时使用吊带固定手臂，使之高于心脏。

随访

2~5 天后复诊更换敷料。10 天后拆线并摄片证实骨折无继发移位。

功能锻炼

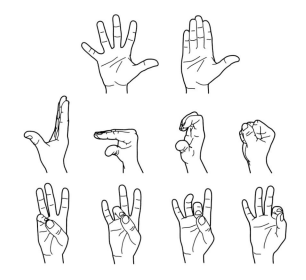

图 2-13-25 疼痛减轻、肿胀消退后应及早进行轻柔的、有限的手指主动活动（六步训练法）。必须向患者强调早期活动的重要性。整个康复过程应在理疗师的指导下进行。

8 结果

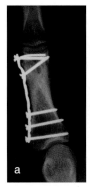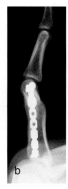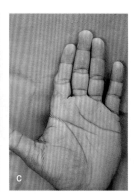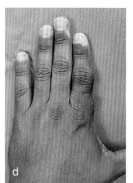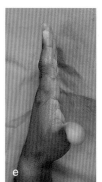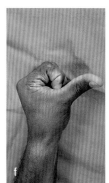

图 2-13-26 a~f. 从术后 2 年的 X 线片及临床表现中发现：骨折完全愈合，功能恢复极佳。

9 替代技术

多块状骨折背侧钢板固定

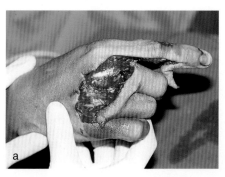
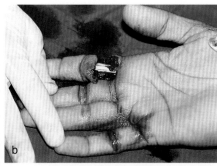
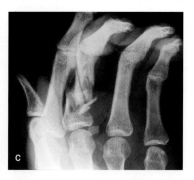

图 2-13-27 a~c.　31 岁男性，右手冲床碾压伤。掌侧和背侧均有创面，示指血管神经损伤已行显微外科修复。示指和中指的近节指骨从基底到颈部碎成多块。

折弯并塑形钢板

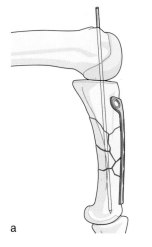
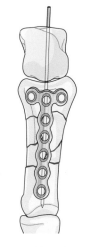

图 2-13-28 a、b.　选择 T 形钢板并塑形，使之完全贴合指骨背侧外形。由于指骨基底部弧向背侧，所以钢板 T 形的一端需折弯以适应此结构。

放置钢板

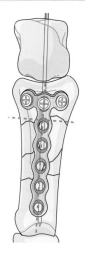

图 2-13-29　钢板放在指骨的背侧。理想的情况是钢板足够靠近近端，这样在干骺端至少可以置入三枚螺钉。确保钢板位于指骨纵轴的中央。

螺钉顺序

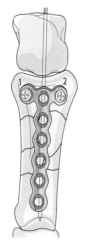

图 2-13-30　首先置入 T 形板横行部分边缘两个孔的螺钉，这样既可以牢固地固定钢板，又不会影响到临时固定的克氏针。

钻孔

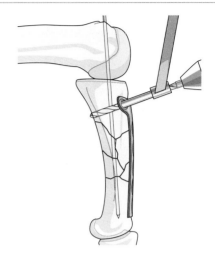

图 2-13-31　用 1.1 mm 的钻头经导向套筒小心地在 T 形板横行部分钻孔。

陷阱

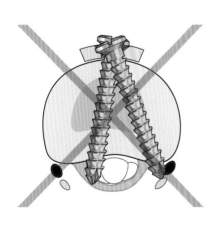

图 2-13-32　必须确保不能损伤屈肌腱和手指的血管神经。

测深

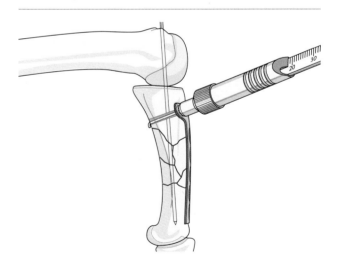

图 2-13-33　测深器测量螺钉长度。

置入近端螺钉

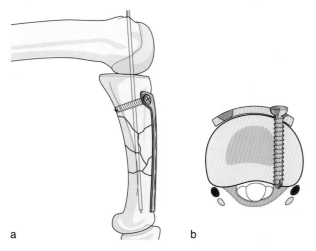

a　　　　　　　　　　b

图 2-13-34 a、b.　置入第一枚螺钉，但不要完全拧紧。确保螺钉进入对侧皮质，但不能进入屈肌管内，因为屈肌腱在此走行。检查钢板横行部分相对于干骺端及近端指骨长轴的位置，然后在横行部分的另一端钻第二孔。置入第二枚螺钉，将两枚螺钉依次拧紧。

失误

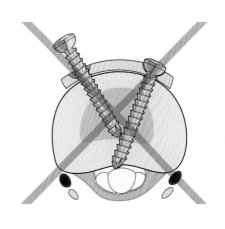

图 2-13-35　必须避免两枚螺钉相互干扰，或是螺钉进入关节。

纠正旋转不良

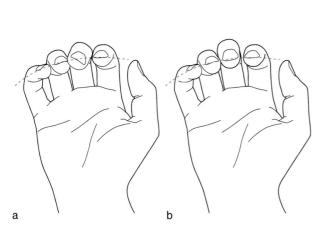

a　　　　　　　　　　b

图 2-13-36 a、b.　钢板牢固地固定于指骨基底部之后，下一步就是检查远端部分是否存在任何旋转不良。

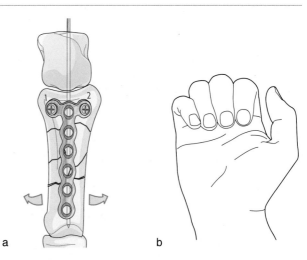

a　　　　　　　　　　b

图 2-13-37 a、b.　调整近端指骨的远端，纠正任何旋转不良。

钻远端孔

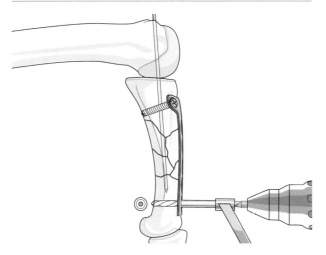

图 2-13-38 临时固定的克氏针稍稍退出，以免钻孔时碰撞。用 1.1 mm 钻头通过导向套筒钻最远端钉孔。

测量螺钉长度

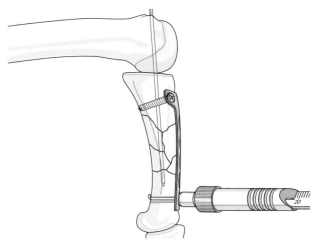

图 2-13-39 测深器测量螺钉长度。

置入螺钉

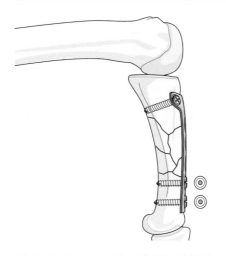

图 2-13-40 置入最远端螺钉并拧紧。将克氏针再退出一些，钻远端第二个螺钉孔，现在置入第二枚螺钉。到这一步，长度、对线以及旋转都已固定，撤出克氏针。

额外的近端螺钉

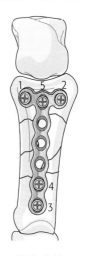

图 2-13-41 现在用同样的方法置入钢板横行部分中央孔的螺钉。如果骨折形态许可，可以在近端孔置入另外一枚螺钉，但要确认螺钉不能进入骨折粉碎区。

通过肌腱固定效应检查活动情况

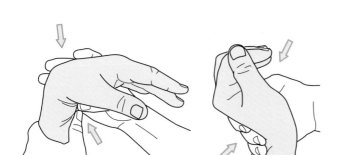

图 2-13-42 a、b. 在这一阶段，建议通过手指活动检查骨折的对线及旋转对位情况。如果患者清醒，区域阻滞麻醉不影响患者主动活动，可以嘱患者屈伸手指。全麻下通过韧带固定效应检查：a. 术者将患者腕关节完全屈曲，这会产生伸指效应；b. 然后完全伸直腕关节以产生屈指效应。

视频

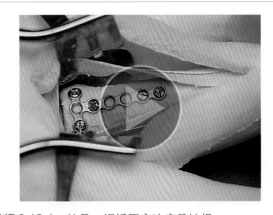

视频 2-13-1 植骨、钢板固定治疗骨缺损。
　　该视频展示了如何通过植骨、1.3 号 T 形钢板固定治疗环指近节指骨骨缺损的方法。

预后

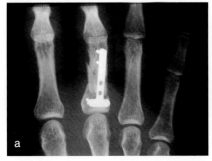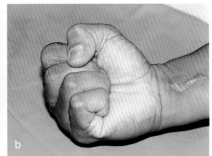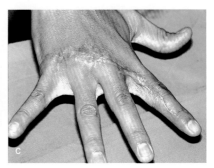

图 2-13-43 a~c. 伸肌腱正中切开显露骨折，1.5 号 T 形板桥接固定骨折。视牢固程度决定是否使用夹板。4~6 个月之内不要取出钢板。6 个月后功能恢复完美。

第14章 | 近节指骨，远端干骺端——颈部横行骨折，微型髁钢板固定

Proximal phalanx, distal metaphysis-transverse neck
fracture treated with a minicondylar plate

1 病例介绍

图 2-14-1 a、b. 19 岁男性，摩托车越野赛中受伤致闭合骨折。正、侧位片可见左侧环指远端干骺端的移位骨折。

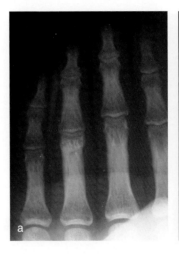
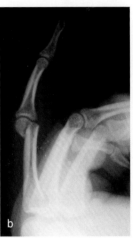

2 手术指征

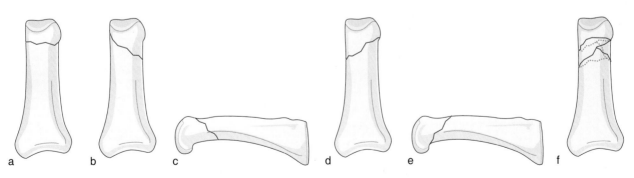

图 2-14-2 a~f. 远端干骺端骨折可为横行、斜行或粉碎性骨折。总是需要两个平面的影像来确定骨折形态。粉碎性骨折常常是不稳定骨折。无法闭合复位的骨折或是不稳定骨折都需要切开复位内固定。手术治疗的另一个指征是伴有软组织撕裂的开放性骨折。对于这些病例，切开复位内固定是最佳的选择。

3 术前计划

器械

- 1.5 号手外科器械
- 1.5 号微型髁钢板
- 1.25 mm 克氏针
- 点状复位钳

术前准备及体位

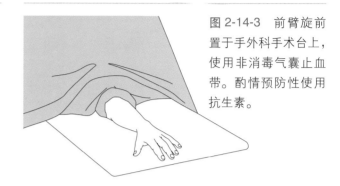

图 2-14-3　前臂旋前置于手外科手术台上，使用非消毒气囊止血带。酌情预防性使用抗生素。

4 手术入路

图 2-14-4　使用中轴入路（见第 1 篇第 2 章，近节指骨的中轴入路）。

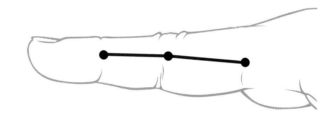

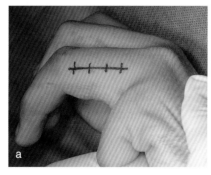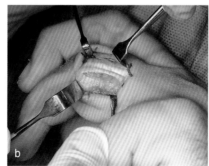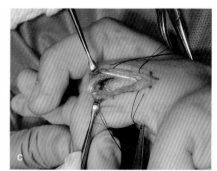

图 2-14-5 a~c.　自伸肌腱的外侧束和中央束之间显露指骨。

5　复位

牵引使骨折间接复位

图 2-14-6　术者将患指屈曲牵引或用点状复位钳可使骨折复位。透视下确认复位情况。多数情况下这类骨折复位后相对稳定，这时可考虑非手术治疗。

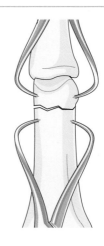

直接复位

图 2-14-7　如果屈曲牵引无法复位或复位后骨折不稳定就需要直接复位。间接复位失败多半是因为伸指装置嵌入其中。用点状复位钳直接复位。

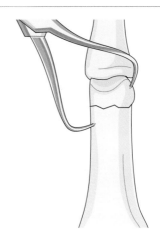

临时固定

图 2-14-8　点状复位钳或克氏针可用来临时固定。但在很多情况下会影响钢板放置的位置。有鉴于此，可让助手维持患指屈曲位，如果伸指装置完整即可起到张力带效应以维持复位。

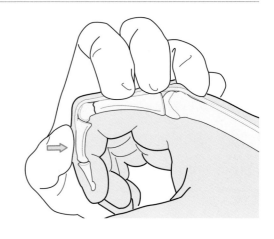

6 固定

钢板选择及计划

图 2-14-9　挑选合适的钢板，这例患者我们选择微型髁钢板。钢板的刃片应尽可能靠近背侧，以免损伤侧副韧带。最好能在放大镜下完成此步骤。确认从侧面观钢板与近端指骨的长轴一致。

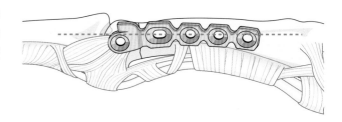

确定钻孔的位置

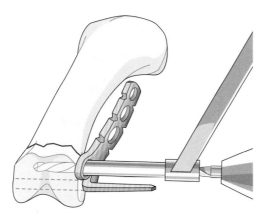

图 2-14-10　反转钢板使之贴合指骨，将钢板用作模板，有助于确定第一个钻孔的位置。

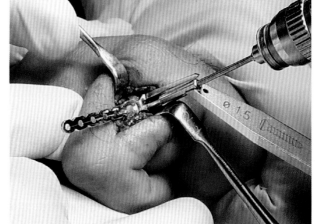

图 2-14-11　钢板用作模板确定正确的钻孔位置。

修剪钢板

修剪钢板使之适合指骨长度，钢板边缘锐利会损伤肌腱，要尽量避免。骨折的远、近端至少各留两个固定钉孔比较理想，通常另一个钉孔跨过骨折区，不置入螺钉。至少要有两枚螺钉固定在骨干上。

经验：横向修剪钢板

图 2-14-12 a、b.　a. 从扁平的一面剪断钢板时，钢板因受压而略增宽。钢板最宽处会稍稍超过 1.5 mm，这样，已经钻好的 1.5 mm 钻孔就不一定适合。b. 因此要在钢板的边缘修整（使变形发生在钢板狭窄处），修整后的尖端成箭头状。

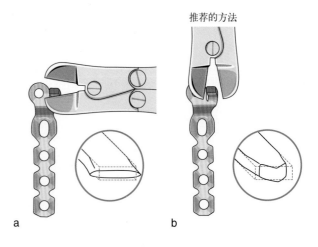

推荐的方法

a

b

预弯钢板

稍稍预弯钢板，这样在拧紧螺钉时产生的轴向加压会均匀地分布在骨折表面。

陷阱：避开危险的钢板边缘

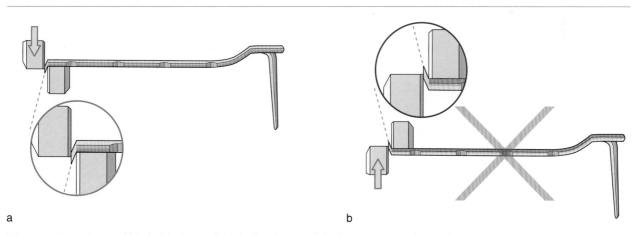

a

b

图 2-14-13 a、b.　a. 剪切钢板时，正确的方法是保证锐缘朝向骨面。b. 锐缘不能朝向相反的方向，否则有损伤伸肌装置的危险。

钢板塑形

图 2-14-14　微型髁钢板上带有切迹（与重建钢板类似），因此可以折弯以适应指骨的弧度。注意：多花一些时间将钢板塑形，使之精确地贴合指骨是完全有必要的。在骨干部螺钉拧紧时，只要钢板贴合有问题都会导致骨折移位。

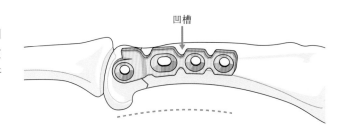

凹槽

钻孔

图 2-14-15 a、b.　在近端指骨干骺端、靠近软骨下骨钻一 1.5 mm 横行孔，钻孔应足够靠近背侧这样才能给螺钉固定留下足够的空间。

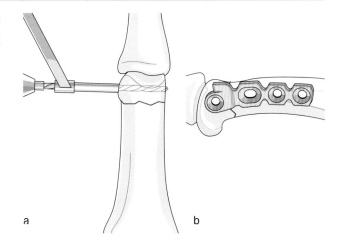

a

b

测量钻孔的深度

图 2-14-16　用测深器测量钻孔的深度，修剪角钢板刃片，使之与测得的深度一致。

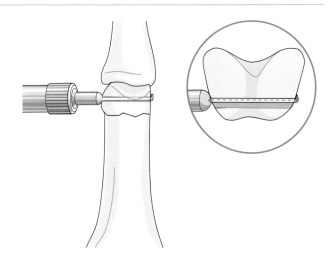

陷阱：钢板刃片突出骨皮质

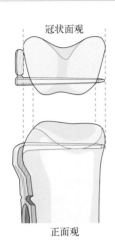

图 2-14-17　避免钢板刃片穿出对侧皮质，否则会因手指活动时的摩擦而最终损伤韧带。由于指骨掌侧宽、背侧窄，正位片看到的刃片完全被骨质包埋，而实际上在横截面上已经穿出骨质。

置入钢板

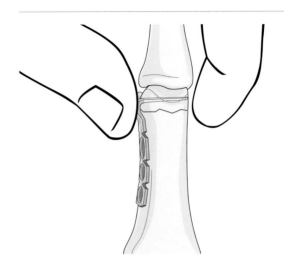

图 2-14-18　将钢板刃片插入钻孔中。拇指轻压钢板使之完全进入钻孔中。

调整钢板相对于骨干的位置

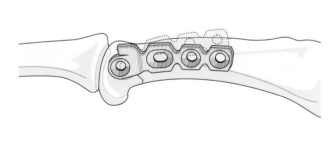

图 2-14-19　以刃片为轴转动钢板，确保钢板从侧面观与骨干对线一致。这一点必须在置入靠近刃片的那枚远端螺钉之前完成。

远端钻孔

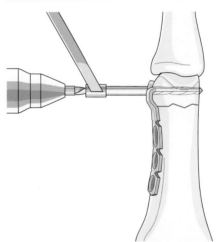

图 2-14-20　用 1.1 mm 钻头在钢板远端钉孔中央钻孔。

置入远端螺钉

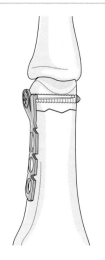

图 2-14-21　在钉孔中央置入远端螺钉。螺钉应刚好进入对侧皮质。注意螺钉不能穿出对侧皮质，否则在手指活动时会因摩擦而损伤韧带。

置入近端螺钉

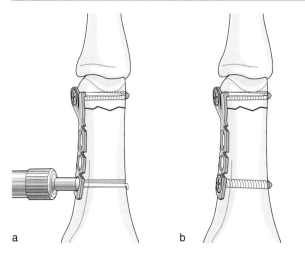

a

b

图 2-14-23 a、b.　测量深度，偏心位置攻入 1.5 mm 自攻螺钉。拧紧螺钉时会产生断端的轴向加压。

偏心位钻近端钉孔

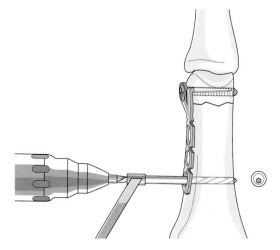

图 2-14-22　用 1.1 mm 钻头在钢板最近端钉孔钻孔，准备置入第一枚骨干部螺钉。这一钉孔要偏心位钻入以产生轴向加压。

陷阱：复位丢失

在收紧第二枚螺钉时，如果钢板塑形不佳会产生旋转移位而导致复位丢失。因此在螺钉拧紧后要在透视下确认复位的情况。

完成固定

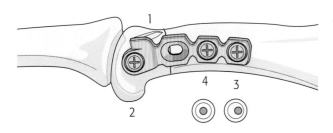

图 2-14-24　在钉孔中央置入剩余的骨干部螺钉。在偏心位的近端螺钉置入后，视远端骨折块的大小可酌情考虑置入一枚额外的拉力螺钉，该患者我们就使用了这枚螺钉（见图 2-14-28a）。

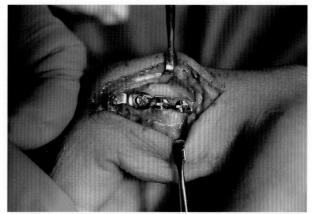

图 2-14-25　术中见 1.5 号微型髁钢板侧方固定指骨骨折。

7　康复

术后处理

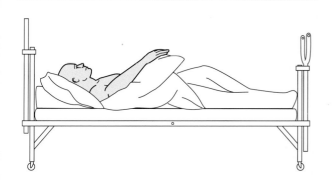

图 2-14-26　患者卧床时抬高患肢，维持手部高于心脏的水平，促进肿胀消退。行走时使用吊带固定手臂，使之高于心脏。

随访

2~5 天后复诊更换敷料。10 天后拆线并摄片证实骨折无继发移位。

功能锻炼

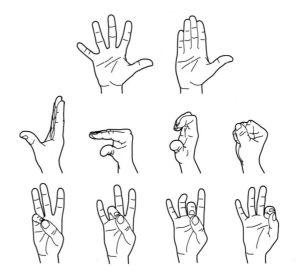

图 2-14-27　疼痛减轻、肿胀消退后应及早进行轻柔的、有限的手指主动活动（六步训练法）。必须向患者强调早期活动的重要性。整个康复过程应在理疗师的指导下进行。

8 预后

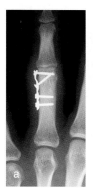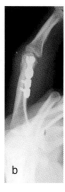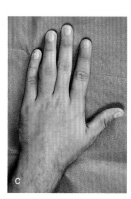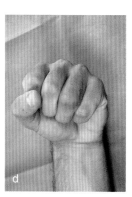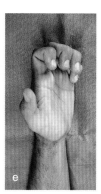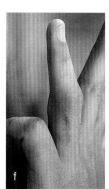

图 2-14-28 a~f. 1 年时随访：X 线片显示骨折解剖复位，已完全愈合，可以看到骨折断端间的拉力螺钉。患指活动度完全恢复，患者可以完全屈曲患指，近端指间关节欠伸 15°。

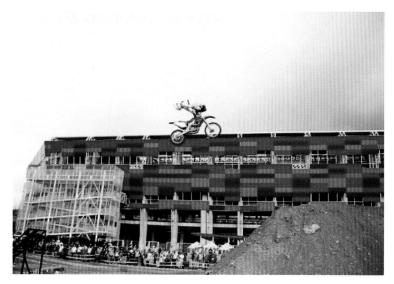

图 2-14-29 患者恢复正常的生活方式，并能继续从事赛车活动和特技表演。

第15章 | **近端指骨——单髁骨折，拉力螺钉固定**
Proximal phalanx—unicondylar fracture treated with lag screws

1 病例介绍

图 2-15-1 a、b. 患者 22 岁，男性，牙科学生，运动损伤致左小指近节指骨头骨折。正侧位片可见旋转移位的单髁骨折。

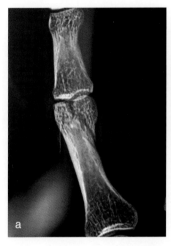
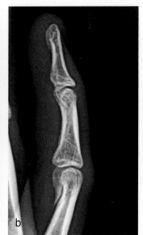

2 手术指征

图 2-15-2 a~d. 近节指骨单髁骨折可以为短斜行或长斜行，也可以是多块骨折。通常为运动损伤产生的轴向和侧方暴力作用于手指所致。髁部骨折很不稳定，常需手术治疗。非手术治疗常因继发移位导致成角畸形。

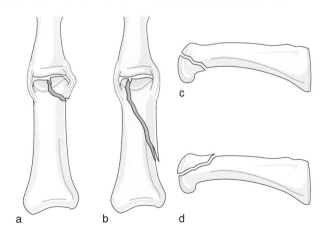

短斜行或长斜行骨折

短斜行骨折通常位于髁间切迹。长斜行骨折一般起自一侧髁并向近端劈裂，一直延伸到另一侧皮质。

警告

这类骨折虽然少见但不易治疗，容易导致关节僵硬。术中使用放大镜是明智的选择，手术自始至终都必须轻柔和精细地进行操作。

3 术前计划

器械

- 1.3 或 1.5 号手外科器械
- 0.8 mm 克氏针
- 点状复位钳

术前准备及体位

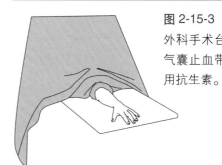

图 2-15-3 前臂旋前置于手外科手术台上，使用非消毒气囊止血带。酌情预防性使用抗生素。

4 手术入路

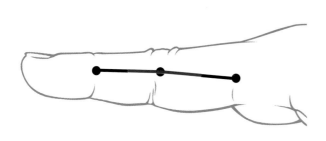

图 2-15-4 使用中轴入路（见第 1 篇第 5 章，近节指骨的中轴入路）。

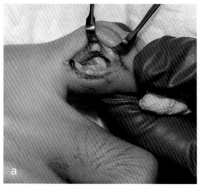

图 2-15-5 a、b. 在伸肌腱的外侧束和中央束之间做切口，关节囊切开即可精确地控制骨折块，有助于骨折复位。

5 复位

必须解剖复位

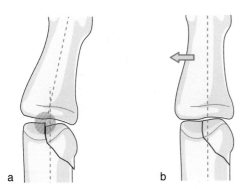

图 2-15-6 a、b. 关节内骨折必须解剖复位，否则会损伤关节软骨，导致有疼痛症状的关节退变和手指畸形。一侧髁即便只有轻度的塌陷也会导致手指成角畸形（a），需要向对侧扳正，获得解剖复位（b）。

间接复位

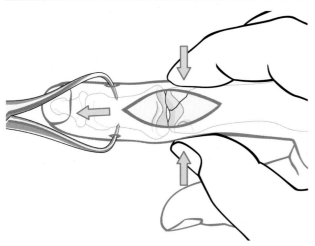

图 2-15-8 复位从牵引开始以恢复长度，术者的示指和拇指从侧方加压使骨折复位，透视下确认复位的情况。

探查骨折

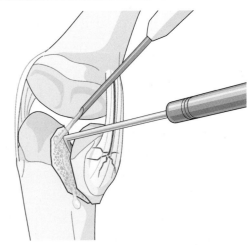

图 2-15-7 用装有乳酸林格氏液的注射器冲洗骨折断端，冲掉血凝块，可以使骨折显露更清晰。用牙科撬轻柔地探查骨折断端有助于判断骨折块的形状。牙科撬也可以用来复位。必须非常小心地避免任何骨折块的碎裂，保护附着在侧副韧带上微小骨折块的血供非常重要，以免造成骨坏死。

大骨折块的直接复位

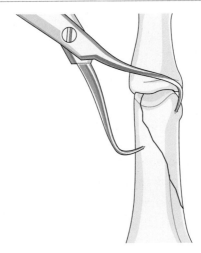

图 2-15-9 大骨折块的复位可以使用小的点状复位钳，必须小心力量不能过大，否则会导致骨折块的碎裂。透视下确认骨折复位情况。注意：解剖复位对防止骨折块不稳定或创伤后关节退行性变非常重要。

图 2-15-10　点状复位钳维持关节复位。

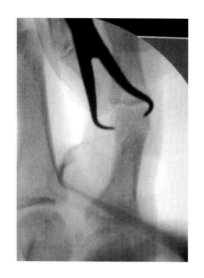

6　固定

确定治疗方案

图 2-15-11 a、b.　不同的骨折类型有不同的治疗方法：
- 短斜行骨折：推荐使用一枚拉力螺钉或一枚克氏针经皮固定。
- 长斜行骨折：推荐使用两到三枚拉力螺钉固定。另外，也可以用一枚或多枚克氏针固定，但这种固定方式有潜在的不稳定性。

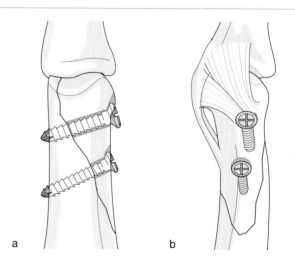

a　　　　　　　　　　b

计划置入螺钉——小骨折块

图 2-15-12　如果小骨折块只置入一枚螺钉，那这枚螺钉将不得不放在关节腔内，但应放置在侧副韧带的远端，不经过关节面。指骨头的侧面是置入螺钉的安全区。屈曲近端指间关节可以很好地显露这一区域。

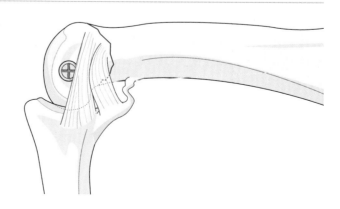

计划置入螺钉——大骨折块

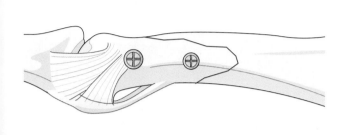

图 2-15-13 对大骨折块，所有的螺钉都可以安全地在侧副韧带的近端置入。

小心裂纹骨折

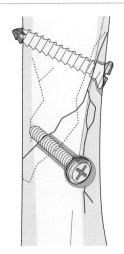

图 2-15-14 置入螺钉时要注意，千万不能经过不全骨折的裂纹。这也是术中要使用放大镜的原因。

7 固定小骨折块

螺钉尺寸的选择——小骨折块

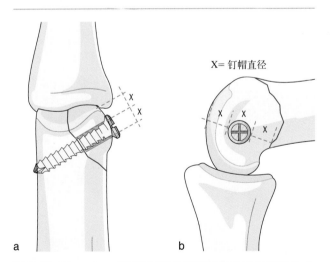

X= 钉帽直径

a   b

图 2-15-15 a、b. 螺钉长度以刚好穿出对侧皮质最为合适。应记住，在骨折块的尖端，螺帽到骨折线的距离至少要与螺帽的直径相等。如有必要，宁可选择直径较小的螺钉。

钻孔准备

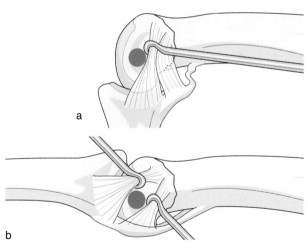

a

b

图 2-15-16 a、b. 指骨头的显露有两种方法：屈曲近端指间关节（a），伸直关节（b），在侧副韧带和副韧带之间做小切口。

钻孔

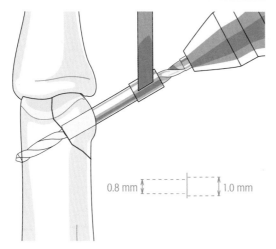

0.8 mm · 1.0 mm

图 2-15-17　用 1.0 mm 钻头钻一滑动孔，准备置入 1.0 mm 螺钉，钻孔应尽可能垂直于骨折平面。再用 0.8 mm 钻头经滑动孔中钻孔，刚好钻过对侧皮质。注意，器械的尺寸要仔细选择，如果钻头或螺钉过粗，会使骨折块碎裂。

陷阱：螺钉长度

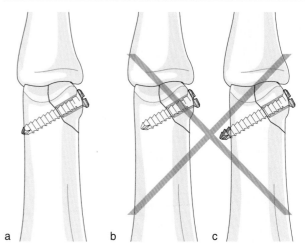

a　　　　　b　　　　　c

图 2-15-18 a~c.　a. 要确保螺钉长度适中。b. 螺钉太短，没有足够的螺纹进入对侧皮质。这一问题在使用自攻螺钉时尤其突出，这是由于自攻螺钉的尖端设计所致。c. 螺钉过长会有软组织损伤的危险，特别是肌腱和血管神经。在使用自攻螺钉时，其尖端锐利的切割槽尤其危险。必须非常小心，避免切割槽穿出对侧皮质。

置入拉力螺钉

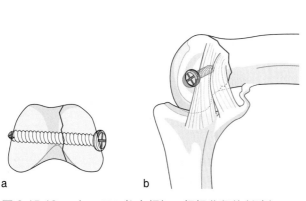

a　　　　　　　　　b

图 2-15-19 a、b.　置入拉力螺钉，慢慢收紧使断端加压。

陷阱：钉帽突出

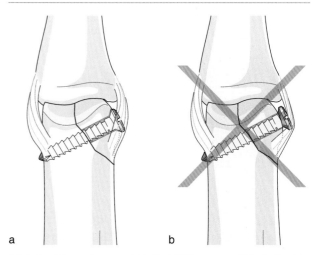

a　　　　　　　　　b

图 2-15-20 a、b.　a. 稍稍扩大螺钉入口，使钉帽部分沉入骨中，可以避免钉帽突出。b. 不要试图使用太粗的工具打埋头孔，也不能过分收紧螺钉以免骨折块碎裂。突出的钉帽会激惹韧带而最终导致关节僵硬。

8 固定大骨折块

螺钉尺寸的选择——大骨折块

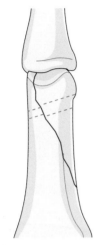

图 2-15-21 螺钉直径的选择取决于骨折块的大小及骨折的形态。

临时固定

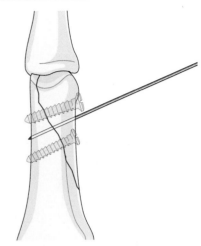

图 2-15-22 长斜行骨折可用克氏针临时固定。临时固定不应影响其后螺钉的置入。克氏针固定小骨折块有可能造成骨折块碎裂，应尽量避免。

钻孔及替代的临时固定方法

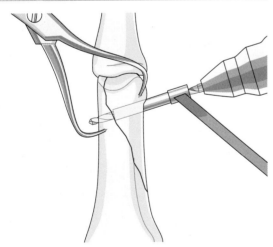

图 2-15-23 点状复位钳维持固定，用 1.5 mm（或 1.3 mm）钻头尽可能垂直于骨折平面钻滑动孔，为置入 1.5 mm（或 1.3 mm）螺钉做准备。滑动孔中置入 1.5 mm（或 1.3 mm）导向套筒，用 1.3 mm（或 1.0 mm）钻头向对侧皮质钻孔，钻头刚好穿出对侧皮质。如果没有使用克氏针，可将套筒留在钻孔中维持复位，然后松开点状复位钳。

斜行测深

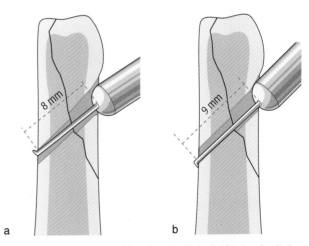

图 2-15-24 a、b. 在斜孔中测量螺钉长度时，钉道上、下缘测得的长度是有差别的，钉道越斜差别越大。总是测量两个长度然后选择较长的螺钉长度，尽管如此，要牢记螺钉过长有损伤软组织的风险。

陷阱——大骨折块的螺钉长度

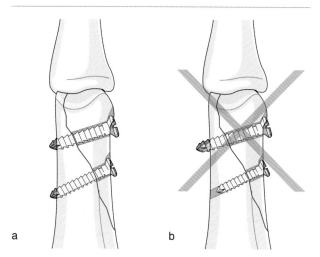

图 2-15-25 a、b. 确保螺钉长度合适。

螺钉在骨干部位埋头

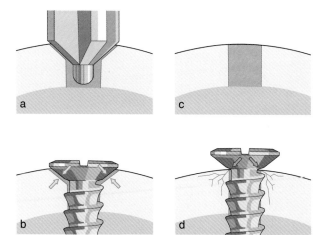

图 2-15-26 a~d. 螺钉埋头有两个重要原因。a、b. 钉帽只稍稍突出骨干表面能大大降低软组织激惹的风险。c、d. 螺钉埋头还能保证钉帽与骨有最大的接触面积，与非埋头螺钉相比，埋头螺钉能更好地分散应力。

失误：穿透骨干部皮质

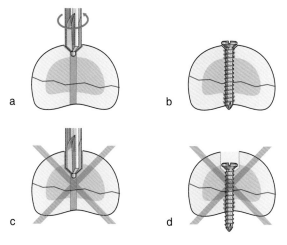

图 2-15-27 a~d. 皮质厚度决定埋头深度（a、b）。埋头器进入骨皮质不能太深（c）。进入过深，螺帽会在螺钉收紧时穿透皮质并使复位丢失（d）。因而应手工埋头，而不应使用动力工具。

螺钉埋头在干骺端不适用

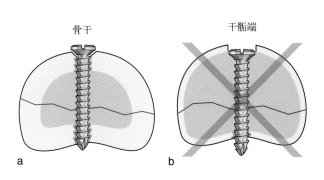

图 2-15-28 a、b. 螺钉埋头只适合骨干部位（a）。干骺端因骨皮质太薄不适合埋头（b）。如果尝试埋头，钉帽会穿过骨皮质，这样螺钉的把持力和加压作用都有可能丧失。

钻头临时固定

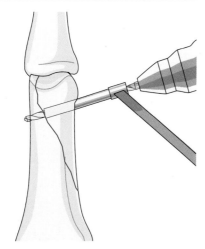

图 2-15-29 钻头可以留在钻孔中起临时固定的作用。这样可以节省空间，因为不再需要使用克氏针临时固定。

钻近端螺钉孔

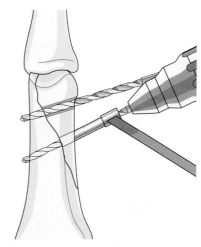

图 2-15-30 朝向骨折块的近侧尖端钻第二枚拉力螺钉的滑动孔。同样这枚螺钉必须尽可能垂直于骨折平面，用 1.5 mm（或 1.3 mm）钻头为置入 1.5 mm（或 1.3 mm）螺钉做准备。滑动孔中置入 1.5 mm（或 1.3 mm）导向套筒，用 1.3 mm（或 1.0 mm）钻头向对侧皮质钻孔，钻头刚好穿出对侧皮质。

置入远端螺钉

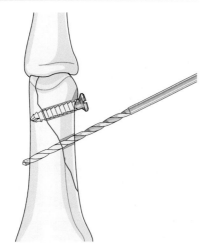

图 2-15-31 置入远端螺钉，螺钉应穿过对侧皮质，但先不要拧紧。

置入近端螺钉

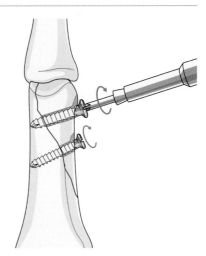

图 2-15-32 现在置入近端螺钉。同样，这枚螺钉也要穿出对侧皮质。交替收紧两枚拉力螺钉可以避免骨折块倾斜，同时可以使骨折断端得到均匀加压。

图 2-15-33 a、b. 透视下确认复位固定的情况。必须获得解剖复位。通过被动屈伸近端指间关节、轻柔的侧方和旋转活动来检验固定的稳定性。这对制定合理的康复计划很有帮助。

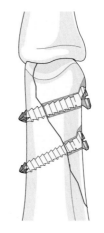
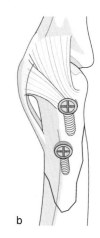

警惕：变化的骨折平面

图 2-15-34 a~c. Weiss 和 Hastings 描述了一类骨折，它在髁部和干骺端的骨折平面并不相同。对这种骨折，最重要的是所有的拉力螺钉在局部要尽可能与骨折平面垂直。要在直视下或在多个平面透视下仔细确定骨折平面。

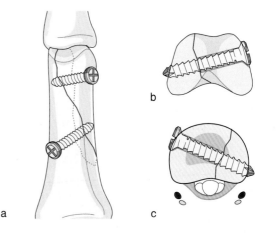

图 2-15-35 a~d. 两枚拉力螺钉使骨折获得牢固的固定。通过被动屈伸近端指间关节检查骨折对线。

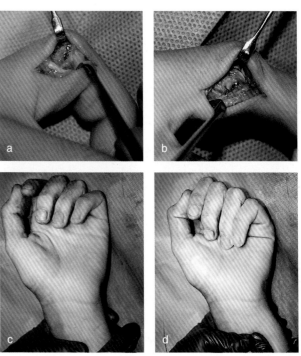

图 2-15-36 a、b.　术中 X 线片可见两枚螺钉的位置和关节复位的情况。

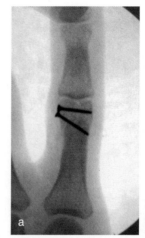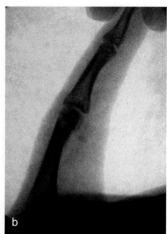

9　康复

术后处理

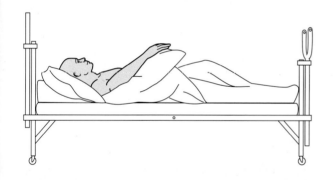

图 2-15-37　患者卧床时抬高患肢，维持手部高于心脏的水平，促进肿胀消退。行走时使用吊带固定手臂，使之高于心脏。

随访

2~5 天后复诊更换敷料。10 天后拆线并摄片证实骨折无继发移位。

功能锻炼

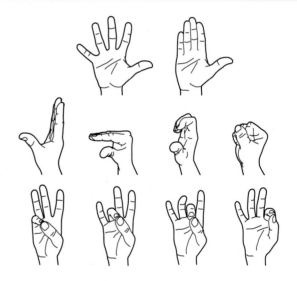

图 2-15-38　疼痛减轻、肿胀消退后应及早进行轻柔的、有限的手指主动活动（六步训练法）。必须向患者强调早期活动的重要性。整个康复过程应在理疗师的指导下进行。

10 预后

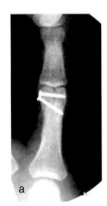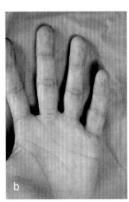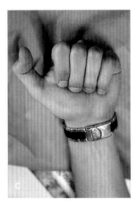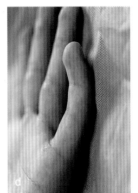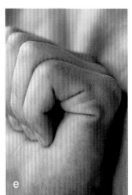

图 2-15-39 a~e. 4 个月随访时，X 线片显示骨折已愈合，功能也已恢复。患者还在接受治疗以求获得最大的活动度。

第16章 | 近端指骨双髁骨折——拉力螺钉固定

Proximal phalanx—bicondylar fracture treated with lag screws

1 病例介绍

图 2-16-1 a、b. 22 岁男教师，绊倒导致右手中指近节指骨头双髁骨折。

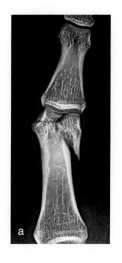
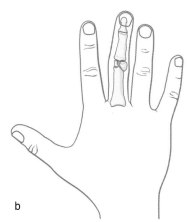

2 手术指征

图 2-16-2 a~c. 双髁骨折成 T 形，可以为长 T 形或短 T 形（a、b）。另一种骨折类型：一侧髁为长斜行骨折，另一侧髁为短斜行或横行骨折（有时称之为"反 λ 骨折"，因为骨折形态似希腊字母 λ）（c）。

拉力螺钉固定适合所有有移位的关节内骨折。骨折通常为运动损伤产生的轴向和侧方暴力作用于手指所致。髁部骨折很不稳定，常需手术治疗。非手术治疗常因继发移位而导致成角畸形。

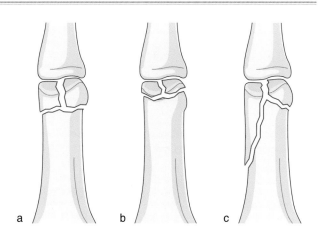

警告

这类骨折少见，但治疗起来困难。双髁骨折关节僵硬的风险较大，术中使用放大镜是明智的选择，手术自始至终都必须轻柔和精细地进行操作。

3 术前计划

器械

- 1.3 号手外科器械
- 1.0 mm 和 1.3 mm 螺钉
- 0.8 mm 克氏针
- 点状复位钳

术前准备及体位

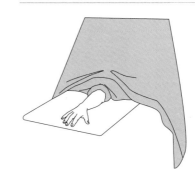

图 2-16-3 前臂旋前置于手外科手术台上，使用非消毒气囊止血带。酌情预防性使用抗生素。

4 手术入路

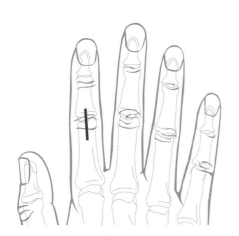

图 2-16-4 使用背侧入路（见第 1 篇第 6 章，近端指间关节的背侧入路）。

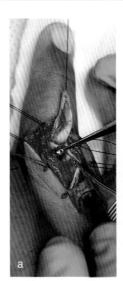
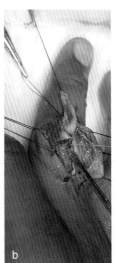
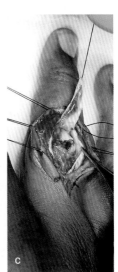

图 2-16-5 a~c. Chamay 设计的手术入路：在伸肌腱上做 V 形切口，但保留中央束的止点，这一入路是最好的选择，可以完整地显露整个关节面。

5 复位

必须获得解剖复位

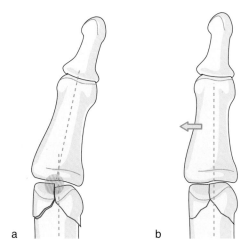

图 2-16-6 a、b. 关节内骨折必须解剖复位，否则会损伤关节软骨，导致有疼痛症状的关节退变和手指畸形。一侧髁（或双侧髁）即使只有轻度的塌陷也会导致手指的成角畸形（a），需要向对侧扳正，获得解剖复位（b）。

探查骨折

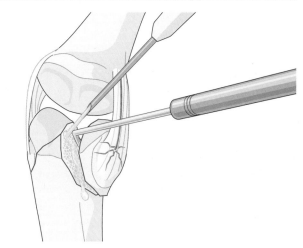

图 2-16-7 用装有乳酸林格液的注射器冲洗骨折断端，冲掉血凝块，可以使骨折显露更清晰。用牙科撬轻柔地探查骨折断端有助于判断骨折块的形状。牙科撬也可以用于小骨折块的复位。必须非常小心地避免任何骨折块的碎裂，保护附着在侧副韧带上微小骨折块的血供非常重要，否则会造成骨坏死。

间接复位

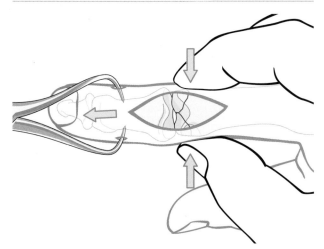

图 2-16-8 复位从牵引开始以恢复长度，术者的示指和拇指从侧方加压使骨折复位，透视下确认复位的情况。

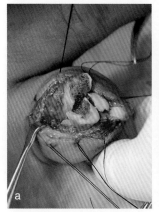
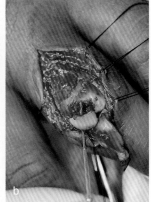

图 2-16-9 a、b. 直视下复位关节主要骨折块并用克氏针临时固定。为避免骨折块的碎裂可用钻头代替克氏针临时固定，然后置入螺钉。

6 固定

螺钉尺寸的选择——大骨折块

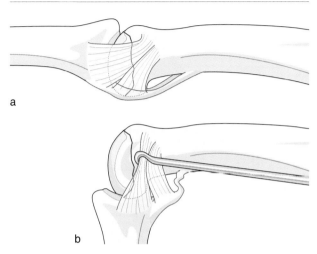

图 2-16-10 a、b. 大多数指骨头侧方的骨折线都被侧副韧带覆盖（a）。屈曲近端指间关节使侧副韧带向后并用拉钩牵开，显露髁的侧面（b）。

钻孔

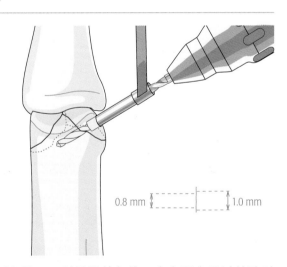

图 2-16-12 牙科撬维持复位，也有医生通过钻孔时给套筒加压维持复位。在指骨头侧面小棘处尽可能垂直于骨折平面钻滑动孔，用 1.0 mm 的钻头，准备置入 1.0 mm 的螺钉。用 0.8 mm 钻头向对侧钻螺纹孔，刚好穿出对侧皮质。如果骨折块较小则建议手动钻孔，而不要使用电钻。

钻孔的部位

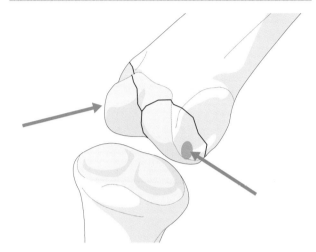

图 2-16-11 指骨头的两侧各有一小棘，这是唯一适合螺钉置入的部位。因为这个部位螺钉可以打得很深而又不会破坏关节面，同时还能避免软组织激惹。

精要：临时固定

将钻头留在钻孔中临时维持复位。

计划第二个钉道

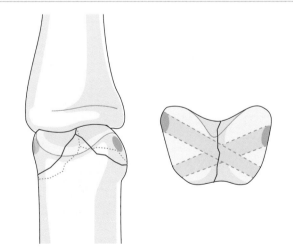

图 2-16-13 小心地在另一侧髁钻孔，避开第一枚螺钉的平面，这样不会妨碍第二枚螺钉置入。

在另一侧髁钻孔

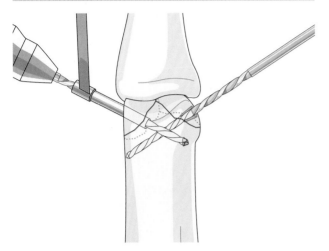

图 2-16-14 在另一侧髁尽可能垂直于骨折平面钻滑动孔,用 1.0 mm 的钻头,准备置入 1.0 mm 的螺钉。用 0.8 mm 钻头向对侧钻螺纹孔,刚好穿出对侧皮质。

置入第一枚拉力螺钉

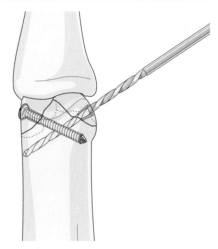

图 2-16-15 取出钻头,置入第一枚拉力螺钉。小心地收紧螺钉使断端加压。

置入第二枚拉力螺钉

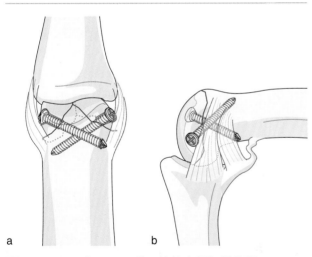

a   b

图 2-16-16 a、b. 置入第二枚拉力螺钉并收紧。

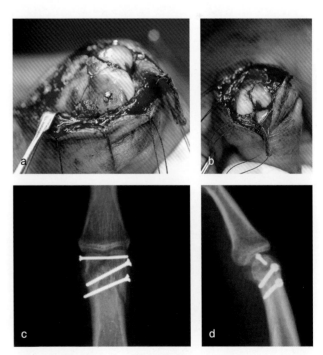

图 2-16-17 a~d. 通过有计划地使用这些拉力螺钉获得解剖复位和坚强固定。应注意,两枚螺钉都正好在髁关节面远端,以免压迫侧副韧带。X 线片显示关节面的解剖重建。

7 康复

术后处理

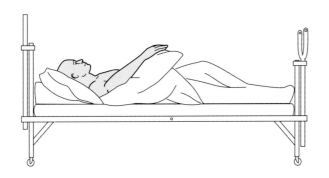

图 2-16-18　患者卧床时抬高患肢，维持手部高于心脏的水平，促进肿胀消退。行走时使用吊带固定手臂，使之高于心脏。

制动

关节制动 3 周以确保伸肌腱的愈合。

随访

2~5 天后复诊更换敷料。10 天后拆线并摄片证实骨折无继发移位。

功能锻炼

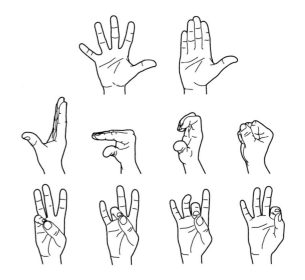

图 2-16-19　疼痛减轻、肿胀消退后应及早进行轻柔的、有限的手指主动活动（六步训练法）。必须向患者强调早期活动的重要性。整个康复过程应在理疗师的指导下进行。

8 预后

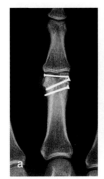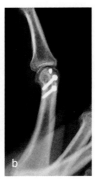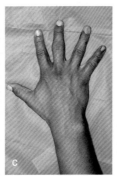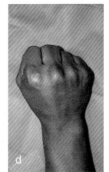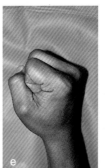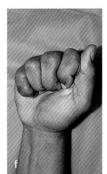

图 2-16-20 a~f.　5 年时的随访发现近端指间关节活动基本完全恢复。X 线片可见尺侧髁有轻度缺血性改变。尽管如此，内固定无松动，关节面无塌陷，患者无主观症状。

第17章　近端指骨双髁骨折畸形愈合——截骨矫形、拉力螺钉固定

Proximal phalanx—bicondylar fracture with malunion
treated with osteotomy and lag screws

1　病例介绍

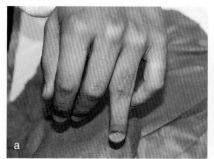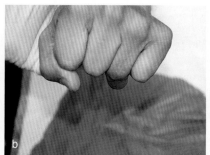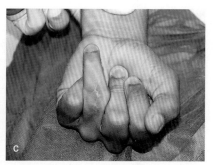

图 2-17-1 a~c.　17岁男性，6个月前打篮球时左环指近节指骨双髁骨折。初次治疗效果不佳，关节内骨折虽然愈合，但尺侧髁偏移伴旋转移位。手指明显偏向尺侧，影响正常功能。

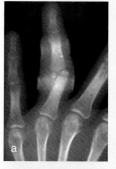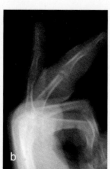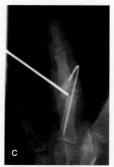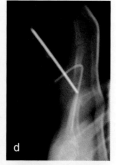

图 2-17-2 a~d.　最初的正侧位片可见非常复杂的双髁骨折，其后的克氏针固定并不充分。

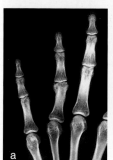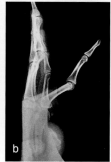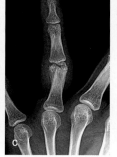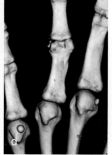

图 2-17-3 a~d.　6个月时正侧位片可见远端指间关节过伸畸形并向尺侧偏移。CT 显示关节内尺侧髁畸形。

2 手术指征

图 2-17-4 a~c. 双髁骨折成 T 形，可以为长 T 形或短 T 形（a、b）。另一种骨折类型：一侧髁为长斜行骨折，另一侧髁为短斜行或横行骨折（有时称之为"反骨折"，因为骨折形态类似希腊字母 λ）（c）。

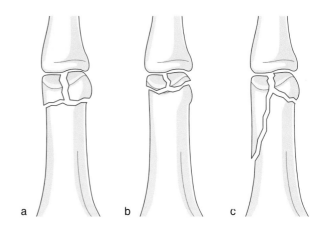

拉力螺钉固定适用于所有有移位的关节内骨折。骨折通常为运动损伤产生的轴向和侧方暴力作用于手指所致。髁部骨折很不稳定，常需手术治疗。非手术治疗常因继发移位导致成角畸形。

警告

这类骨折少见，但治疗起来困难。双髁骨折关节僵硬的风险较大，术中使用放大镜是明智的选择，手术自始至终都必须轻柔和精细地进行操作。

3 术前计划

器械

- 1.3 号手外科器械
- 0.8 mm 克氏针
- 点状复位钳
- 切骨刀
- 摆锯
- 自体骨植骨器械

术前准备及体位

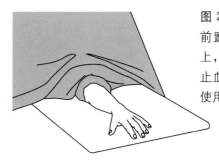

图 2-17-5 前臂旋前置于手外科手术台上，使用非消毒气囊止血带。酌情预防性使用抗菌素。

4　手术入路

图 2-17-6　使用背侧入路（见第 1 篇第 6 章，近端指间关节的背侧入路）。

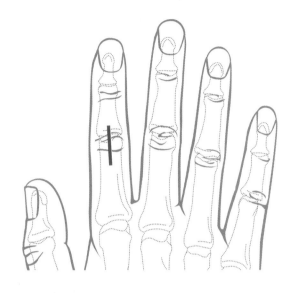

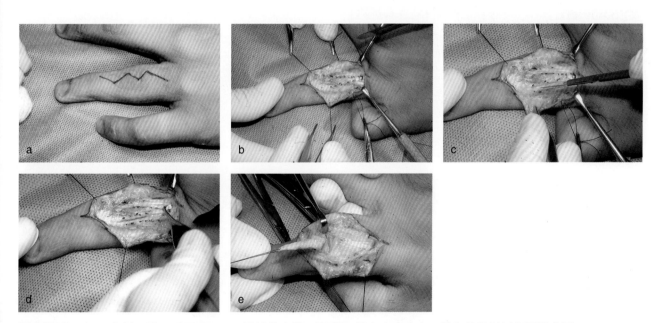

图 2-17-7 a~e.　背侧入路。采用 Chamay 设计的方法，保留远端中央束止点，掀起伸肌腱以显露关节面。

5 复位

髁部移行截骨

图 2-17-8　自近端指骨头畸形处用摆锯纵行截骨，截骨在髁间凹水平。确保截骨过程中用注射器灭菌盐水不间断冲洗，以降低锯片温度。纵行截骨必须沿着骨的长轴，截骨长度要充分，以便留下至少两枚螺钉固定的位置。然后在同一侧做横行截骨，使髁部能向远端平移。

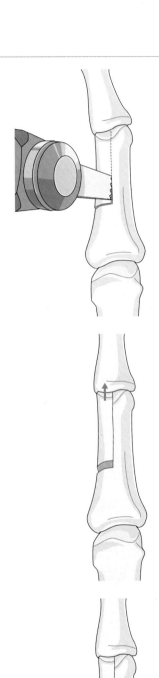

图 2-17-9　截骨块向远端推移，直到关节线与骨的长轴垂直，用点状复位钳维持该位置。透视下确认复位情况，可以通过韧带固定效应纠正旋转对位不良。

图 2-17-10　从截骨块的一侧至少用两枚拉力螺钉依次收紧固定。

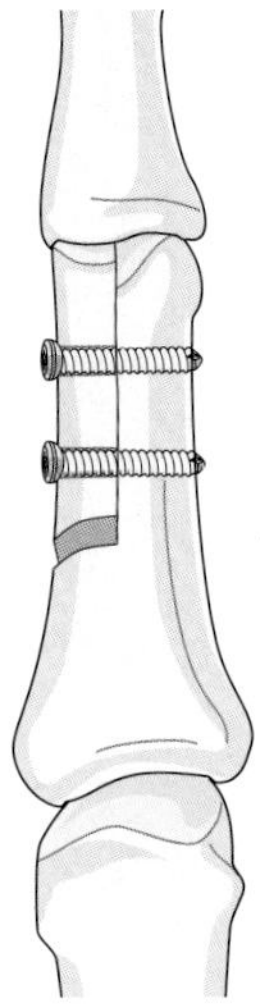

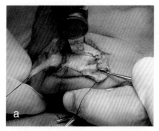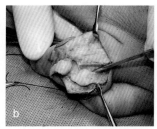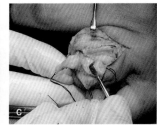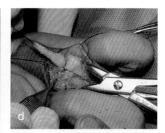

图 2-17-11 a~d.　用薄锯片自畸形髁部截骨，抬起截骨块，保留侧副韧带附着，将截骨块复位至对侧髁部并用点状复位钳维持复位。注意截骨块长度要足够，这样才能有效地进行固定，而且保证足够的骨接触面积，有利于骨的愈合。

6　固定

植骨

尽管植骨并非必须，但这例患者除了拉力螺钉固定外还接受了植骨术。植骨的基本原则见第 2 篇第 2 章：近节指骨基底部——关节内骨折，植骨、微型髁钢板固定。

拉力螺钉的使用

拉力螺钉固定的基本原则见第 2 篇第 3 章：近节指骨基底部——垂直剪切骨折，拉力螺钉固定。

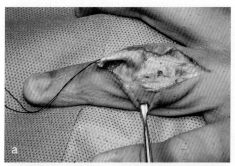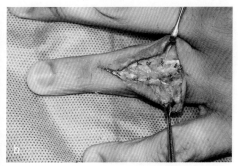

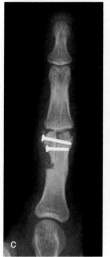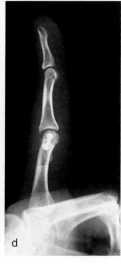

图 2-17-12 a~d.　截骨块用两枚 1.5 mm 拉力螺钉固定，伸肌腱用不可吸收线仔细缝合。从桡骨远端取少量自体骨植入被抬高髁部的下方。

7 康复

术后处理

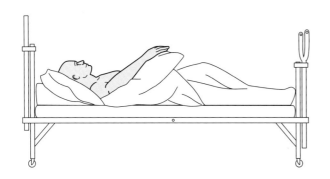

图 2-17-13　患者卧床时抬高患肢，维持手部高于心脏的水平，促进肿胀消退。行走时使用吊带固定手臂，使之高于心脏。

制动

关节制动 3 周以确保伸肌腱的愈合。

随访

2~5 天后复诊更换敷料。10 天后拆线并摄片证实骨折无继发移位。

功能锻炼

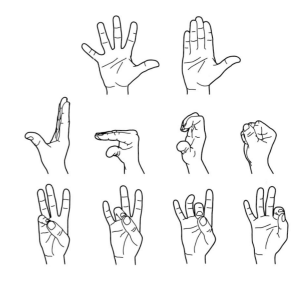

图 2-17-14　疼痛减轻、肿胀消退后应及早进行轻柔的、有限的手指主动活动（六步训练法）。必须向患者强调早期活动的重要性。整个康复过程应在理疗师的指导下进行。

8 预后

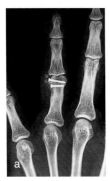
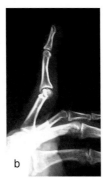
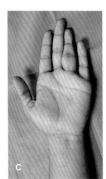
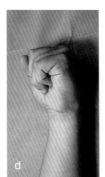
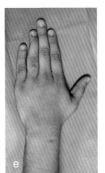
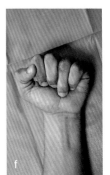

图 2-17-15 a~f.　2 年随访时可见关节对线良好，关节过伸的趋势依然存在，尽管如此，患指基本可以完全屈曲，同时手部及手指无疼痛症状。

第3篇

近端指间关节

第 1 章 近端指间关节骨折脱位——拉力螺钉或外固定治疗

PIP fracture dislocation—treated with lag screws or external fixation

1 病例介绍

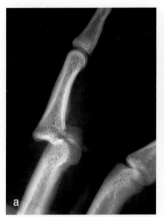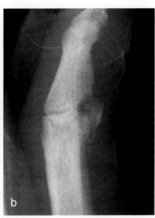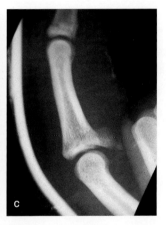

图 3-1-1 a~c. 患者男性，24 岁，工伤意外致左手（左侧优势手）中指近端指间关节（PIP）骨折脱位，骨折片主要来自中节指骨桡掌侧的基底部。

2 手术指征

脱位

图 3-1-2 a~d. 脱位及韧带损伤在手部损伤中很常见，近端指间关节尤为多见。该类损伤小至轻度的牵拉伤（扭伤），重至韧带完全断裂。根据中节指骨的脱位方向，PIP 脱位可分为：掌侧脱位、背侧脱位、侧方脱位以及侧方旋转脱位。

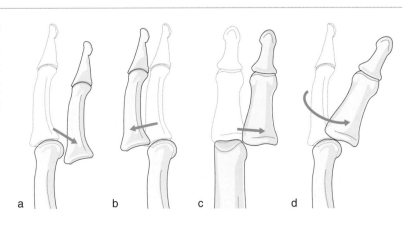

韧带损伤

图 3-1-3 a、b. 侧副韧带通常有 1~2 处撕裂。
a. 近节指骨止点处韧带撕裂。
b. 掌板与中节指骨止点处韧带撕裂。

这类损伤常伴有掌板局部的损伤。

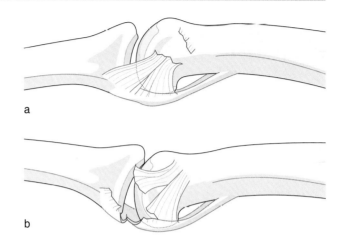

伴发骨折

图 3-1-4 a、b. 外侧半脱位可伴发指髁部（a）或指骨平台（b）骨折（可发生撕脱骨折或压缩骨折）。

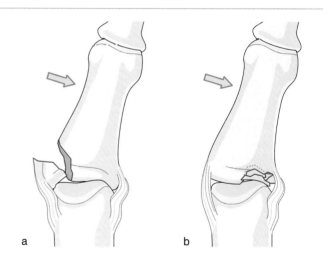

撕脱骨折

图 3-1-5 a~c. 撕脱骨折常由冠状位暴力作用于手指引起，使侧副韧带突然紧张，韧带强度一般强于骨，故导致撕脱骨折。撕脱骨折会引起骨折关节不稳定，若骨折无移位，通常无需手术治疗（邻指绷带固定）。但移位的骨折必须内固定。仅当撕脱骨折块较大时可使用拉力螺钉。

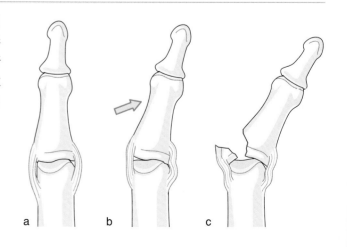

3 术前计划

器械

- 1.3 或 1.5 号手外科器械
- 微型外固定
- 0.8 mm 克氏针
- 点式复位钳

患者准备和体位

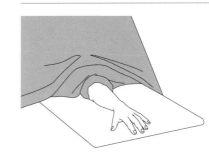

图 3-1-6 前臂旋前置于手外科手术台上，使用非消毒气囊止血带。酌情预防性使用抗生素。

4 手术入路

图 3-1-7 手术入路采用中轴入路（见第 1 篇第 5 章，近端指间关节的中轴入路）

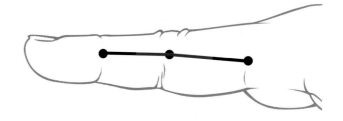

5 复位

闭合复位

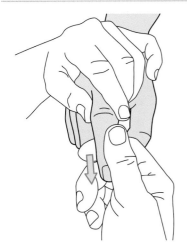

图 3-1-8 伴有脱位的病例首先整复脱位。患指近端指间关节稍屈曲使屈肌腱和侧束松弛，然后牵引。

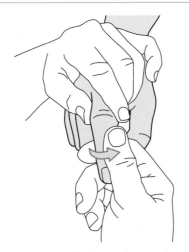

图 3-1-9 维持牵引，将患指扳向侧方。

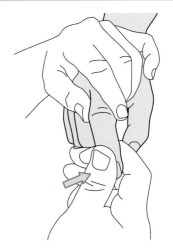

图 3-1-10 向对侧旋转。复位后大部分患者的侧副韧带可回复到正常解剖位置。

骨折间接复位（无脱位）

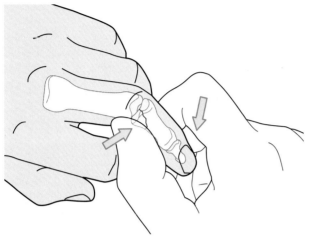

图 3-1-11 向初始暴力相反的方向扳动患指来获得复位，如果需要可以屈曲近端指间关节使骨折块靠近。术者拇指推挤撕脱的骨折块复位。

直接复位

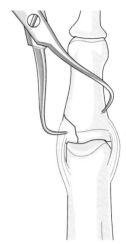

图 3-1-12 对于移位骨折，常需要在准备好滑动孔后切开复位。用小的点状复位钳轻柔地由掌侧向背侧，由近端向远端复位骨折块。用力过大会导致骨折块碎裂。请注意，解剖复位对于预防指间关节慢性不稳和外伤后关节退行性变非常重要。

6 固定

螺钉的尺寸

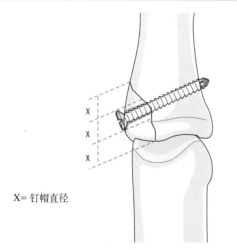

X= 钉帽直径

图 3-1-13 螺帽的最大允许直径为撕脱骨块直径的 1/3。螺钉的长度应足以穿过并把持住对侧皮质。

探查关节

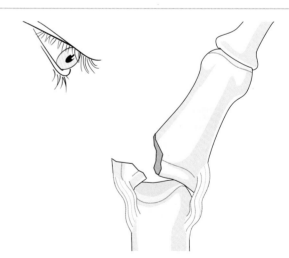

图 3-1-14 向侧方反向扳开指骨（开书样），以求获得关节面的最大显露。评估骨折形态以确定合适的滑动孔位置（应垂直于骨折线并穿过骨折块的中央）。

保护血运

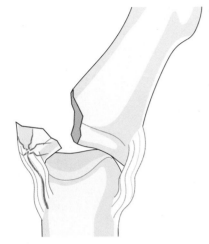

图 3-1-15　这一操作过程中的潜在风险是组织剥离和血供破坏会影响骨折的愈合。

骨折块复位

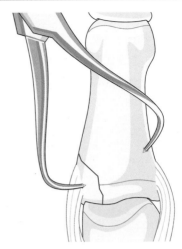

图 3-1-16　解剖复位撕脱的骨折块，并用点状复位钳或牙科撬维持。

钻拉力螺钉孔

可以有两种选择：
· 先钻滑动孔
· 先钻螺纹孔

先钻滑动孔

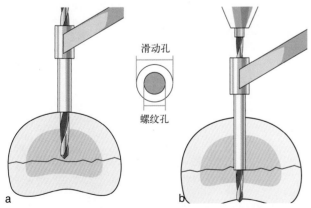

图 3-1-17 a、b.　在近端皮质钻滑动孔。确保骨折复位并插入导向套筒。通过套筒在对侧皮质钻螺纹孔。此方法可以确保螺纹孔和滑动孔是同轴心的。推荐使用这种方法。

先钻螺纹孔

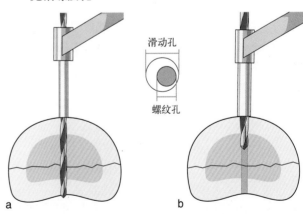

图 3-1-18 a、b.　用螺纹孔钻头钻孔贯穿双皮质（a）。然后用较大的钻头在近侧皮质钻滑动孔（b）。此方法对于小骨折块较为有效。然而，不足之处在于两个孔可能不同轴。

拉力螺钉的应用

图 3-1-19 a、b. 确保螺钉置入产生拉力作用，近侧皮质为滑动孔，远侧皮质为螺纹孔（a）。如双侧皮质均为螺纹孔，通过骨折面置入的螺钉会维持骨块分离，不产生加压作用（b）。

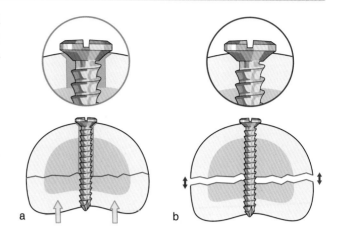

技巧：攻丝

如果近侧皮质在钻滑动孔之前先攻丝，二次钻孔而导致孔道偏移的可能性将大大降低。实施方法为在近侧皮质置入相应大小的自攻螺钉，然后取出，再次钻孔时孔道就会精确地沿着螺纹孔而不会偏移。但是，小的骨折块并不推荐这种方法。

斜向测深

图 3-1-20 a、b. 用测深器测量螺钉长度。当在倾斜的钉道中测量螺钉长度时，锐角测得的结果与钝角是不同的。斜度越大，测得结果的差别也就越大。每次都从这两个角度测量并使用较大的测量结果。然而，要记住螺钉太长会有损伤软组织的风险。

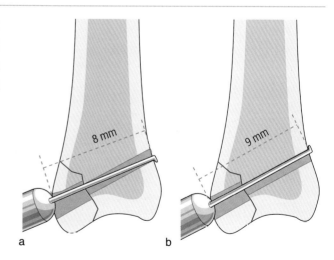

置入螺钉

图 3-1-21　置入一枚拉力螺钉并拧紧。螺钉应刚好穿透对侧皮质。透视下检查复位固定情况。必须获得解剖复位。

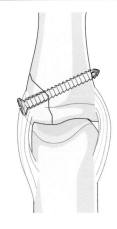

要点：钢丝环扎

图 3-1-22 a、b.　在有些病例中，撕脱的骨折块非常小以至于螺钉长度达不到对侧皮质，此时可以用 8 字钢丝在韧带深面穿过加强固定。对于其他原因造成的加压不充分，钢丝环扎也是一个很好的选择。

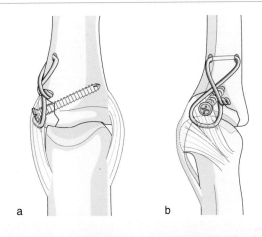

图 3-1-23 a、b.　一枚 1.3 mm 或者 1.5 mm 的螺钉是最适合的。要避免螺钉埋头（此位置骨皮质菲薄），避免剥离或者压迫副韧带，避免使用钉帽直径大于骨折块直径 1/3 的螺钉。

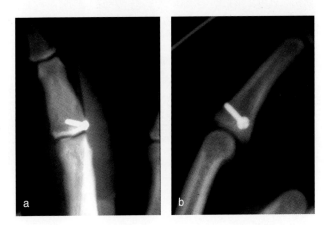

外固定

其后患指使用了外固定。

7 康复

术后处理

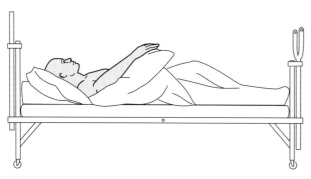

图 3-1-24　患者卧床时抬高患肢，维持手部高于心脏的水平，促进肿胀消退。行走时使用吊带固定手臂，使之高于心脏。

随访

2~5 天后复诊更换敷料。10 天后拆线并摄片证实骨折无继发移位。

功能锻炼

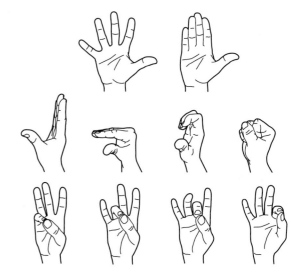

图 3-1-25　疼痛减轻、肿胀消退后应及早进行轻柔的、有限的手指主动活动（六步训练法）。必须向患者强调早期活动的重要性。整个康复过程应在理疗师的指导下进行。

8 预后

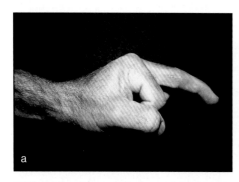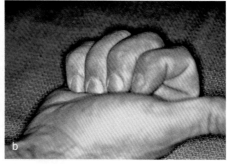

图 3-1-26 a、b.　患指在 48 小时内开始活动。2 周和 6 周时复查 X 线片。6 周之后进行完全范围的活动，并持续半年。

9　其他技术

机器挤压伤导致的骨折脱位

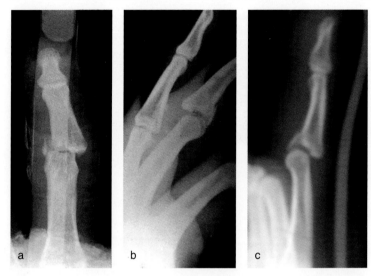

图 3-1-27 a~c.　患者 36 岁，机修工，工作时受到挤压伤。导致近端指间关节骨折脱位，合并中央关节面塌陷。

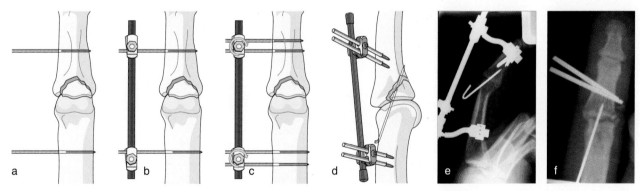

图 3-1-28 a~f.　采用微型外固定架复位和固定近端指间关节。使用中轴入路，将压缩骨块复位并植入取自桡骨远端的松质骨。将 0.8 mm 克氏针从近节指骨纵向插入至中节指骨加强固定，之后再拧紧外固定装置。

a. 每一个骨折段各置入一枚带螺纹克氏针（最接近骨折处）。

b. 用合适的夹具（1.25 mm 或者 1.6 mm 固定夹）连接各克氏针，并接上 3.0 mm 连接杆。

c. 置入余下的 2 枚克氏针，拧紧固定夹上的螺母。

d. 压缩部位复位、植骨后，确保螺母拧紧。如有必要剪短克氏针。

e~f. 克氏针临时跨关节固定的正侧位 X 线片。

微型外固定架的应用见以下视频：

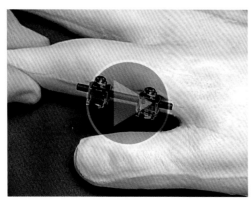

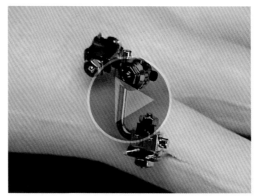

视频 3-1-1　单边微型外固定架固定食指近节指骨。

视频 3-1-2　跨关节微型外固定架固定小指近端指间关节。

<table>
<tr><td>第 2 章</td><td>

近端指间关节骨折脱位——掌侧拉力螺钉固定

PIP fracture dislocation—treated with a palmar lag screws
</td></tr>
</table>

1　病例介绍

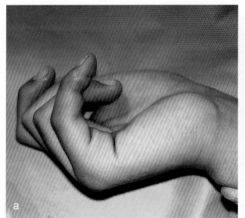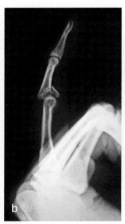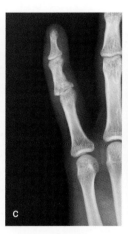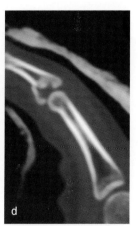

图 3-2-1 a~d.　26 岁医学生，右手小指近端指间关节背侧骨折脱位，检查时关节僵硬肿胀。正侧位 X 线片和 CT 扫描可见伴有中节指骨基部关节面的中央压缩。

2　手术指征

掌板撕脱骨折的分型

掌板撕脱骨折很常见，常由运动损伤所致，通常累及中指和环指。数种该处损伤的分型方法已经被提出，Eaton 分型是非常实用的分型。该分型的前提是"骨折治疗是否成功取决于骨折的稳定性"，而骨折稳定性的影响因素依次为：

- 骨折块的大小
- 压缩的程度
- 伴有手指单侧或者双侧侧副韧带断裂
- 脱位的方向（过伸脱位、侧方脱位、屈曲脱位）

Eaton Ⅰ型（过伸型）

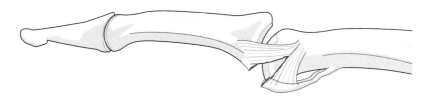

图 3-2-2　存在过伸损伤，合并掌侧韧带撕脱骨折和侧副韧带的纵向撕裂。

Eaton Ⅱ型（背侧脱位型）

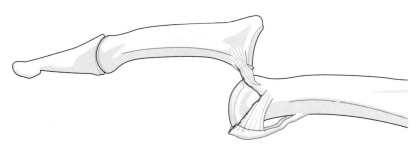

图 3-2-3　近端指间关节完全背侧脱位合并掌板撕脱，中节指骨近端基底位于近端指骨的背侧，关节面没有接触。

Eaton Ⅲ型（骨折脱位型）

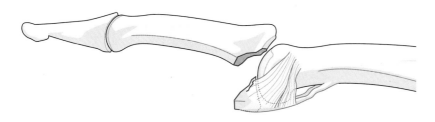

图 3-2-4　骨折脱位伴有小骨块的撕脱。掌板的止点连同中节指骨近端基底的掌侧撕脱。侧副韧带的主要部分仍保留在掌板和屈肌腱鞘上。可能存在关节面大的缺损。当骨折块超过中节指骨基底掌侧 40% 时，几乎没有侧副韧带能保持完好。

骨折脱位的稳定性（Eaton Ⅲ型）

复位的稳定性取决于撕脱骨块的大小以及仍然附着于中节指骨上韧带的多少。如果撕脱的关节骨折块小于40%，骨折向背侧移位，侧副韧带的背侧部分仍附着于中节指骨。这有助于维持复位的稳定性。但是，如果撕脱的关节骨折块超过40%，仅有极少甚至没有韧带附着于中节指骨基底部，这会导致复位不稳定。

损伤机制

图 3-2-5　过伸损伤多发生在体育活动中（如运动员之间肢体接触，被球砸到伸直的手指上）。近端指间关节的过伸会导致掌板的撕脱骨折。通常除了过伸，还有轴向负荷产生的近端指间关节的轴向压缩力，造成中节指骨基底部的压缩骨折。

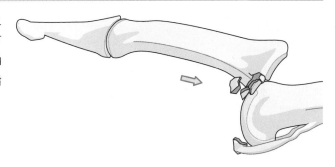

致畸暴力

图 3-2-6　在近端指间关节掌侧不稳的情况下，肌肉力量（指浅屈肌以及伸肌腱中央束）会使中节指骨向掌侧倾斜、向背侧半脱位，畸形程度取决于骨折压缩的程度。

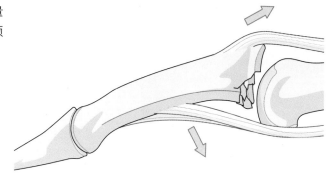

识别半脱位

诊断依据：
- 外伤史及损伤机制
- 患者的临床检查
- X 线检查

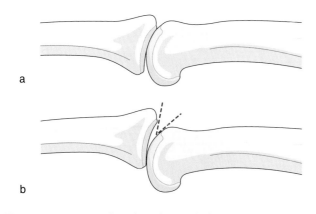

图 3-2-7 a、b. 通常，半脱位不易察觉。在侧位片上查找脱位关节面的特征性的 V 字征，提示此类损伤。

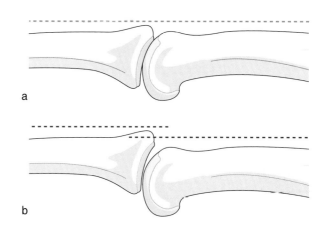

图 3-2-8 a、b. 在侧位片上，近节指骨与中节指骨应在同一直线上（a）。任何轴向不齐都是半脱位的明显标志（b）。

正侧位片是诊断所必须的。注意避免患指与其他手指重叠。正位片可帮助识别压缩骨折。

压缩损伤的检查

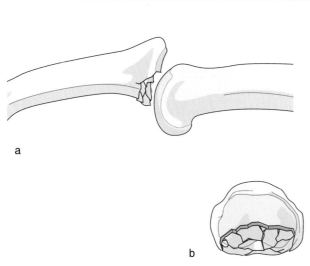

图 3-2-9 a、b. 嵌插骨折可发生于矢状面（a）或冠状面（b）。在标准的正侧位片上检查此类损伤。

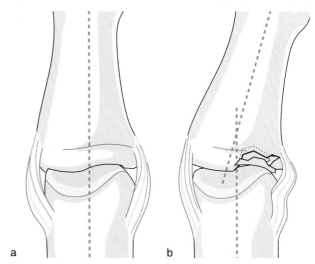

图 3-2-10 a、b. 冠状位上的对线不良提示嵌插损伤。

图 3-2-11 a、b.　用轻柔的侧向应力检查不稳定。若存在关节不稳，提示嵌插骨折（a），或者偶尔提示侧副韧带撕脱（b）。

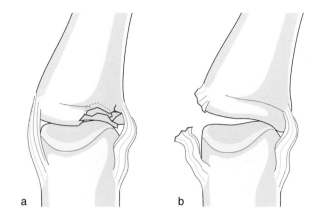

a　　　　　　　　　b

非手术治疗的适应证

图 3-2-12 a~c.　透视下嘱患者屈曲手指，如果屈曲角度小于 30°（b）即可使撕脱骨折（a）复位，非手术治疗可行。但是，如果屈曲角度达到或超过 60°（c）才能获得复位，这便是手术治疗的指征。30°~60° 为手术的相对适应证。

　　骨折块之间有组织嵌入影响复位，这也是手术指征之一。透视下的被动侧方活动有助于评估侧方稳定性。

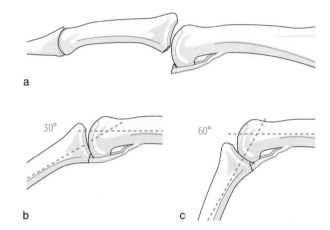

a

b　　　　　　　　　c

拉力螺钉固定的指征

图 3-2-13　中节指骨基底部撕脱骨折有两个主要手术指征：
· 如图中 X 线片所示的无法复位的骨折（组织嵌入）
· 撕脱骨折累及关节面 >40%

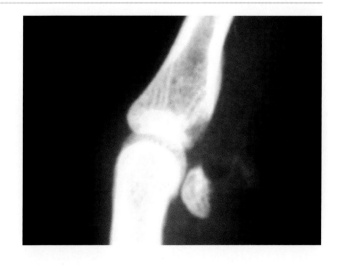

3 术前计划

器械

- 1.3 或 1.5 号手外科器械
- 点状复位钳
- 0.8 mm 克氏针
- 自体骨移植器械

患者的体位

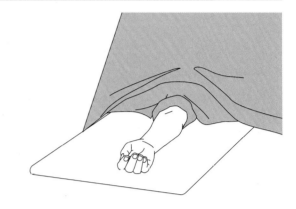

图 3-2-14　前臂旋后置于手外科手术台上，使用非消毒气囊止血带。酌情预防性使用抗生素。

4 手术入路

图 3-2-15　手术选择掌侧入路（见第 1 篇第 4章，近端指间关节的掌侧入路）。

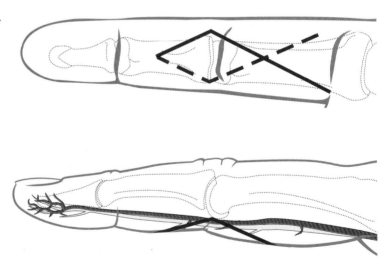

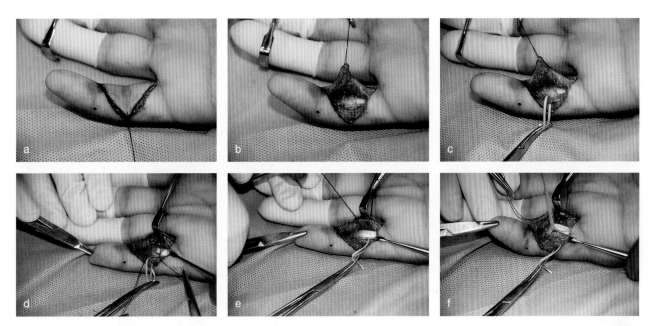

图 3-2-16 a~f. 近端指间关节手术入路需要仔细辨认和保护神经血管束、打开 A2 和 A4 滑车间的屈肌腱鞘，游离屈肌腱。

a. 做 Bruner 皮肤切口。

b. 掀起皮瓣，显露屈肌腱鞘的 C1、A3、C2 滑车。

c、d. 分离滑车，保护尺侧指神经。

e. 辨认屈肌腱。

f. 牵开屈肌腱，暴露掌板。

5 复位

检查关节

图 3-2-17 过伸中节指骨以获得关节的最大视野。林格氏液清除关节内的血块。评估骨折类型，寻找可能影响拉力螺钉置入的粉碎或压缩骨折块，找到理想的滑动孔钻孔位置（垂直于骨折，位于骨块中央）。骨折粉碎可能在 X 线片上不明显，直视下就能看到。同样要检查近端指骨头有无软骨损伤。

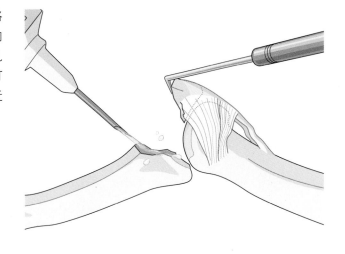

间接复位

图 3-2-18　可通过屈曲近端指间关节并加压复位。

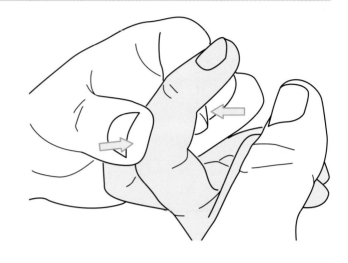

直接复位

图 3-2-19　用牙科撬轻柔地进行精确复位。透视下检查复位情况。需要注意的是，解剖复位对于预防慢性不稳或继发关节退行性变非常重要。

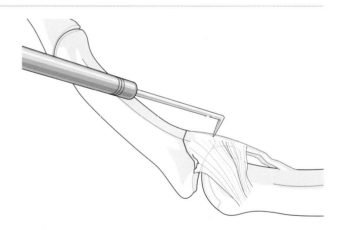

图 3-2-20　用神经拉钩拉开掌侧骨折块，从而暴露压缩的关节面。用牙科探针抬起压缩的关节面。

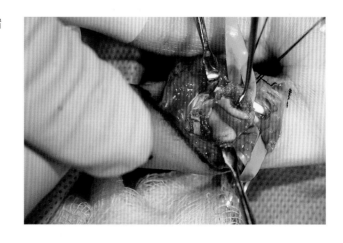

6 固定

置入螺钉

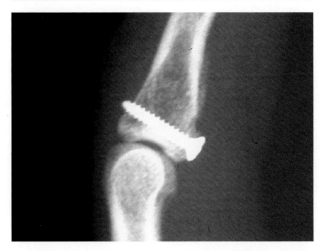

图 3-2-21　置入拉力螺钉并拧紧。螺钉应刚好穿过对侧皮质。透视下检查关节的平整性。必须解剖复位，使用 0.8 mm 的克氏针有助于复位。

失误：过度拧紧螺钉

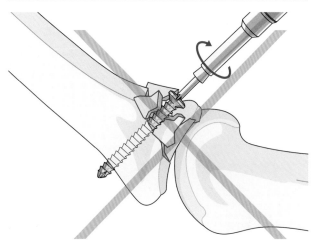

图 3-2-22　注意不要过度拧紧螺钉，以免导致骨折块碎裂。

大骨折块：应用两枚螺钉

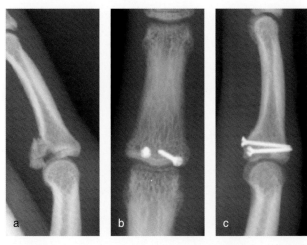

图 3-2-23 a~c.　对于大骨折块，可分别置入 1.3 mm 及 1.5 mm 两枚螺钉。由于可能存在骨折块碎裂的风险，所以技术要求相当高。但是，此方法的优点是能够控制旋转，无需用力牵拉屈肌腱，而且稳定性得到了增强。

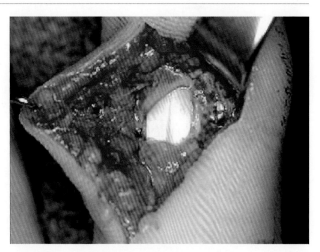

图 3-2-24　两枚螺钉分别从屈肌腱两侧置入，与单枚拉力螺钉置入技术相同。

腱鞘修复

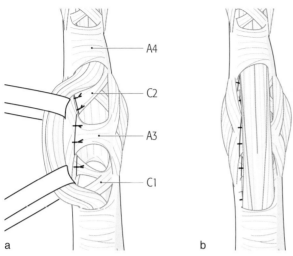

图 3-2-25 a、b. 为了加固掌板并为屈肌腱提供光滑的滑动面，用 5 号不可吸收线将 C1、A3 和 C2 滑车于屈肌腱深面缝合到对侧。

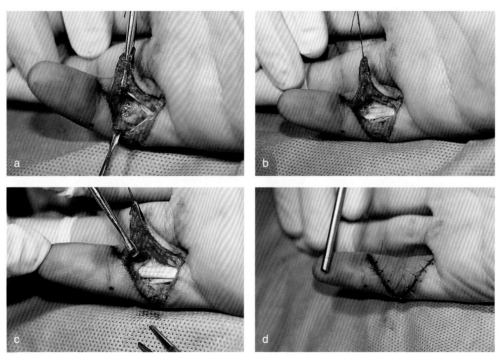

图 3-2-26 a~d. 透视下用两枚 1.3 mm 的拉力螺钉固定掌侧骨折块。在屈肌腱下方仔细缝合腱鞘，尽可能减轻屈肌腱的粘连。

图 3-2-27 a、b. 术中 X 线片显示临时使用阻挡克氏针可以最大限度地降低关节复位后的再移位率。术后两周移除克氏针。

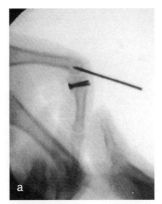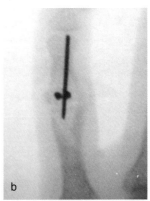

7 康复

术后处理

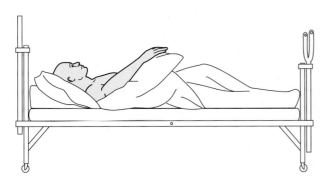

图 3-2-28 患者卧床时抬高患肢,维持手部高于心脏的水平,促进肿胀消退。行走时使用吊带固定手臂,使之高于心脏。

夹板固定

由于骨折固定的牢固程度有限,有必要使用保护性夹板固定。

随访

2~5 天后复诊更换敷料。10 天后拆线并摄片证实骨折无继发移位。

功能锻炼

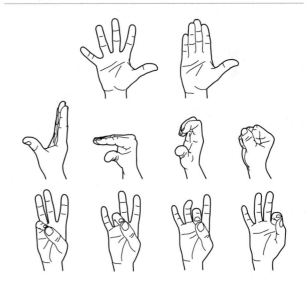

图 3-2-29 疼痛减轻、肿胀消退后应及早进行轻柔的、有限的手指主动活动(六步训练法)。必须向患者强调早期活动的重要性。整个康复过程应在理疗师的指导下进行。

8 结果

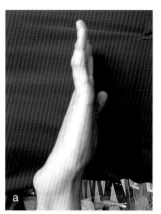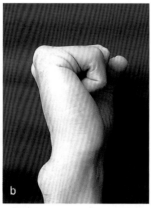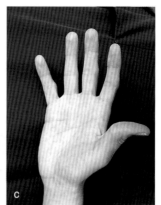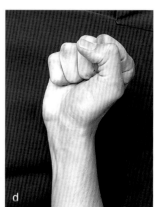

图 3-2-30 a~d. 术后 4 年时随访，患指能进行无痛的关节活动。

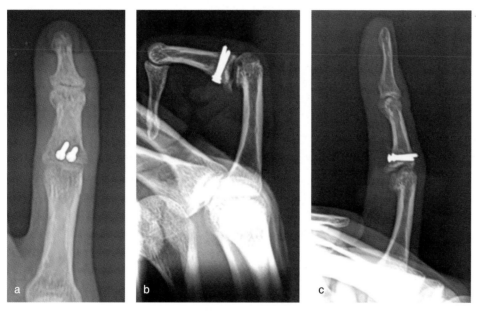

图 3-2-31 a~c. 随访 X 线片可见近节指骨头及中节指骨关节面的细微改变，尽管如此，关节间隙并无狭窄。

9　其他技术

掌侧支撑板固定关节中央压缩骨折

图 3-2-32 a、b.　36 岁男性患者，关节中央压缩性骨折。前后位和侧位 X 线片显示中节指骨基底部压缩骨折。

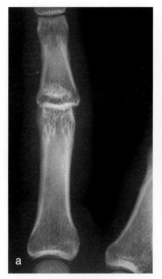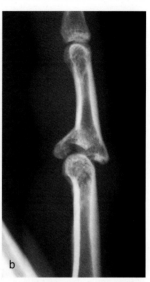

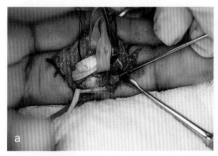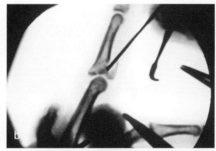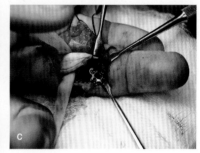

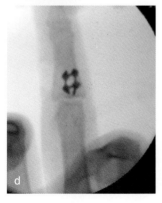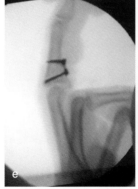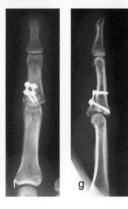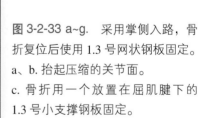

图 3-2-33 a~g.　采用掌侧入路，骨折复位后使用 1.3 号网状钢板固定。

a、b. 抬起压缩的关节面。

c. 骨折用一个放置在屈肌腱下的 1.3 号小支撑钢板固定。

d、e. 术中前后位和侧位 X 线片。

f、g. 早期的功能和影像学结果。

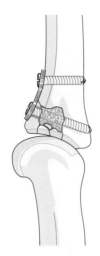

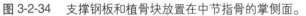

图 3-2-34　支撑钢板和植骨块放置在中节指骨的掌侧面。

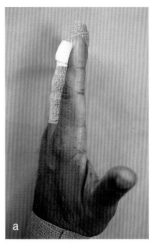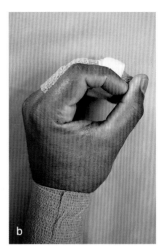

图 3-2-35 a、b.　支撑钢板固定可以允许即刻的功能康复。

第 3 章 近端指间骨折移位——中央压缩，螺钉固定

PIP fracture dislocation—central impaction treated with screws

1 病例介绍

图 3-3-1 a~c. 患者女性，27 岁，从楼梯上跌倒，左侧中指轴向压缩损伤。前后位和侧位 X 线片显示在冠状面和矢状面上关节部位的移位，伴中节指骨基底前半部的压缩。

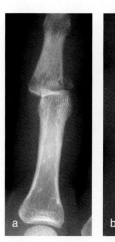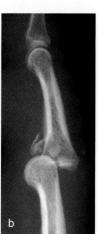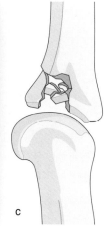

2 手术指征

损伤机制

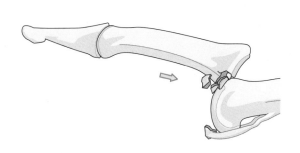

图 3-3-2 近端指间关节过伸损伤通常会导致掌板的撕脱骨折。如果中节指骨又同时遭受较大的轴向暴力，那么通过指间关节的压力将导致伴有掌侧撕脱骨折的压缩骨折。

致畸暴力

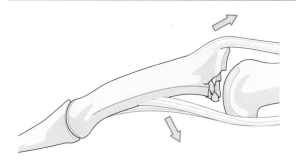

图 3-3-3 在近端指间关节掌侧不稳定的情况下，根据骨折压缩的程度，肌肉的力量（指浅屈肌和伸肌腱的中央束）会导致中节指骨的掌侧倾斜和背向半脱位。

识别半脱位

诊断依据：
- 创伤史及受伤机制
- 患者的临床检查
- X 线片

图 3-3-4 a、b. 半脱位通常不易发现。侧位片关节面的 V 形特征性标志提示有半脱位。

　　前后位及标准侧位 X 线片是必要的诊断依据。要避免 X 线片上患指与其他指骨的重叠。正位片有助于识别压缩骨折。

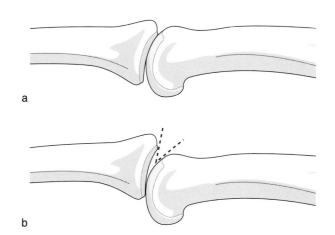

检查压缩损伤

图 3-3-5 a、b. 压缩在矢状面（a）及冠状面（b）上均可发生。因此有必要同时进行标准的前后位及侧位片检查。

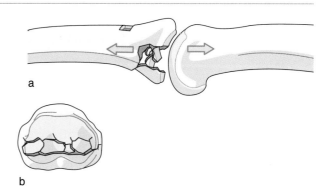

图 3-3-6 a、b. 冠状面对线不良也是压缩骨折的一个标志。

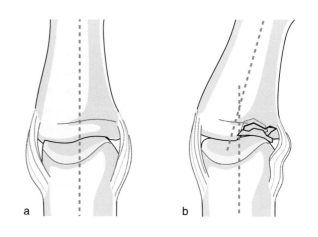

3 术前准备

器械

- 1.3 或 1.5 号手外科器械
- 0.8 mm 克氏针
- 自体骨移植设备
- 点状复位钳
- 小压骨器

患者准备及体位

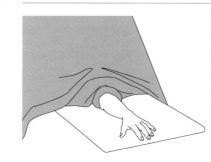

图 3-3-7 前臂旋前置于手外科手术台上，使用非消毒气囊止血带。酌情预防性使用抗生素。

4 入路

图 3-3-8 采用背侧入路（见第 1 篇第 6 章，近端指间关节的背侧入路）。

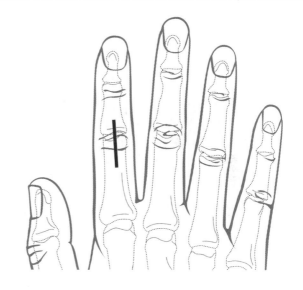

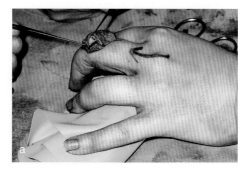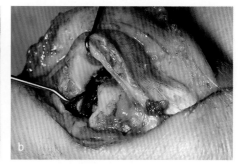

图 3-3-9 a、b. 在指伸肌腱与侧束之间进入，显露压缩的关节面。

5 复位

复位塌陷的关节骨折块

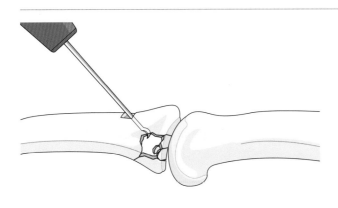

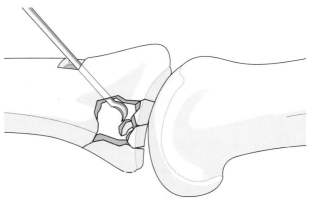

图 3-3-10　在背侧皮质钻一斜行孔道，以近端指骨头为参照，用克氏针、牙科撬或小号刮匙通过孔道将塌陷的骨折块复位，恢复关节面的平整，降低后期关节退行性变的风险。

图 3-3-11　由于软骨下松质骨已被压缩，当塌陷的骨折块复位后会形成局部缺损，会以下列方式影响骨折愈合：
- 复位极不稳定，骨折块可能再次塌陷
- 骨折愈合非常缓慢

因此，推荐植骨。

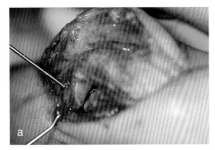
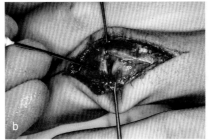
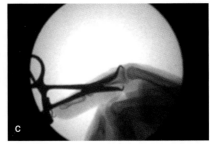

图 3-3-12 a~c.　在压缩骨折的远端、中节指骨的背侧表面开窗，用小压骨器直视下复位中央压缩骨折（a、b），点状复位钳维持复位（c）。

移植骨

图 3-3-13　自桡骨远端取移植骨，Lister 结节近侧、稍偏桡侧处是取骨的安全理想位置。

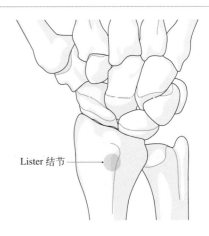

Lister 结节

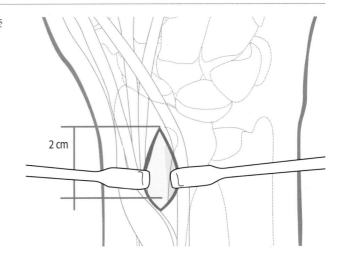

取骨

图 3-3-14　于 Lister 结节近侧做 2 cm 纵切口。向桡侧牵开第二间室的肌腱，向尺侧牵开拇长伸肌腱。

2 cm

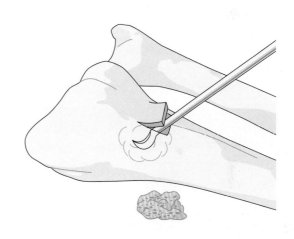

图 3-3-15　用骨凿凿开小方形骨皮质的三个边。如皮瓣样掀开桡骨背侧皮质骨盖，取松质骨后，关上骨盖然后缝合骨膜和皮肤切口。

填压移植骨

图 3-3-16　用挤压装置压紧移植骨，填满整个骨缺损区。透视下确认骨折复位情况。

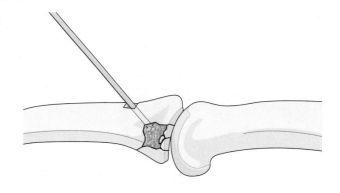

钻孔

图 3-3-17 轻压钻孔导向套筒维持复位，随后钻孔。置入 1 枚位置螺钉。

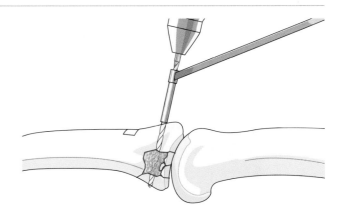

置入螺钉

小心拧紧螺钉，以刚好能维持复位为宜。螺钉应刚好穿过对侧皮质。透视下检查关节的平整性，必须获得解剖复位。

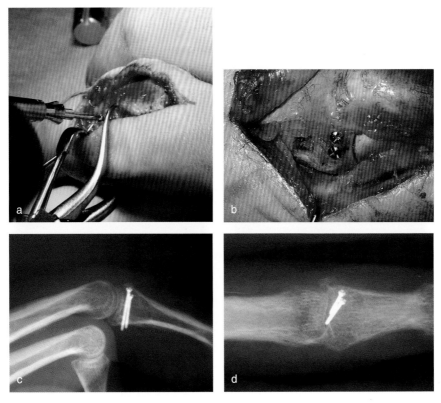

图 3-3-18 a~d. 从背侧置入 2 枚 1.3 mm 的位置螺钉固定关节面骨折。注意指骨背侧骨皮质骨窗内可见植入的骨松质。

失误：螺钉激惹或过紧

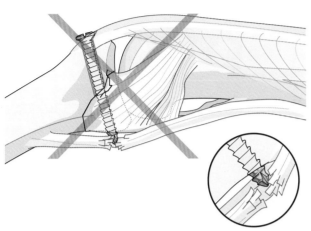

图 3-3-19 如果螺钉过长，其末端可能损伤屈肌腱。

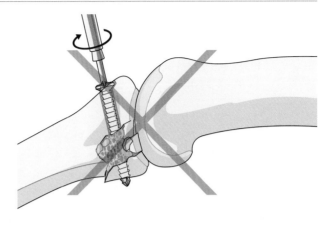

图 3-3-20 此外，使用拉力螺钉可导致植骨块的塌陷和关节骨折块的再移位。同时，注意不要过度拧紧螺钉，否则会导致掌侧缘骨块的碎裂。

6 康复

术后处理

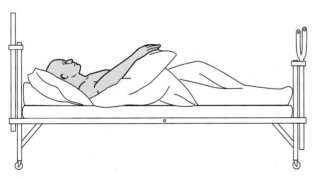

图 3-3-21 患者卧床时抬高患肢，维持手部高于心脏的水平，促进肿胀消退。行走时使用吊带固定手臂，使之高于心脏。

随访

术后 2~5 天换药。术后 10 天拆线，通过 X 线片确认无骨折再移位。

功能锻炼

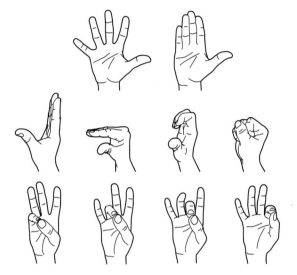

图 3-3-22　疼痛减轻、肿胀消退后应及早进行轻柔的、有限的手指主动活动（六步训练法）。必须向患者强调早期活动的重要性。整个康复过程应在理疗师的指导下进行。

夹板

由于骨折固定的牢固程度有限，有必要使用保护性夹板固定。

7　预后

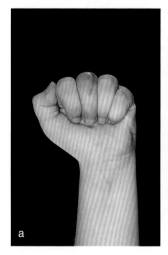
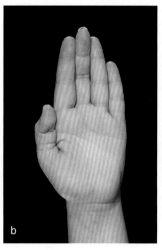
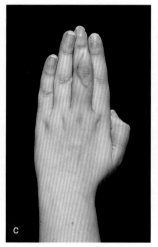
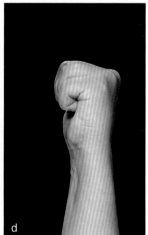

图 3-3-23 a~d.　6 个月随访时，近端指间关节活动恢复正常，患者无疼痛主诉。

第 4 章

近端指间关节骨折脱位——半钩骨关节成形术

PIP fracture dislocation—reconstruction with hemihamate arthroplasty

1　病例介绍

图 3-4-1 a~c.　患者男性，28 岁，售货员，打篮球时造成右手环指损伤。伤后疼痛、畸形、活动受限 8 周。X 线片显示中节指骨背侧半脱位合并掌侧半关节面压缩。手指成角畸形，功能较差。

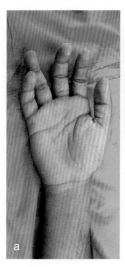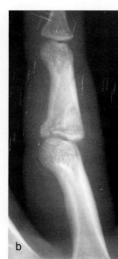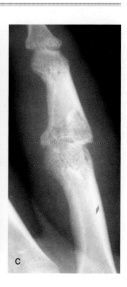

2　手术指征

掌板撕脱性骨折的分型

掌板撕脱骨折很常见，常由运动损伤所致，通常累及中指和环指。已经提出数种该处损伤的分型方法，Eaton 分型是非常实用的分型。该分型的前提是"骨折治疗是否成功取决于骨折的稳定性"，而骨折稳定性的影响因素依次为：

- 骨折块的大小
- 压缩的程度
- 伴有手指单侧或者双侧侧副韧带断裂
- 脱位的方向（过伸脱位、侧方脱位、屈曲脱位）

Eaton Ⅰ型（过伸型）

图 3-4-2　存在过伸损伤，合并掌侧韧带撕脱骨折和侧副韧带的纵向撕裂。

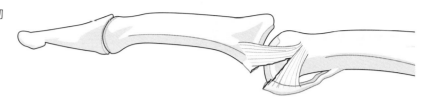

Eaton Ⅱ型（背侧脱位型）

图 3-4-3　近端指间关节完全背侧脱位合并掌板撕脱，中节指骨近端基底位于近端指骨的背侧，关节面没有接触。

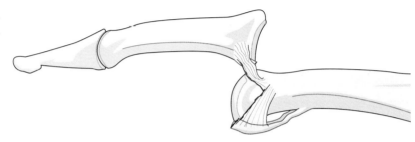

Eaton Ⅲ型（骨折脱位型）

图 3-4-4　骨折脱位伴有小骨块的撕脱。掌板的止点连同中节指骨近端基底部的掌侧撕脱。侧副韧带的主要部分仍保留在掌板和屈肌腱鞘上。可能存在关节面大的缺损。当骨块超过中节指骨基底掌侧 40% 时，几乎没有侧副韧带能保持完好。

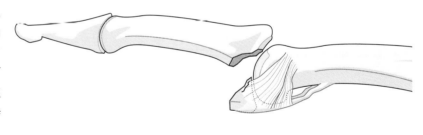

骨折脱位的稳定性（Eaton Ⅲ型）

复位的稳定性取决于撕脱骨块的大小以及仍然附着于中节指骨上的韧带的多少。如果撕脱的关节骨折块小于40%，骨折向背侧移位，侧副韧带的背侧部分仍附着于中节指骨。这有助于维持复位的稳定性。但是，如果撕脱的关节骨折块超过40%，仅有极少甚至没有韧带附着于中节指骨基底部，这会导致复位的不稳定。

损伤机制

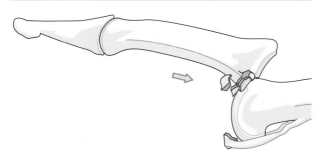

图 3-4-5　过伸损伤多发生在体育运动中（如运动员之间肢体接触，球砸到伸直的手指上）。近端指间关节的过伸会导致掌板的撕脱骨折。通常除了过伸，还有轴向负荷产生的近端指间关节的轴向压缩力，造成中节指骨基底部的压缩骨折。

致畸暴力

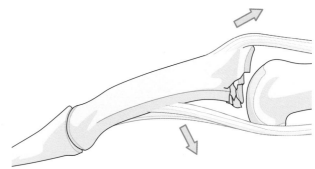

图 3-4-6　在近端指间关节掌侧不稳的情况下，肌肉力量（指浅屈肌以及伸肌腱中央束）会使中节指骨向掌侧倾斜、向背侧半脱位，畸形大小取决于骨折压缩的程度。

认识半脱位

诊断依据：
- 外伤史及损伤机制
- 患者的临床检查
- X 线检查

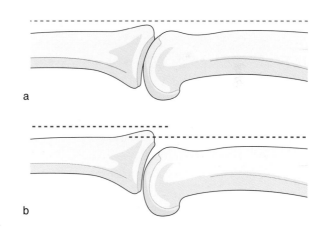

图 3-4-8 a、b.　在侧位片上，近节指骨与中节指骨应在同一直线上（a）。任何轴线不齐都是半脱位的明显标志（b）。

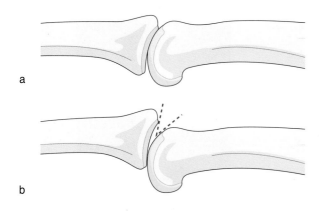

图 3-4-7 a、b.　通常半脱位不易察觉。在侧位片上查找脱位关节面的特征性的 V 字征，提示此类损伤。

　　正侧位片是诊断所必需的。注意避免患指与其他手指重叠。正位片可帮助识别压缩骨折。

检查压缩损伤

图 3-4-9 a、b. 压缩可发生在矢状面（a）或冠状面（b）。在前后位和侧位两个平面进行检查。

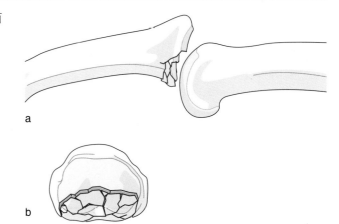

图 3-4-10 a~c. 压缩可在这些区域内发生：

a. 掌侧缘。

b. 可达掌侧关节面的 50%。

c. 关节的中央，而这是下述步骤的最佳适应证。

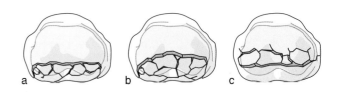

广泛粉碎和压缩：植骨重建

图 3-4-11 软骨下干骺端广泛粉碎骨折伴压缩是骨软骨块移植或骨移植重建的典型适应证。如果超过 60% 的关节软骨粉碎压缩，关节面骨软骨移植重建仍是唯一的选择。

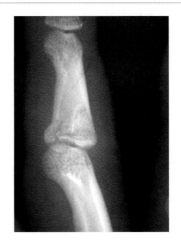

其他适应证：掌板成形术失败

骨软骨块移植重建的另一个适应证是作为掌板成形术失败的补救方法。

3　术前计划

器械

- 1.3 号手外科器械
- 1.0 mm 和 1.3 mm 螺钉
- 0.8 mm 克氏针
- 点状复位钳
- 自体骨移植器械

患者准备与体位

图 3-4-12　前臂旋后前置于手外科手术台上，使用非消毒气囊止血带。酌情预防性使用抗生素。

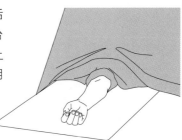

4　手术入路

图 3-4-13　手术入路选择掌侧入路（见第 1 篇第 4 章，近端指间关节的掌侧入路）。

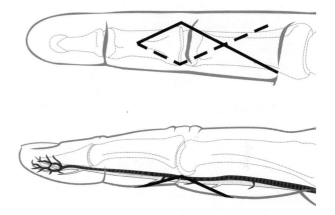

图 3-4-14　对于这些损伤，折枪样过伸可使关节得到最大的暴露。为了更好地显露骨折，用乳酸林格液注射器冲去血块。X 线片上常常不能完全反映骨折的粉碎程度，只能在直视下判断。

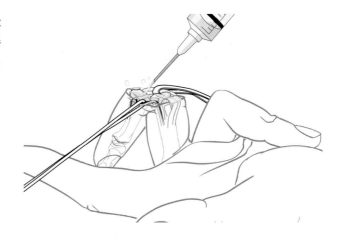

评估骨折

图 3-4-15　图示关节面破坏超过 60%。仅背侧面残余关节软骨。骨软骨移植、骨移植和重建是唯一的选择。

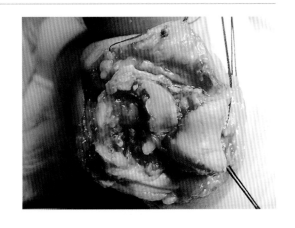

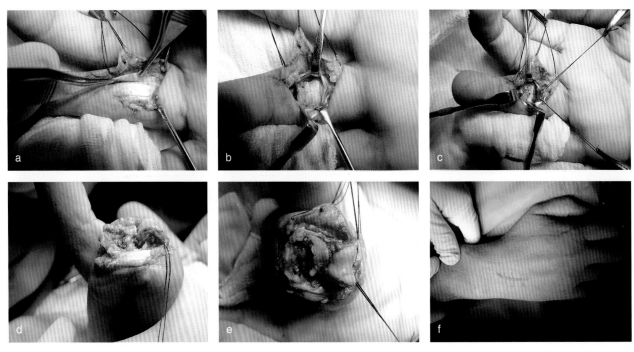

图 3-4-16 a~f.　标准的掌侧入路，确认掌板并做标记，然后用缝线牵开。将屈肌腱拉向关节一侧，便可折枪样打开近端指间关节，显露中节指骨基底部掌侧半的大块缺损（a~e）。在钩骨第五掌指关节处标记出供植骨的钩状骨（f）。

5 复位

清除骨折碎片

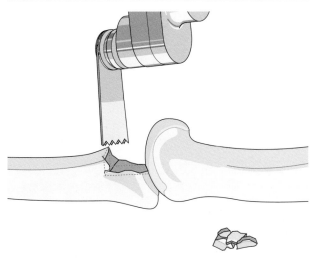

图 3-4-17 清除所有碎裂以及嵌入的骨块。然后用咬骨钳、手术刀和摆据造出一"骨盒"以容纳移植骨。

测量骨槽大小

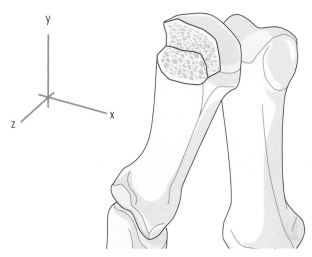

图 3-4-18 仔细测量"骨盒"的大小。

在钩骨上准备取移植骨

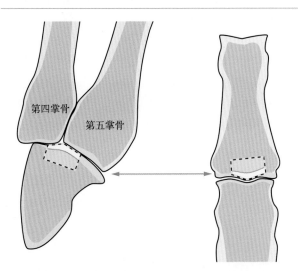

图 3-4-19 从钩骨上面取下待移植的骨软骨块（包括骨和关节软骨）。钩骨远端关节面与中节指骨基底部的形状非常接近，因为原本平整的关节面在第四掌骨和第五掌骨之间的有一道嵴。

入路

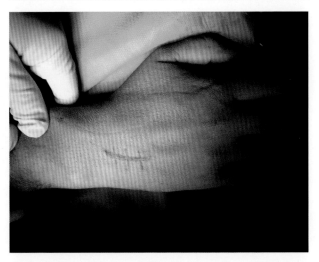

图 3-4-20 在第四和第五掌骨基底连接处向近端做一大约 2 cm 的纵向切口。钝性分离，在分离时一定要注意保护背侧静脉和尺神经背侧感觉支。分离指总伸肌和小指伸肌。把指总伸肌牵拉到桡侧，小指伸肌牵拉至尺侧。显露关节囊并纵向切开。

准备钩骨

图 3-4-21　暴露钩骨，在钩骨上准确测量缺损部位确切的径线并做标记。

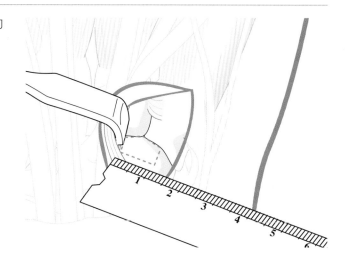

从钩骨上取移植骨

图 3-4-22　用摆据水平和垂直截骨，从钩骨上截下骨软骨块。

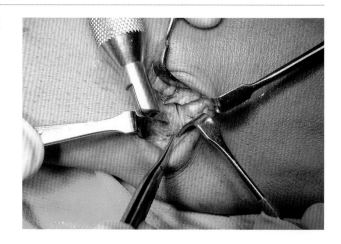

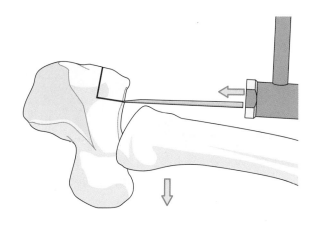

图 3-4-23　为了顺利取下移植骨块，用骨凿通过杠杆原理将掌骨向掌侧脱位。

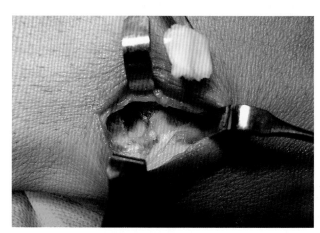

图 3-4-24　取出移植骨软骨块。

根据缺损修整移植骨

图 3-4-25 a、b. 用小咬骨钳微调骨槽和移植骨的大小使两者匹配良好。首要的是重建关节面的完整性。接着，修剪剩下的骨块（a）。确保指骨掌侧缘的重建，防止背侧半脱位（b）。

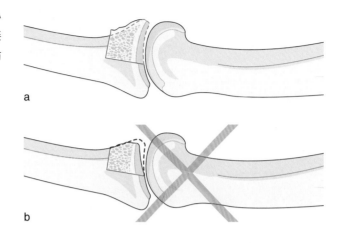

6　固定

植入移植骨

图 3-4-26 植入修剪好的骨软骨块，重建关节面。确保钩骨和指骨头的关节软骨匹配良好，关节面平整。与中节指骨基底部关节软骨相比，钩骨远端的关节软骨通常较厚。

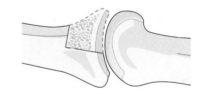

检查关节的平整性

图 3-4-27 关节复位并检查关节面是否平整。一旦获得解剖复位，那么关节在任何活动范围都稳定。透视下确认复位情况。

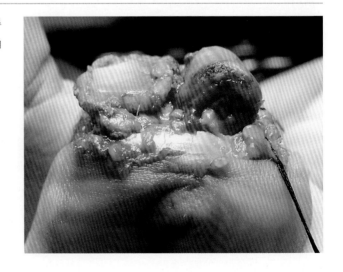

拉力螺钉固定：钻第一枚螺钉孔

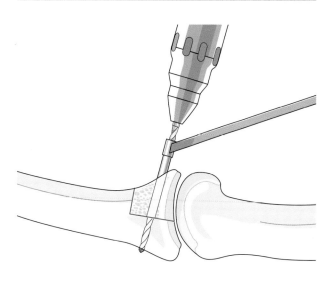

图 3-4-28　准备置入两枚螺钉。首先，自掌侧向背侧钻一个贯穿移植骨块全长的直径为 1.0 mm 的滑动孔。置入钻孔导向器，在中节指骨的背侧面钻一直径为 0.8 mm 的螺纹孔。

置入第一枚螺钉

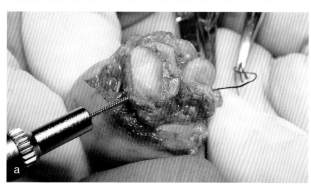

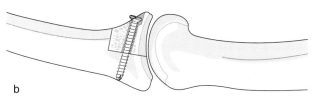

图 3-4-29 a、b.　置入第一枚 1.0 mm 的自攻螺钉，但不要拧紧。

置入第二枚螺钉

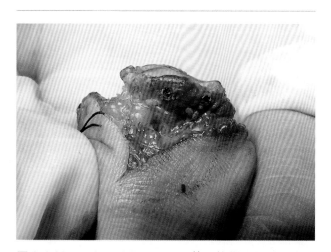

图 3-4-30　重复上述操作，置入第二枚螺钉。交替拧紧两枚螺钉。

掌板的重要性

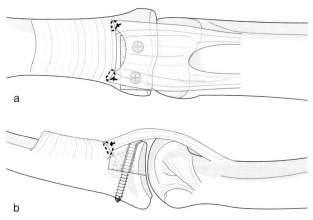

图 3-4-31 a、b.　在拉力螺钉置入之后，掌板一定要修复好。过伸畸形是此种手术的潜在并发症，但掌板修复完好可以避免这种并发症。

掌板的修复

将掌板与 A4 滑车缝合，中指指骨基底两边侧副韧带剩下的部分用 4.0 的单股不可吸收线缝合。

修复腱鞘

图 3-4-32 a、b. 在屈肌腱的深面牵拉 C1、A3、C2 滑车瓣，然后用 5.0 单股不可吸收线缝合到对侧以加强掌板，并为屈肌腱提供一个光滑的滑动表面。

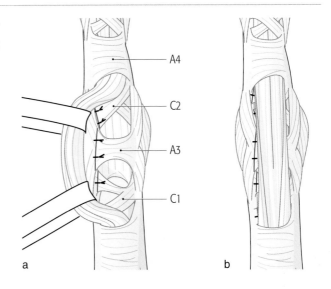

图 3-4-33 a~d. 植骨块按缺损精心修整。一旦植入，用两枚 1.0 mm 的拉力螺钉固定。之后将手掌板缝合到原来正常的位置。

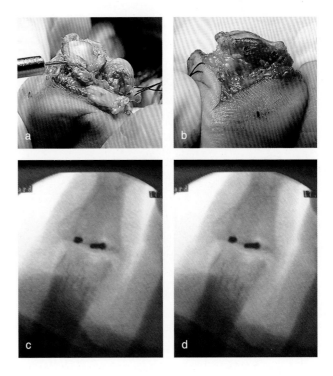

7 康复

术后处理

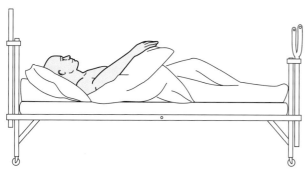

图 3-4-34 患者卧床时抬高患肢，维持手部高于心脏的水平，促进肿胀消退。行走时使用吊带固定手臂，使之高于心脏。

随访

术后 2~5 天换药。术后 10 天拆线，通过 X 线片确认无骨折再移位。

功能锻炼

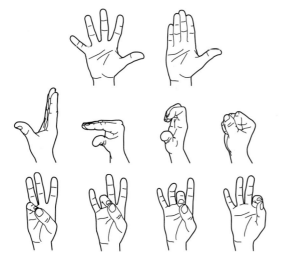

图 3-3-35 疼痛减轻、肿胀消退后应及早进行轻柔的、有限的手指主动活动（六步训练法）。必须向患者强调早期活动的重要性。整个康复过程应在理疗师的指导下进行。

夹板

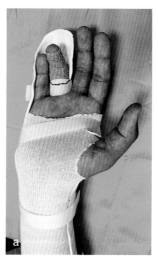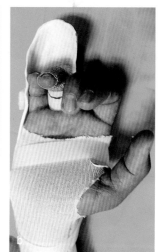

图 3-4-36 a、b. 进行功能锻炼时，用背侧挡板防止关节过伸。

8 预后

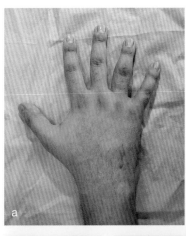
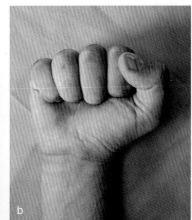
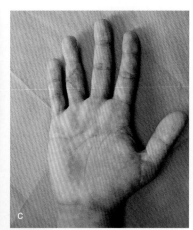

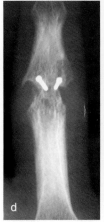
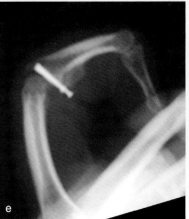
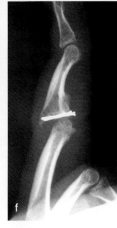

图 3-4-37 a~f. 3.5 年随访时，患指恢复了完全的屈曲度，残留很少的伸直障碍。关节维持复位，但是 X 线片显示了早期的关节退行性变，并伴轻微的背侧半脱位。

第 5 章 | 近端指间关节骨折脱位——畸形愈合，截骨、拉力螺钉固定

PIP fracture dislocation—malunion treated with osteotomy and lag screw

1 病例介绍

图 3-5-1 a、b. 21 岁男性，学生，环指近端指间关节骨折脱位 5 周。正侧位 X 线片显示中节指骨关节内骨折畸形愈合，伴掌侧脱位。

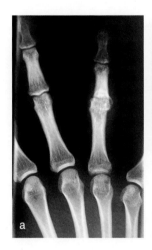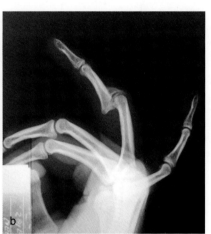

2 适应证

损伤分型

很多手外伤的损伤机制是过屈损伤。所有这些损伤的特点都是伸肌中央束止点的断裂。它们可合并或不合并脱位，可以造成急性钮孔指损伤。

损伤不伴脱位

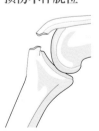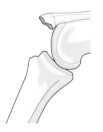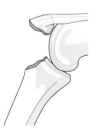

图 3-5-2 a~c. 损伤不伴脱位的类型
a. 过屈导致中央束撕脱（不伴骨折）。
b. 中央束的简单撕脱骨折，撕脱骨块小，不含关节面。
c. 中央束的简单撕脱骨折，撕脱骨块大，含关节面。

图 3-5-3 有时，创伤科医生认为这些损伤不严重，经常与简单的韧带扭伤混淆。然而如果没有早期正确的处理，后期通常会遗留很难处理的钮孔指畸形。

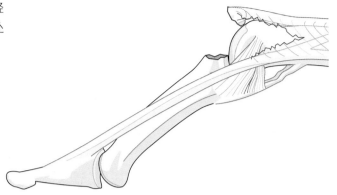

损伤伴有脱位

如果近端指间关节存在掌侧脱位，说明侧副韧带和中央束都有断裂。这种损伤会出现鹅颈样畸形，手指不能弯曲。

图 3-5-4 a~c. 损伤伴有脱位的类型：
a. 中央束撕脱，无骨折。
b. 中央束撕脱骨折，撕脱骨块小，不含关节面。
c. 中央束撕脱骨折，撕脱骨块大，含关节面。

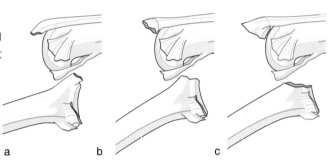

损伤不伴脱位：Stark 试验早期诊断

图 3-5-5 a、b. 早期诊断对不伴脱位的损伤非常重要。由于患处肿胀，X 线检查又常无阳性发现，因此早期诊断并不简单。保持近端指间关节过伸，被动屈曲远端指关节（DIP）。如果远端指间关节被动活动受限，强烈提示中央束止点撕脱。可与健侧进行对比。

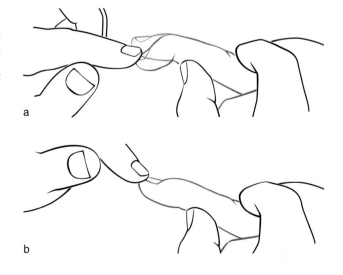

确认中央腱分离

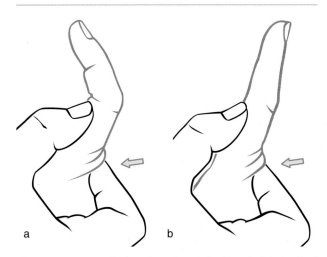

图 3-5-6 a、b. 为确认中央束止点撕脱，在掌指关节过伸的状态下嘱者伸直近端指间关节，如果近端指间关节在这个位置可以完全伸直，说明中央束完好，这是非手术治疗的指征。

失误：掌指关节没有过伸

如果没有将掌指关节过伸，即便中央束止点撕脱，近端指间关节可能仍然能够伸直。此时是手内肌的作用使关节伸直。

损伤机制

过屈损伤通常是球类运动造成，例如板球、排球、篮球等。一般来说，手指的过度屈曲会造成中央束的撕脱。除了屈曲过度，指尖的冲击力也会造成中节指骨的纵向压力，并传向近端指骨，这会造成额外的压缩骨折。

致畸暴力

钮孔指畸形

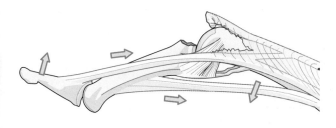

图 3-5-7 当中央束撕脱时，侧束向掌侧移位，牵拉远端指间关节使之过伸。指浅屈肌（FDS）向近端牵拉中节指骨，使近端指间关节屈曲。

鹅颈状畸形

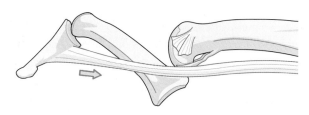

图 3-5-8 如果暴力使中节指骨在近端指间关节处向掌侧脱位，指深屈肌（FDP）牵拉远端指间关节使之屈曲。

3 术前计划

器械

- 1.3 号手外科器械
- 1.0 mm 和 1.3 mm 螺钉
- 点状复位钳
- 0.8 mm 克氏针
- 骨凿

患者准备和体位

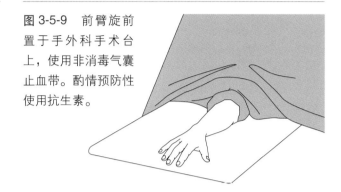

图 3-5-9 前臂旋前置于手外科手术台上，使用非消毒气囊止血带。酌情预防性使用抗生素。

4 手术入路

图 3-5-10 手术入路选择背侧入路（见第 1 篇第 6 章，近端指间关节的背侧入路）。

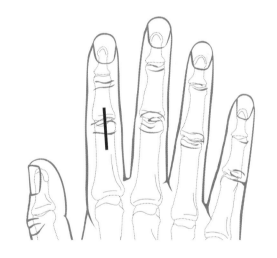

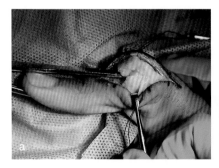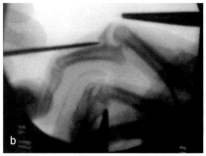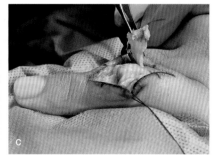

图 3-5-11 a~c. 通过背侧入路，借助骨凿掀起畸形愈合的中央束（a、b），连同伸肌腱的中间部分一同向近侧牵开（c）。

5 复位

关节探查

图 3-5-12　屈曲近端指间关节。为了更好地观察初始骨折位置，用注射器冲洗该区域，或用牙科撬或小骨凿清理骨痂和嵌入的碎片。

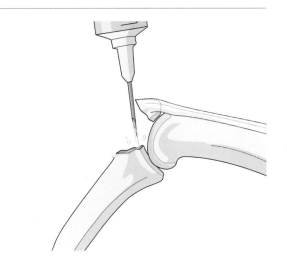

骨折复位

图 3-5-13　伸直位并牵引近端指间关节，按压中节指骨的掌侧，借助牙科撬完成复位。

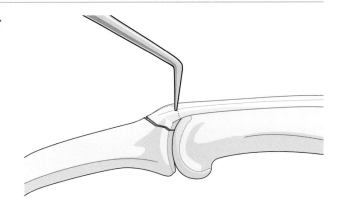

图 3-5-14　对于该患者，将一根光滑的克氏针斜插入近节指骨头，以备复位掌侧移位的关节面。

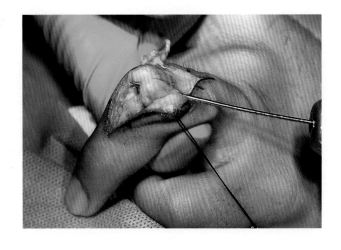

6 固定

螺钉尺寸

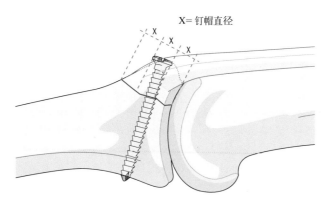

X= 钉帽直径

图 3-5-15 螺钉头的最大允许直径为撕脱骨折块直径的 1/3。螺钉必须足够长以便恰好能够穿过对侧皮质。最常用是直径 1.0 mm 或 1.3 mm 的螺钉（图示为直径 1.0 mm 螺钉）。

钻螺纹孔

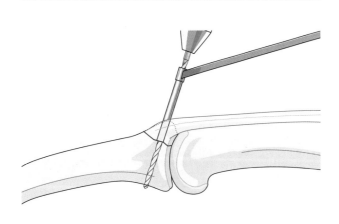

图 3-5-17 现在用相应型号的钻头（0.8 mm）钻一个螺纹孔，穿过对侧皮质。测深器测量精确的螺钉长度。

失误：骨块碎裂

在钻孔时应特别小心，以免使骨折块进一步碎裂。

钻滑动孔

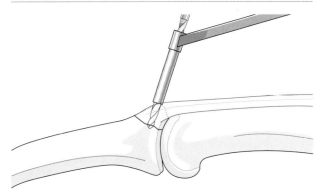

图 3-5-16 钻孔导向套筒维持复位，用 1.0 mm 钻头钻一个滑动孔。

倾斜测量

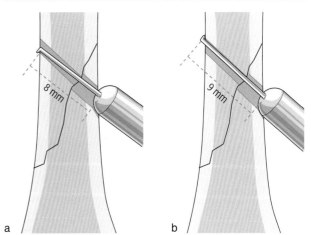

图 3-5-18 a、b. 测深器测量螺钉长度。当测量斜孔时，锐角的测量值与钝角测量值有差别。斜度越大，差别越明显。通常需要测量两个角度，并使用较长的测量值。但是一定要记住，螺钉太长会突出皮质而损伤软组织。

置入螺钉

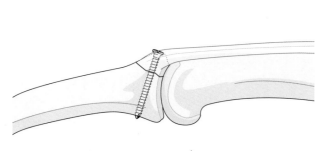

图 3-5-19　置入自攻拉力螺钉并拧紧。螺钉需穿透对侧皮质。透视下确认获得解剖复位。

失误：螺钉过紧

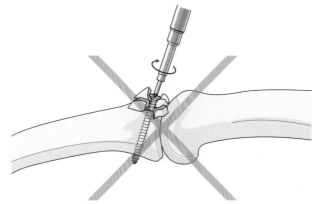

图 3-5-20　注意不要过度拧紧螺钉，否则会使骨块碎裂。

检查内固定的稳定性

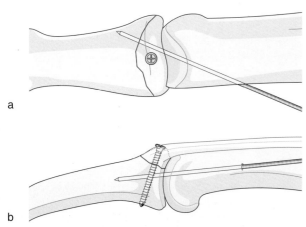

图 3-5-21 a、b.　如果对内固定的稳定性有任何疑问，可斜插一枚克氏针穿过近端指间关节。注意避免与拉力螺钉碰撞，克氏针可在 2~3 周后移除。

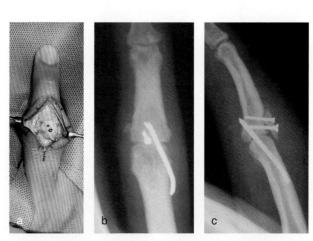

图 3-5-22 a~c.　用 1.0 mm 和 1.3 mm 拉力螺钉固定伸肌腱中央束的骨折块，用克氏针贯穿临时固定关节。

7 康复

术后处理

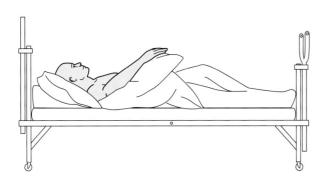

图 3-5-23　患者卧床时抬高患肢，维持手部高于心脏的水平，促进肿胀消退。行走时使用吊带固定手臂，使之高于心脏。

夹板

去除克氏针后使用夹板固定两周并开始功能锻炼。

随访

术后 2~5 天换药。术后 10 天拆线，通过 X 线片确认无骨折再移位。

功能锻炼

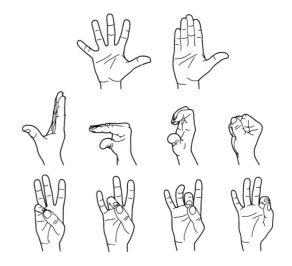

图 3-5-24　疼痛减轻、肿胀消退后应及早进行轻柔的、有限的手指主动活动（六步训练法）。必须向患者强调早期活动的重要性。整个康复过程应在理疗师的指导下进行。

8 预后

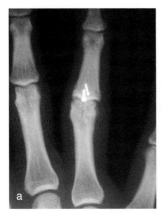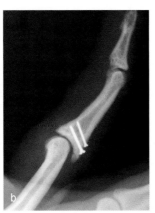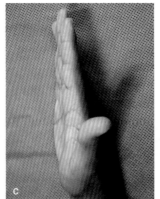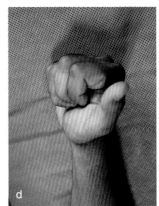

图 3-5-25 a~d.　术后正位和侧位 X 线片和临床照片均显示关节对线良好。随访 3 年，关节仍旧对线良好，背侧关节面重塑极佳，近端指间关节的屈伸几乎完全恢复。

第4篇

中节及远节指骨

第 1 章 | **中节指骨——开放性骨折伴骨缺损，植骨、桥接钢板固定**

Middle phalanx—open fracture with bone loss treated with bridging plate and bone graft

1 病例介绍

图 4-1-1 a、b. 患者男性，29 岁，工伤。示指中节指骨开放性骨折伴骨缺损。损伤程度如图中 X 线片所示。

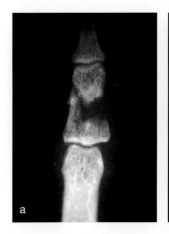
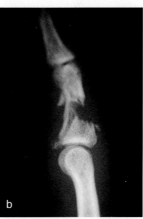

2 手术指征

多块骨折

图 4-1-2 粉碎性骨折极少为孤立的骨损伤，一般都是由于高能量损伤所致（挤压伤）。而软组织损伤则有可能产生水肿、纤维化，最终会造成关节僵硬。由于以上原因，对于此类创伤通常会采用骨折切开复位内固定的方法进行治疗，从而为早期活动提供足够的稳定性，并且减少关节僵硬和肌腱粘连的风险。虽然手部血管网丰富，但是粉碎性骨折小的碎骨块因其缺乏软组织附着，血供依然很差。

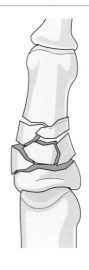

3　术前准备

器械

- 1.3 号标准手外科手术器械
- 1.0 mm 或 1.25 mm 克氏针
- 自体骨移植器械
- 复位钳

根据解剖可适当改变各项器材的尺寸。

患者准备与体位

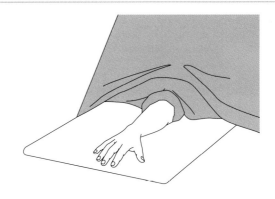

图 4-1-3　前臂旋前置于手外科手术台上，使用非消毒气囊止血带。酌情预防性使用抗生素，抗菌谱应考虑覆盖破伤风杆菌。

4　手术入路

手术入路通过现有开放性伤口行背侧入路。

5　复位

图 4-1-4 a、b.　借助点状复位钳及克氏针辅助复位。

a. 点状复位钳纵向牵引

b. 纵向置入的 1.25 mm 克氏针有利于保持骨的长度，从而便于钢板的应用。用 1.0 mm 或 1.25 mm 克氏针穿过关节骨折块临时固定。

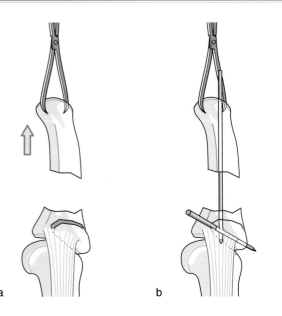

6　固定

植骨

该病例需要植骨。植骨的基本原则可见第 2 篇第 2 章。

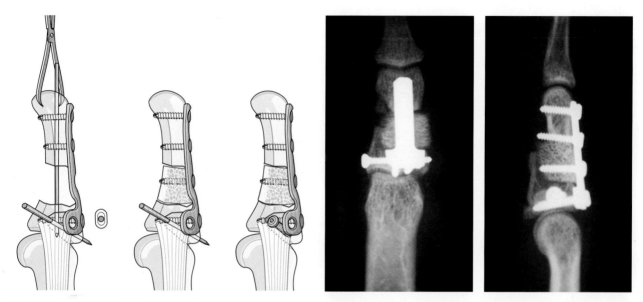

图 4-1-5 a~e.　使用 1.3 T 形钢板，带有皮质骨和松质骨的植骨块，数枚独立的螺钉，可以为术后即刻的主动活动提供足够的稳定性。

a. 1.3 T 形钢板桥接缺损区，远近端的螺钉中立位固定。

b. 自髂骨上取带有骨皮质和骨松质的植骨块（按缺损大小）。第四枚螺钉通过钢板固定所取的植骨块。植骨块的皮质骨部分应位于掌侧以增加稳定性。

c~e. 用 1.3 mm 的螺钉代替临时固定的克氏针。

　　应首先在螺钉孔的中央置入近端螺钉和远端螺钉，这样在螺钉收紧时可以控制旋转和成角畸形。软组织损伤此时也应进行修复。

7 康复

术后处理

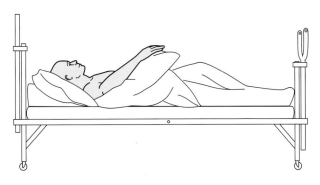

图 4-1-6 患者卧床时抬高患肢，维持手部高于心脏的水平，促进肿胀消退。行走时使用吊带固定手臂，使之高于心脏。

随访

术后 2~5 天换药。术后 10 天拆线，通过 X 线片确认无骨折再移位。

功能锻炼

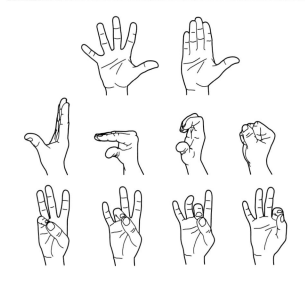

图 4-1-7 疼痛减轻、肿胀消退后应及早进行轻柔的、有限的手指主动活动（六步训练法）。必须向患者强调早期活动的重要性。整个康复过程应在理疗师的指导下进行。

8 预后

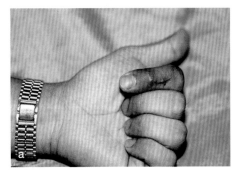
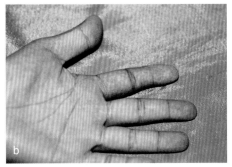

图 4-1-8 a、b. 术后随访功能恢复效果佳。功能锻炼取决于软组织的情况，因为伸肌腱及其他软组织受损，所以患者远端指间关节屈曲部分受限。

第 2 章

中节指骨——单髁骨折，拉力螺钉固定

Middle phalanx—unicondylar fracture treated with a lag screw

1　病例介绍

图 4-2-1 a、b.　17 岁女性，运动导致左环指远端指间关节（DIP）损伤，出现手指成角畸形伴 DIP 关节活动受限。X 线片提示中节指骨头单髁骨折，有移位。

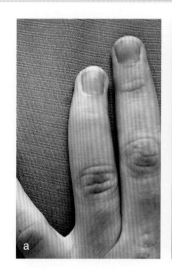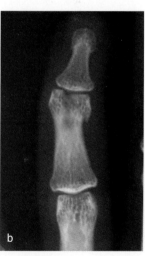

2　手术指征

骨折类型

中节指骨的单髁骨折可分为横行、长斜行、短斜行或粉碎性骨折，多为运动时手指受轴向与侧方复合力所致。髁部骨折极不稳定，常需手术治疗，非手术治疗常继发移位而导致手指成角畸形。

长斜行或短斜行骨折

图 4-2-2 a~d. 短斜行骨折常起于髁间切迹；长斜行骨折则多起于一侧髁，向近侧劈裂至对侧骨干。

中节指骨骨折的预后通常比近节指骨骨折好，因为相较于近端指间（PIP）关节及掌指（MCP）关节，同样程度的关节活动受限发生在远端指间关节（DIP）对于手指的功能影响更小。但是，由于中节指骨的骨折块通常比近节指骨小，因此复位与固定相对更困难一些。一些并发症如畸形愈合（疼痛或畸形）或远端指间关节关节退行性变可以通过关节融合治疗，效果良好。

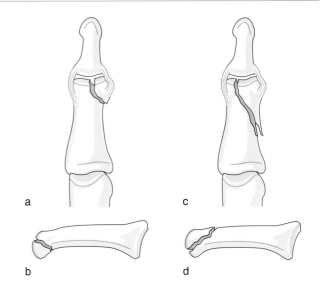

a

c

b

d

警告

这种类型的骨折少见，但是难以治疗，骨折后发生关节僵硬的风险高。所以手术操作时建议使用放大镜，而且整个手术过程必须轻柔、精细地操作。

推荐解剖复位

图 4-2-3 a、b. 尽管远端指间关节对手指的功能影响不大，关节内骨折也应解剖复位，否则将损伤关节软骨，导致关节退行性变和手指畸形。但在远端指间关节这些问题能够通过关节融合解决，而不会残留明显的功能障碍。即便轻微的单髁短缩移位也会导致成角畸形（a），需要向反方向解剖复位（b）。

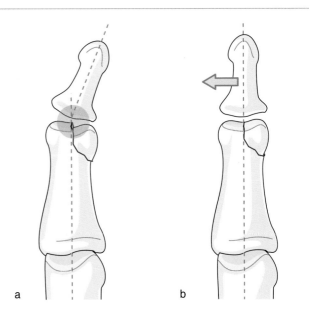

a

b

克氏针固定

经皮克氏针固定常用于中节指骨骨折，其优点包括：

- 技术简单
- 软组织损伤小
- 价格低
- 可广泛应用

但同时也存在一些缺点，有些甚至十分明显，例如：

- 固定不够牢固
- 对骨折处不能加压
- 手指不能早期活动
- 可能使骨折块分离
- 皮肤激惹

3　术前准备

器械

- 1.3 号手外科器械
- 1.0 mm 和 1.3 mm 螺钉
- 0.8 mm 或 1.0 mm 克氏针
- 点状复位钳

患者准备与体位

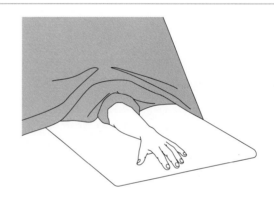

图 4-2-4　前臂旋前置于手外科手术台上，使用非消毒气囊止血带。酌情预防性使用抗生素，抗菌谱应考虑覆盖破伤风杆菌。

4　手术入路

图 4-2-5　手术入路为中轴入路（见第 1 篇第 7 章，中节指骨的中轴入路）。

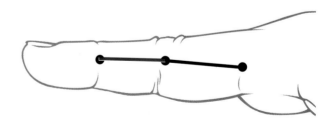

手术切口做在髁部骨折的一侧以保证直视下复位骨折块的近端。

5 复位

探查骨折

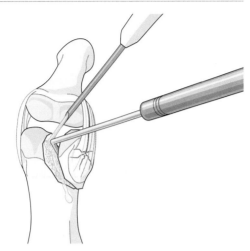

图 4-2-6 用注射器抽取乳酸林格氏液冲去血块以充分暴露。用牙科撬轻柔地探查骨折端并评估骨折块的形态。也可以借助于牙科撬小心地复位小骨折块。必须非常小心地避免骨折块的碎裂。注意保护附着于侧副韧带上小骨片的血供以免发生坏死。

大骨块的直接复位

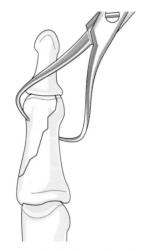

图 4-2-8 点状复位钳的一端经皮钳夹髁部完整的一侧，另一端夹住骨折块，轻轻来回转动，使骨折复位。注意钳夹力量不能过大，否则会使骨折块碎裂。透视下确认复位情况。解剖复位对于减少关节慢性不稳或创伤后退行性变非常重要。

间接复位

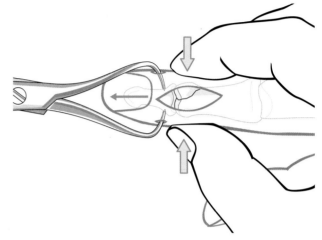

图 4-2-7 首先牵引恢复手指长度，然后术者用拇指、示指在侧方加压复位骨折。透视下确认骨折复位情况。

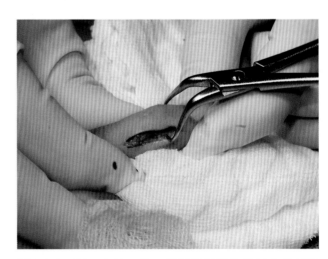

图 4-2-9 图示中轴入路，骨折解剖复位并用点状复位钳维持复位。

6 固定

直接复位大骨折块

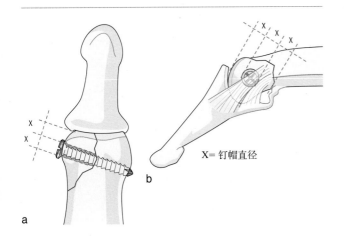

X= 钉帽直径

图 4-2-10 a、b. 螺钉的长度要刚好能够穿透对侧骨皮质,牢牢固定在骨折片顶端,螺钉头与骨折线的最小距离至少要与螺钉的直径相等,否则应选用直径更小的螺钉。

钻孔准备

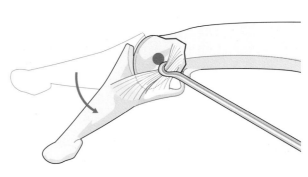

图 4-2-11 屈曲远端指间关节,牵开侧副韧带的背侧半,暴露指骨头外表面。

钻孔

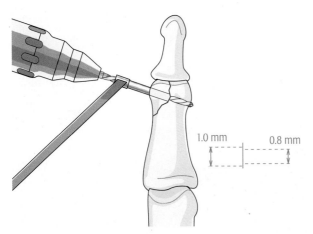

1.0 mm   0.8 mm

图 4-2-12 用 1 mm 钻头尽量垂直骨折平面钻一个滑动孔,再用 0.8 mm 钻头在对侧骨皮质钻一个螺纹孔(刚好穿透骨皮质即可)。注意选用合适的器械,过大的螺钉或钻头会使骨块碎裂。

关于螺钉长度的误区

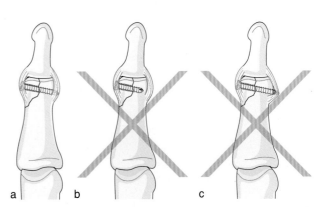

图 4-2-13 a~c. 应确保螺钉长度合适(a)。太短的螺钉没有足够把持力,自攻螺钉因其特殊的尖端设计在使用时更应注意(b)。太长的螺钉则可能会损伤周围软组织,包括韧带和神经血管,自攻螺钉尖端锋利的切割槽更容易造成损伤,所以螺钉头不能穿出骨皮质表面(c)。

置入螺钉

图 4-2-14 a、b. 置入螺钉并轻轻拧紧，使骨折块加压。

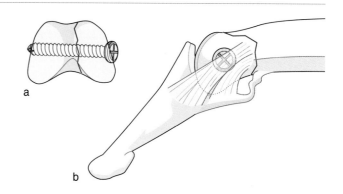

其他固定方法：克氏针

图 4-2-15 较小的骨折块也可采用克氏针固定。

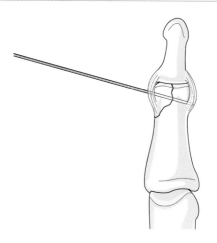

图 4-2-16 1.3 mm 拉力螺钉固定单髁骨折。

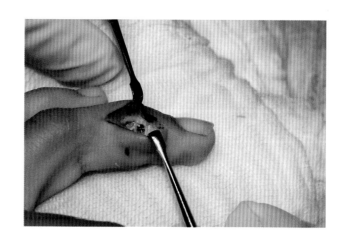

图 4-2-17 a、b. 术中正、侧位片可见螺钉位置合适，关节面解剖复位。

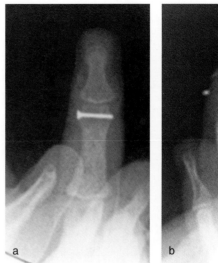
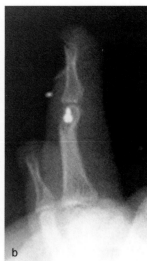

7 康复

图 4-2-18 术后 48 小时内开始主动活动。

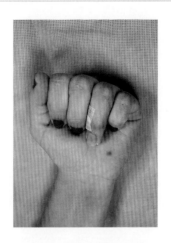

图 4-2-19 a、b. 术后早期 X 线片示内固定牢靠。

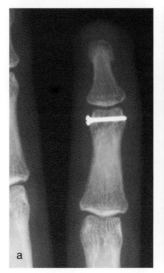
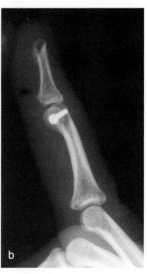

术后处理

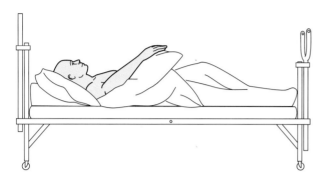

图 4-2-20 患者卧床时抬高患肢，维持手部高于心脏的水平，促进肿胀消退。行走时使用吊带固定手臂，使之高于心脏。

随访

术后 2~5 天换药。术后 10 天拆线，X 线检查确认无骨折再移位。

功能锻炼

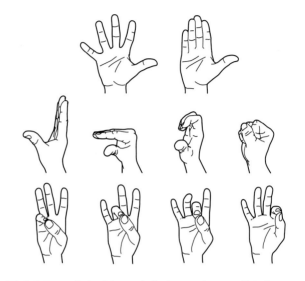

图 4-2-21 疼痛减轻、肿胀消退后应及早进行轻柔的、有限的手指主动活动（六步训练法）。必须向患者强调早期活动的重要性。整个康复过程应在理疗师的指导下进行。

8 预后

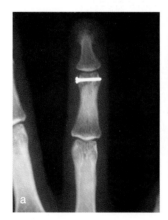
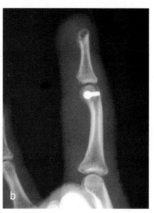
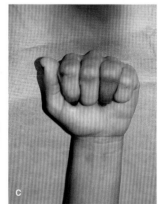
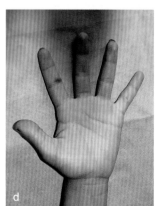

图 4-2-22 a~d. 9 个月时随访，X 线片示关节面解剖复位，无缺血性坏死表现，关节屈伸活动完全恢复。

第 3 章 远节指骨——Mallet 骨折，Ishiguro 法经皮克氏针固定

Distal phalanx—mallet fracture treated with Ishiguro percutaneous K-wire

1 病例介绍

图 4-3-1 a、b. 患者男性，23 岁，骑摩托车时受伤致右小指闭合性锤状指骨折。前后位和侧位 X 线片可见右小指 Mallet 骨折，伴远节指骨向掌侧半脱位。

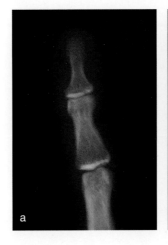
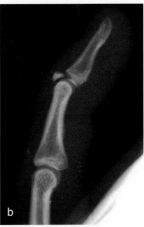

2 手术指征

解剖

图 4-3-2 远节指骨解剖上可分为 3 个部分，由近端向远分别为：干骺端、骨干以及指骨粗隆。指伸肌腱与远端指间关节关节囊相黏附，肌腱止点附着于远节指骨基底部背侧嵴。指深屈肌腱与掌板相黏附，肌腱止点附着于远节指骨掌侧面。指深屈肌腱在远节指骨基底掌侧附着面宽，且掌板弹性佳，能够满足 DIPJ 关节过伸及对指动作。伸指肌腱的血供比屈指肌腱差，因此伸指肌腱损伤后的恢复时间相对较长。

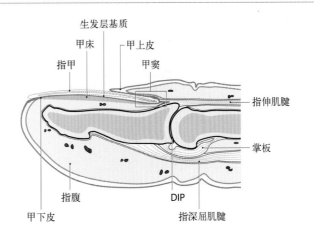

诊断

图 4-3-3 指伸肌腱止点连续性的中断特指锤状指，又称"棒球指"；可以是单纯腱性撕脱，也可为撕脱性骨折。诊断依据：

- 外伤史
- 远端指间关节背侧肿胀、疼痛及畸形
- 不能主动完全伸直远端指间关节
- X 线片

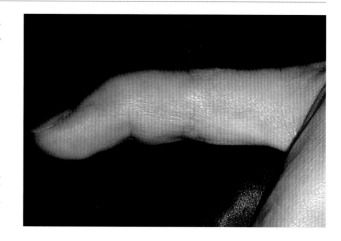

正位和标准侧位 X 线片对于明确撕脱骨折十分重要。用于检测软组织损伤的低能成像可用于判定有无小的碎骨片存在。

屈曲损伤

图 4-3-4 此类损伤最常见的机制是远端指间关节主动伸直时遭受屈曲外力，如同远端指间关节伸直对抗外力时。

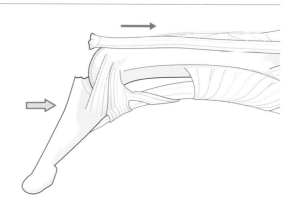

轴向压缩损伤

图 4-3-5 少数情况下，远节指骨轴向负荷过大，远端指间关节受到撞击，伸肌腱的牵拉作用导致远节指骨基底背侧缘骨折。

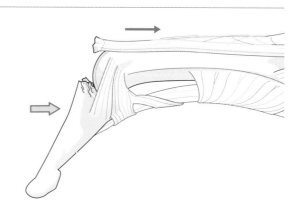

损伤程度——部分断裂

图 4-3-6　这类损伤包括伸肌腱止点的部分断裂或完全断裂。损伤可以是伸肌腱止点处的撕脱而不伴骨折，也可为远节指骨基底背侧的撕脱骨折，撕脱骨块可大小不一。在肌腱连续性不完全中断病例中，远端指间关节欠伸不超过 30°，主动伸远端指间关节的能力部分保留。

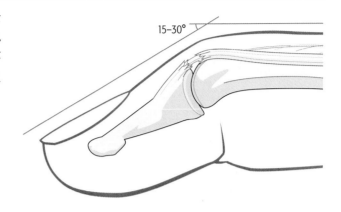

损伤程度——完全断裂

图 4-3-7　伸肌装置完全中断的患者不能主动伸直远端指间关节，指深屈肌造成远节指骨的屈曲畸形，这一致畸效应由于斜行支持带和侧副韧带保持完整而被部分抵消。

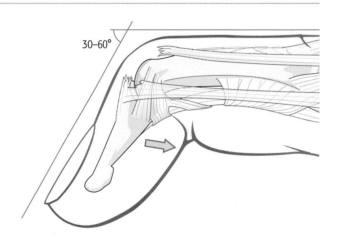

图 4-3-8 a、b.　指伸肌腱止点处撕脱骨折的临床表现类似于单纯肌腱撕脱，远节指骨基底背侧撕脱骨块可大小不一。

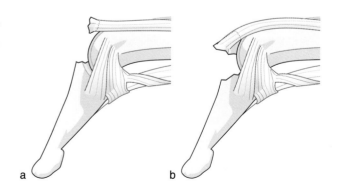

鹅颈样畸形

图 4-3-9　远端指间关节伸指装置断裂后，所有的伸指力量就集中在近端指间关节，有些患者因为近端指间关节松弛，在韧带的张力作用下就会出现鹅颈样畸形。

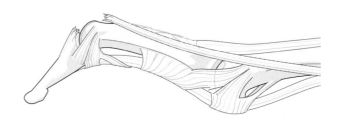

远端指间关节骨折半脱位

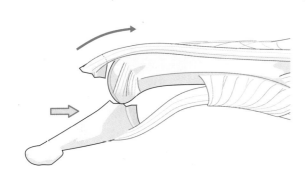

图 4-3-10　轴向斜行压缩力可导致远节指骨背侧缘骨折，累及近半的关节面，同时可损伤侧副韧带。

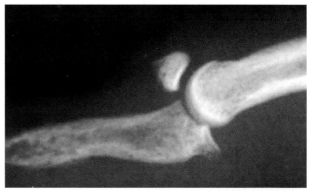

图 4-3-11　这种情况下，指深屈肌牵拉可致远节指骨向掌侧半脱位。这类损伤是切开复位内固定的绝对指征。

3　术前计划

器械

· 1.3 号标准手外科器械
· 1.0 mm 或 1.2 mm 克氏针
· 点状复位钳
（设备、器械以及内植物尺寸根据患者情况适当变化）

患者的准备与体位

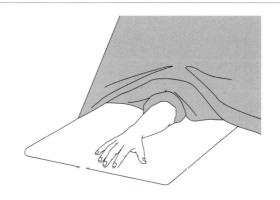

图 4-3-12　前臂旋前置于手外科手术台上，使用非消毒气囊止血带。酌情预防性使用抗菌素。

4　手术入路

图 4-3-13　本例患者选择克氏针自指尖经皮固定。远节指骨 Mallet 骨折的手术治疗较困难，且存在许多潜在并发症。骨折周围软组织血供不佳，撕脱骨块小并且可能进一步碎裂，骨折愈合较慢，处理不当可能破坏甲床生发层并导致永久畸形。

　　由于通常情况下非手术治疗同样可行，并且与手术治疗疗效相当，手术只在有明确指征的情况下由有经验的手外科医生完成。

绝对的手术指征包括：
· 开放性骨折
· 较大撕脱骨块
· 远端指间关节向掌侧半脱位

术中推荐使用放大镜。

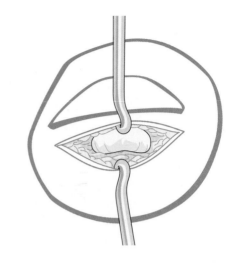

5　复位

图 4-3-14　克氏针的应用技术便于 Mallet 骨折的复位。

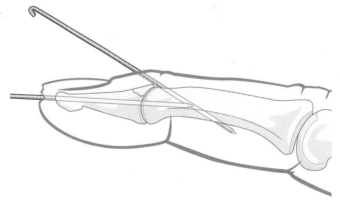

6 固定

远端指间关节固定的手术指征

夹板外固定或穿过关节的克氏针都能固定远端指间关节。夹板外固定适用于依从性较好的患者，愿意并且有能力遵医嘱定期对夹板进行清洗和更换。跨关节克氏针固定远端指间关节的指征有：

- 患者要求高，需要尽快重返工作岗位
- 患者个人偏好

经皮克氏针固定的潜在风险

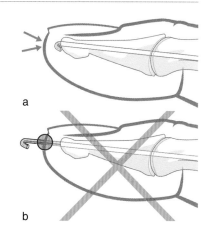

图 4-3-15 a、b. 最常见风险是感染。以下两项措施可以降低该风险：

- 在无菌环境下手术
- 剪断并弯曲克氏针，使之与指骨末端平齐（a），从而降低由于克氏针突出所致的皮肤激惹和针道感染（b）

使用直径 1.0 mm 以上的克氏针并嘱患者避免远端指间关节受力可以避免克氏针在指间关节处折断。

克氏针偏移

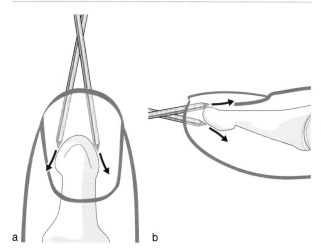

图 4-3-16 a、b. 由于远节指骨末端呈圆锥形，克氏针可能向掌侧、背侧（b）或两侧（a）发生偏移。

防止偏移

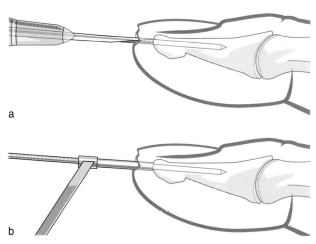

图 4-3-17 a、b. 16号皮下注射针头（a）或 1.0 mm 的钻头导向套筒（如图 b）均可用于避免克氏针钻入指骨时发生偏移，且能确保克氏针沿指骨长轴从远节指骨末端中心进入。

克氏针错位

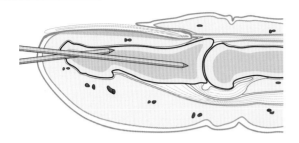

图 4-3-18　如果克氏针进入远节指骨时与指骨纵轴成一角度，推荐的做法是暂不将错位克氏针拔出，而是用另一枚克氏针沿正确方向穿入指骨。这样可避免克氏针沿原有针道再次进入错误位置。

剪断克氏针

图 4-3-20 a、b.　在远节指骨末端的远端剪断克氏针。回抽克氏针约 5 mm。将克氏针折弯约 100° 使之曲度与远节指骨末端凸面形状相契合，并将针尾向尺侧旋转（a）。弯曲的克氏针末端位于尺侧可以减少对周围软组织的刺激，因为多数对指活动（b）涉及桡侧和掌侧面。

置入克氏针

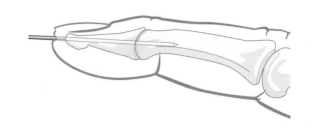

图 4-3-19　现在可以将克氏针继续向前使之进入中节指骨。注意克氏针不要穿入近端指间关节。

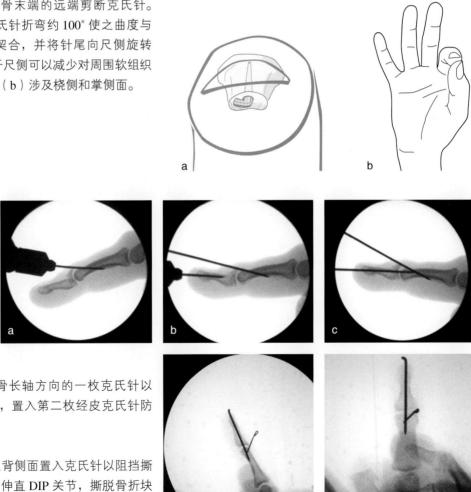

图 4-3-21 a~e.　除了沿指骨长轴方向的一枚克氏针以外，用 Ishiguro 介绍的技术，置入第二枚经皮克氏针防止撕脱骨质块向近端移位。

　　首先屈曲 DIP 关节，从背侧面置入克氏针以阻挡撕脱骨质块向近端移位。然后伸直 DIP 关节，撕脱骨折块与远节指骨靠近。随后纵向或斜行置入克氏针贯穿 DIP 关节固定。

7 康复

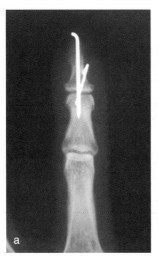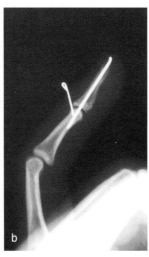

图 4-3-22 a、b. 使用这一技术，患指在 DIP 关节固定的情况下仍可主动活动。

随访

2-5 天后复诊。

8 预后

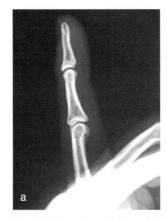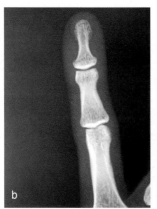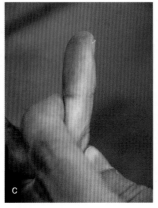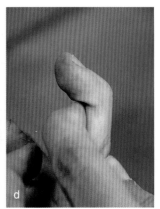

图 4-3-23 a~d. 术后 6 个月随访时远端指间关节在位，Mallet 骨折在解剖位置上愈合。患指远端指间关节屈伸正常。

第 4 章

远节指骨——Mallet 骨折，拉力螺钉固定

Distal phalanx—mallet fracture treated with a lag screw

1 病例介绍

图 4-4-1 a、b. 30 岁男性在一次橄榄球比赛中受伤导致拇指复杂损伤。损伤导致远节指骨 Mallet 骨折（在该病例中，同时伴有近节指骨剪切骨折，但本节只讨论 Mallet 骨折）。正、侧位片可见骨折。

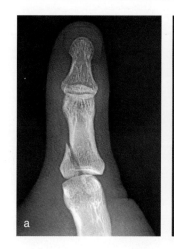
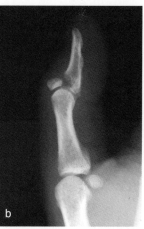

2 手术指征

解剖

图 4-4-2 远节指骨在解剖学上可以分为 3 个部分：最近端的干骺端、中间的骨干及远端的指骨粗隆。在远节指骨基底部伸肌腱止点处存在突出的背侧冠。伸肌腱同时与远端指间关节（DIP 关节）关节囊或拇指指间关节（IP 关节）关节囊相连。指深屈肌肌腱（FDP）止于远节指骨掌侧，并且整个掌侧基底部全都附着有屈肌腱。FDP 同时与掌板相连。掌板十分柔韧，能够满足 DIP/IP 关节过伸及对指动作。伸指肌腱的血供比屈指肌腱差，因此伸指肌腱损伤后的恢复时间相对较长。

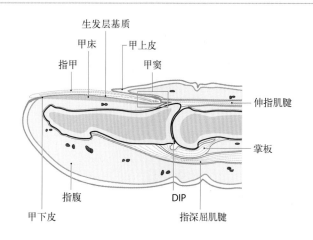

生发层基质
甲床
甲上皮
指甲
甲窦
伸指肌腱
掌板
指腹
DIP
甲下皮
指深屈肌腱

诊断

图 4-4-3　Mallet 骨折和槌状指常导致伸肌腱止点断裂，可能仅是单纯的腱性撕脱，也可为骨性撕脱。诊断依据：
- 外伤史
- DIP 关节背侧的畸形、疼痛和肿胀
- 患者不能主动完全背伸 DIP 关节
- X 线检查

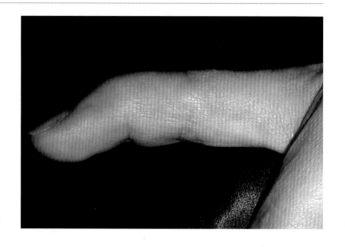

屈曲损伤

图 4-4-4　此类损伤最常见的机制是远端指间关节主动伸直时遭受屈曲外力，如同远端指间关节伸直对抗外力时。

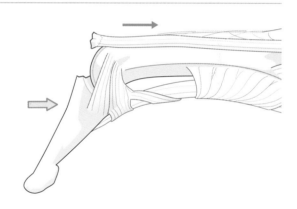

轴向压缩损伤

图 4-4-5　少数情况下，远节指骨轴向负荷过大，指间关节受到撞击，伸肌腱的牵拉作用导致远节指骨基底背侧缘骨折。

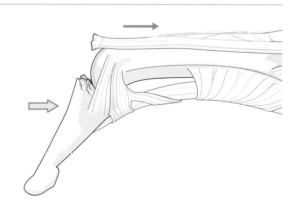

DIP 关节骨折半脱位

图 4-4-6　轴向斜行压缩力可导致远节指骨背侧缘骨折，累及近半的关节面，同时可损伤侧副韧带。

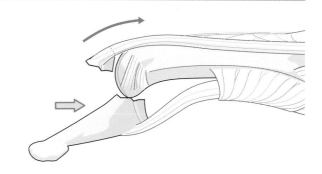

图 4-4-7　这种情况下，指深屈肌牵拉可致远节指骨向掌侧半脱位。这类损伤是切开复位内固定的绝对指征。

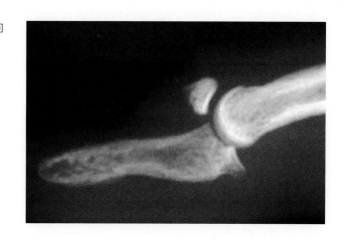

损伤程度——部分断裂

图 4-4-8　这类损伤包括伸肌腱止点的部分断裂或完全断裂。损伤可以是伸肌腱止点处的撕脱而不伴骨折，也可为远节指骨基底背侧的撕脱骨折，撕脱骨块可大小不一。在肌腱连续性不完全中断病例中，指间关节欠伸不超过 30°，主动伸远端指间关节的能力部分保留。

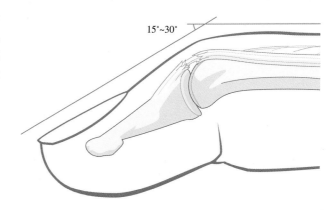

损伤程度——完全断裂

图 4-4-9 伸肌装置完全中断的患者不能主动伸直远端指间关节，指深屈肌造成远节指骨的屈曲畸形，这一致畸效应由于斜行支持带和侧副韧带保持完整而被部分抵消。

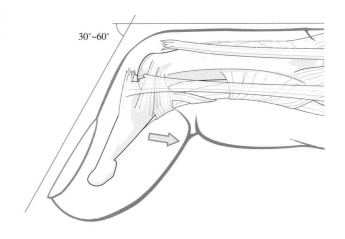

图 4-4-10 a、b. 指伸肌腱止点处撕脱骨折的临床表现类似于单纯肌腱撕脱，远节指骨基底背侧撕脱骨块可大小不一。

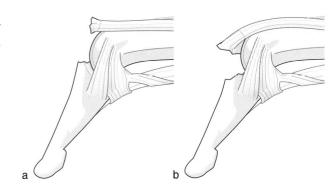

鹅颈样畸形

图 4-4-11 远端指间关节伸指装置断裂后，所有的伸指力量就集中在近端指间关节，有些患者因为近端指间关节松弛，在韧带的弹性作用下就会出现鹅颈样畸形。

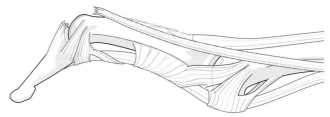

非手术治疗（夹板固定）

图 4-4-12　非手术治疗能够获得十分满意的效果，骨的重塑形能够使关节恢复接近正常的活动度，即便是在撕脱骨折块仍有移位的情况下也是如此。非手术治疗的是将 DIP 关节固定在背伸位，而 PIP 关节无需制动。

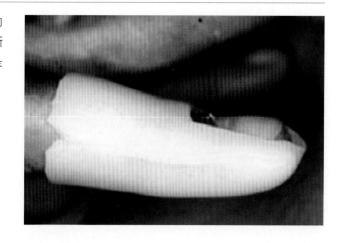

固定的持续时间

DIP 关节应在背伸位固定 8 周。必须向患者强调夹板固定在这段时间内不能拆除。必须牢记：该区域的血供较差，即使身体健康的患者也是如此，同时损伤的恢复也是缓慢的。任何缩短固定时间的尝试都有失败的风险。关节僵硬在这类损伤后并不常见。

预后

患者常会主诉手指背侧的隆起，以及 DIP 关节欠伸 10°~20°。指背的压痛在夹板去除后很少超过 1 月。

背侧夹板 VS 掌侧夹板

图 4-4-13 a、b.　使用背侧夹板的好处在于手指在固定过程中仍能保持对指的能力。然而掌侧夹板的支持者认为，手掌的缓冲更好，因此更能耐受夹板。

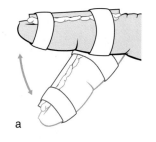
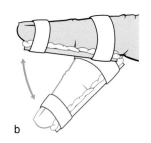

定制的热塑夹板

图 4-4-14 a、b.　热塑夹板的优点在于更契合手指的外形，并且易于更换（图示邻指的固定）。图片由 Waldemar Link GmbH 提供。

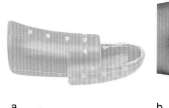
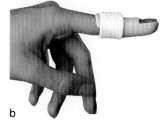

清洗

图 4-4-15 a、b. 当需要拆下夹板清洗时，需要提醒患者通过患指与拇指对指而使患指伸直（a）。当损伤累及拇指时，示指和拇指对指使拇指处于背伸位（b）。这一技巧很重要，因为手指屈曲会延长恢复时间。

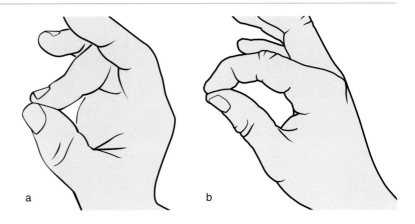

非手术治疗的陷阱：DIP 关节过伸

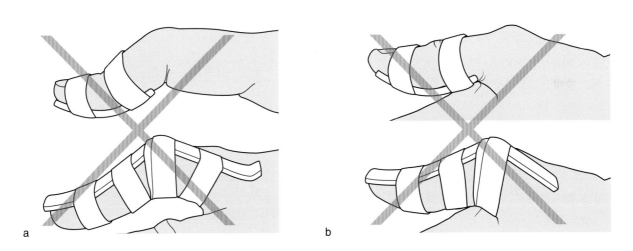

图 4-4-16 a、b. 不要试图在过伸位固定 DIP 关节（a）或拇指 IP 关节（b），否则会破坏关节背侧皮肤的血供，导致局部缺血甚至坏死。

PIP 关节的固定

不能固定 PIP 关节，否则会导致关节屈曲挛缩。

手术治疗：警告

该区域的不当操作可能会损伤指甲的生发层并造成永久的畸形。而非手术治疗在这些骨折中几乎总是一种可行的治疗手段，并且常有不亚于手术治疗的效果。手术只在有明确指征的情况下由有经验的手外科医生完成。手术的绝对适应证：

- 开放性骨折
- 大的关节块
- DIP 关节掌侧半脱位

在手术过程中使用放大镜是明智的选择。

3　术前计划

器械

- 1.3 号手外科器械
- 1.0 mm 和 1.3 mm 螺钉
- 点状复位钳
- 1.0 mm 克氏针

患者准备及体位

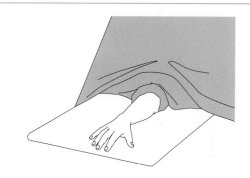

图 4-4-17　前臂旋前置于手外科手术台上，使用非消毒气囊止血带。酌情预防性使用抗生素。

4　手术入路

图 4-4-18　手术使用背侧入路（见第 1 篇第 10 章，DIP 关节的背侧入路），或者是该病例中 IP 关节的背侧入路。

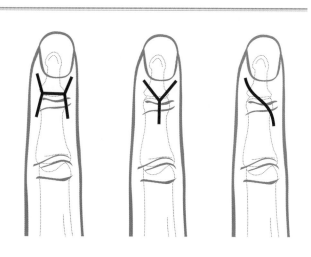

5 复位

检查骨折

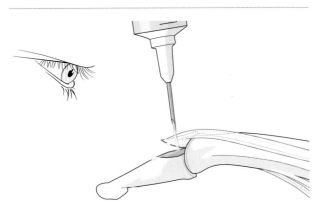

图 4-4-19　屈曲 DIP 关节。为了更好地观察骨折，使用注射器冲去血块。X 线片通常不能准确地反映骨折的粉碎程度，只能在直视下确定。使用牙科撬仔细清除嵌插的组织，去除血块和其他碎屑。

骨折复位

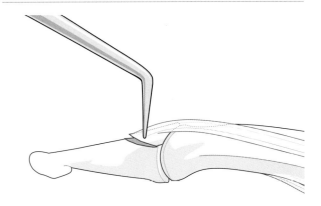

图 4-4-20　背伸 DIP 关节。术者在远节指骨掌侧施压，然后借助于牙科撬完成复位。

6 固定

选择螺钉的尺寸

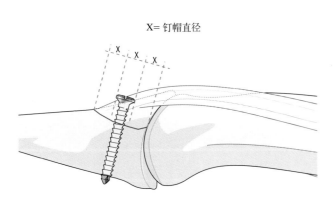

X= 钉帽直径

图 4-4-21　螺钉直径的最大允许尺寸是撕脱骨折块直径的 1/3。螺钉要足够长以便能穿过对侧皮质。1.0 mm 的螺钉最常用，但在骨折块较大时可以使用 1.3 mm 螺钉。

失误：骨折块碎裂

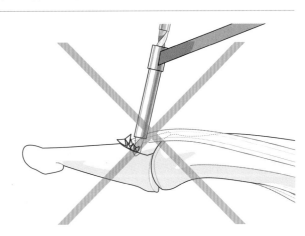

图 4-4-22　钻孔时需要十分小心。粗暴操作会使骨折块碎裂。

钻滑动孔

钻孔导向套筒维持复位，用 1.0 mm 的钻头钻滑动孔，准备置入 1.0 mm 的螺钉。

钻螺纹孔

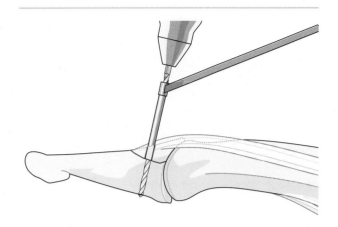

图 4-4-23 现在用相应的钻头向对侧皮质钻螺纹孔，穿过对侧皮质。

斜向测量

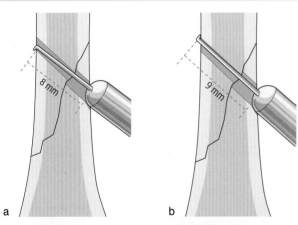

图 4-4-24 a、b. 当在倾孔中测量螺钉长度时，远侧皮质与近侧皮质的测量结果有所不同。斜度越大，差别越明显。总是需要分别测量近侧及远侧皮质长度，并选用较大的测量结果。谨记过长、突出的螺钉可能会损伤软组织。

置入螺钉

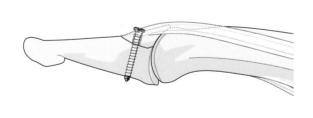

图 4-4-25 置入一枚自攻拉力螺钉并拧紧。螺钉应刚好穿过对侧皮质。

钻孔

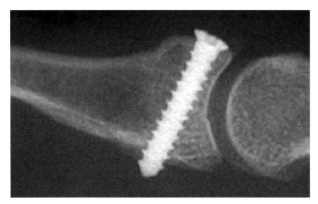

图 4-4-26 透视下检查复位固定情况，必须获得解剖复位。

失误：过度旋紧螺钉

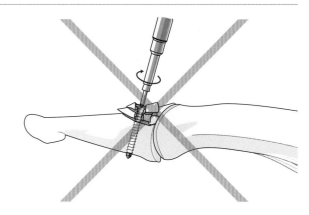

图 4-4-27 小心不要过度拧紧螺钉，否则会导致骨折块的碎裂。

掌侧半脱位

图 4-4-28 a、b. 如果侧副韧带及掌板断裂，通常会伴有掌侧半脱位（a）。在这样的病例中，DIP 关节需要用克氏针固定（b）。

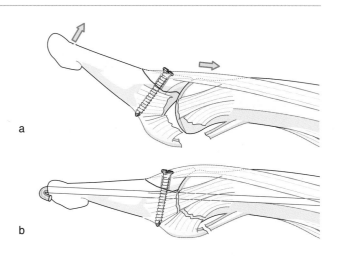

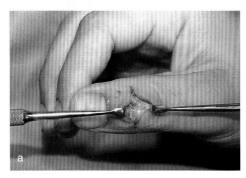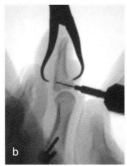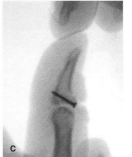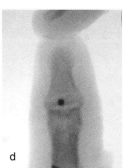

图 4-4-29 a~d. 通过一个小的横切口，配合使用点状复位钳维持骨折复位，用一枚 1.3 mm 拉力螺钉穿过伸肌腱固定（a、b）。术中 X 线片可见 Mallet 骨折解剖复位（c、d）。

7 康复

术后处理

图 4-4-30 患者卧床时抬高患肢，维持手部高于心脏的水平，促进肿胀消退。行走时使用吊带固定手臂，使之高于心脏。

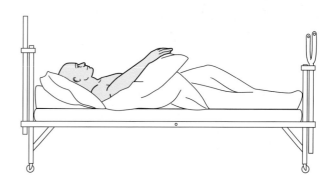

随访

术后 2~5 天换药。术后 10 天拆线，X 线片检查确认无骨折再移位。

固定

对于这类骨折、这种固定，DIP 关节需要制动 3~4 周，之后可开始循序渐进地进行功能锻炼。

8 预后

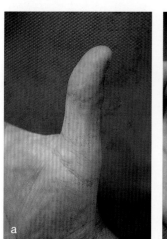
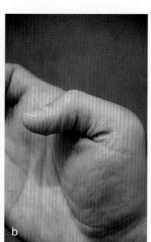

图 4-4-31 a、b. 12 个月随访时，患指远端指间关节屈伸完全恢复正常。

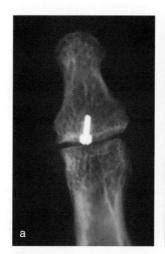
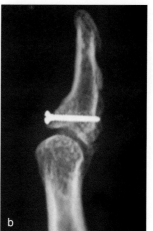

图 4-4-32 a、b. X 线片示远节指骨骨折解剖复位，愈合良好。

第5篇

拇　指

第 1 章	**拇指近节指骨——长斜行骨折，拉力螺钉固定** Thumb proximal phalanx—long oblique fracture treated with lag screws

1　病例介绍

图 5-1-1 a、b.　37 岁商人，骑马时意外受伤，手斜位 X 线片显示右手拇指近节指骨长斜行骨折。

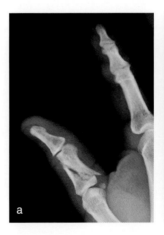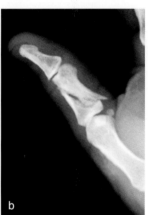

2　手术指征

长斜行 / 螺旋形骨折

图 5-1-2 a、b.　骨干骨折可为横行、斜行、螺旋形或粉碎性骨折。长斜行骨折和螺旋形骨折的治疗原则相似，区别在于固定螺钉和骨折面的关系，在长斜行骨折螺钉和骨折面相垂直。而在螺旋形骨折，由于骨折面为螺旋状，各个固定螺钉的方向均不相同。牵引下手法复位能使骨折间接复位，此类骨折通常为不稳定骨折。

此类骨折的治疗方法包括：
- 闭合复位经皮克氏针 / 螺钉固定。
- 切开复位，拉力螺钉内固定。

切开复位内固定的其他指征包括开放性骨折及软组织撕裂。

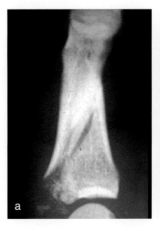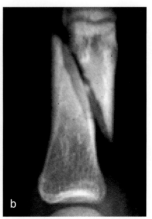

螺钉或螺钉结合钢板

图 5-1-3 仅仅使用拉力螺钉或是拉力螺钉结合中和钢板都可以用来固定斜行骨折，方式的选择取决于骨折线的长度。对于长斜行骨折通常使用两枚或更多的拉力螺钉固定就足够了，而无需使用中和钢板。

判断标准为骨折线长度（B）应至少2倍于骨干的直径（A），即 B ≥ 2A。

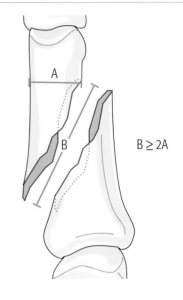

3 术前计划

器械

- 1.3 和 1.5 号手外科器械
- 1.0 mm 或 1.2 mm 克氏针
- 点状复位钳
- C 臂机

患者准备与体位

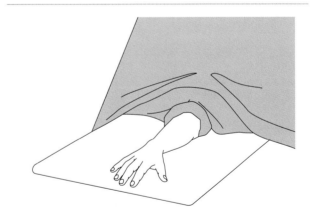

图 5-1-4 前臂旋前置于手外科手术台上，使用非消毒气囊止血带。酌情预防性使用抗生素。

4　手术入路

图 5-1-5　使用中轴入路（参见第 1 篇第 2 章，近节指骨的中轴入路），本例为拇指近节指骨。

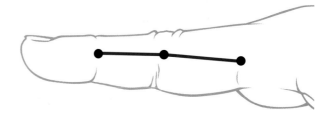

图 5-1-6　在切口远、近端分别向背侧延伸将皮瓣掀起，以便于骨折复位及固定。

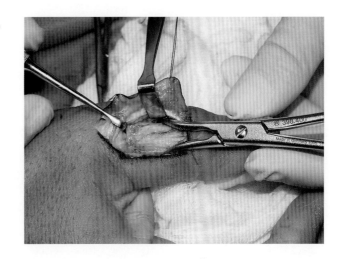

视频

视频 5-1-1　本视频演示拇指近节指骨的背外侧入路。

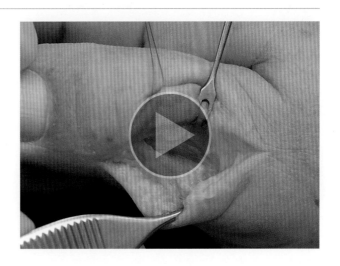

5 复位

牵引间接复位

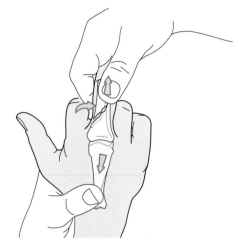

图 5-1-7 可行纵向牵引侧方挤压来复位骨折，长斜行骨折闭合复位后很少稳定，如果骨折复位后稳定则可考虑行保守治疗，必须透视下确认骨折的复位。

检查骨折

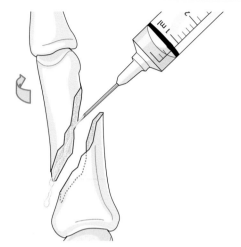

图 5-1-8 旋转手指，打开骨折间隙，冲洗骨折部位以利于观察，确定骨折的具体类型。这对于后期螺钉固定时避免钉尾过于靠近骨折线非常重要。

直接复位

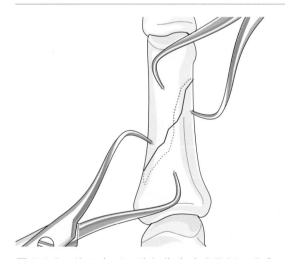

图 5-1-9 使用牵引手法复位失败或骨折不稳定时需行直接复位。间接复位失败的原因通常为伸肌装置嵌插在骨折间隙。使用手术放大镜有助于发现其他隐匿的骨折线。用点状复位钳轻柔地复位，需注意的是过度钳夹或可导致骨折块碎裂。

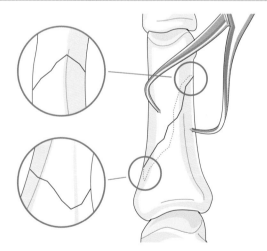

图 5-1-10 透视检查骨折复位情况，需确认每个骨折块的尖端均获得良好复位，否则可能存在旋转畸形。

临时固定

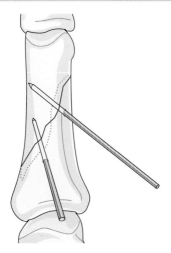 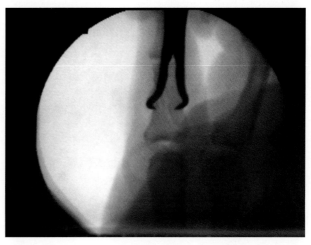

图 5-1-11　使用两枚克氏针或一枚克氏针结合复位钳临时固定骨折，克氏针钻过皮质骨时需使用生理盐水冲洗冷却，防止骨的热损伤。

图 5-1-12　点状复位钳维持复位，透视确认骨折复位情况。

6　固定

计划螺钉的正确置入位置

螺钉位置

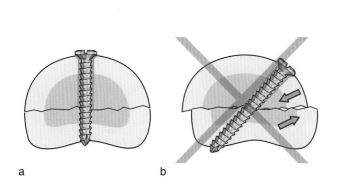

a

b

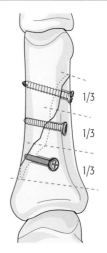

1/3

1/3

1/3

图 5-1-13 a、b.　螺钉应于骨折块中央并尽量垂直骨折面置入（a）。否则拧紧螺钉时可能导致骨折移位（b）。

图 5-1-14　如有可能需使用三枚螺钉来固定，螺钉之间距离需保持相等。避免靠近骨折块尖端置入螺钉，以防止骨折块碎裂。使用手术放大镜可发现隐匿的骨折线从而避免上述情况的发生。

两枚螺钉固定短斜行骨折

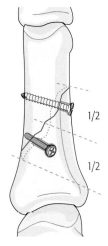

图 5-1-15　如果骨折线较短无法置入三枚螺钉，可均匀置入两枚螺钉来固定。

斜向测量

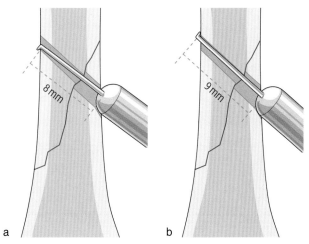

图 5-1-16 a、b.　对斜向钻孔行测深时，沿锐角侧或钝角侧测量的结果是不同的，差异与斜度成正比。应测量两者并取其长者，但是需注意螺钉太长可能导致对侧的软组织激惹。

螺钉长度问题

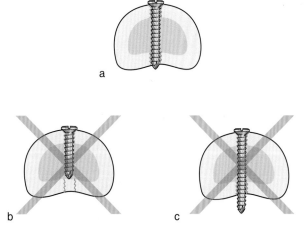

图 5-1-17 a~c.　确保使用正确长度的螺钉（a）。螺钉太短无法在对侧皮质获得有效的固定，自攻螺钉由于螺钉头部的几何形状，此问题更明显（b）。螺钉太长危及软组织，尤其是肌腱血管神经组织。使用自攻螺钉时，尖端锋利的自攻螺纹更具有危险性（c）。

骨干部位螺钉埋头处理

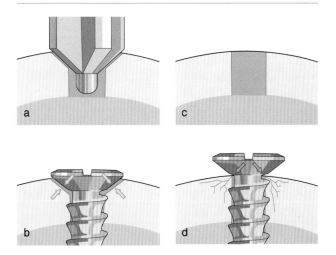

图 5-1-18 a~d.　螺钉埋头的 2 个重要原因。

a、b. 减少螺钉头部的软组织刺激。

c、d. 埋头处理可确保螺钉头部和骨有良好的接触，有利于局部应力的分散。

拉力螺钉钻孔

滑动孔和螺纹孔的处理方法包括：
· 先钻滑动孔
· 先钻螺纹孔

| **先钻滑动孔** | **先钻螺纹孔** |

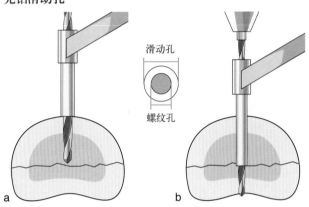

图 5-1-19 a、b.　在近侧皮质钻滑动孔，确保骨折复位良好，插入钻头导向套筒（a）。经过钻头导向套筒在对侧皮质钻螺纹孔（b）。如此操作可确保 2 个螺钉孔同轴，此为推荐方法。

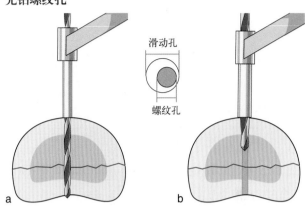

图 5-1-20 a、b.　用钻头对两侧皮质钻孔（a）。然后使用相应的更大一号的钻头对近侧皮质行扩孔处理来形成滑动孔（b）。此法通常用于小骨折块，其缺陷为两个螺钉孔可能不同轴。

钻第一个滑动孔

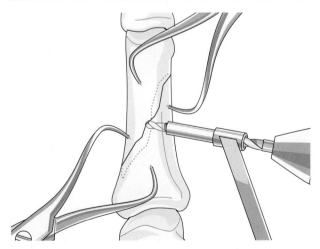

图 5-1-21　使用 1.5 mm（或 1.3 mm）钻头在近侧皮质钻滑动孔。过多的压力可能导致骨折块碎裂，如需置入3 枚螺钉，首先钻中间螺钉孔。

钻螺纹孔

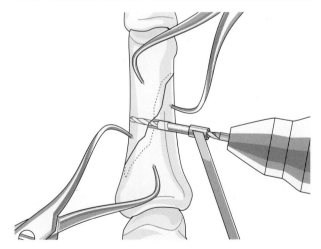

图 5-1-22　在滑动孔中插入钻头导向套筒，使用 1.1 mm钻头（如使用 1.3 mm 螺钉则用 1.0 mm 钻头）在对侧皮质钻孔，注意避免损伤软组织。

要点：钻头导向套筒

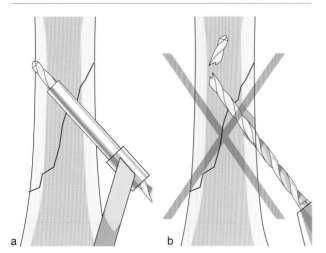

a b

图 5-1-23 a、b. 使用钻头导向套筒保护软组织，确保正确的钻孔部位（a），另外也有助于避免钻头倾斜时发生断裂（b）。

埋头

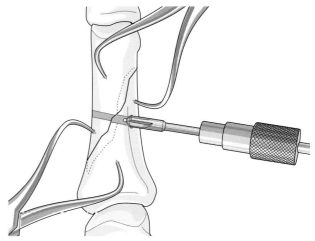

图 5-1-24 对滑动孔做埋头处理可以降低螺钉头和骨间的应力，并减少软组织激惹。埋头操作过程中不要使用动力工具。

测深

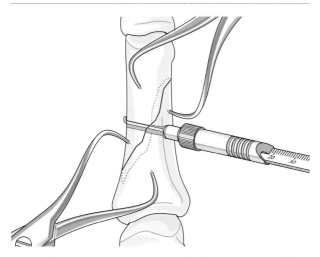

图 5-1-25 使用测深器测量所需螺钉的长度，对于斜行螺钉孔应测量钝角侧皮质。

置入第一枚螺钉

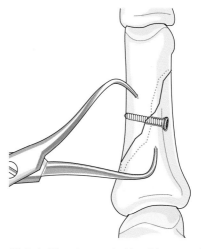

图 5-1-26 如果骨折块足够置入三枚螺钉，则置入第一枚拉力螺钉时小心拧紧。确保螺钉进入对侧皮质同时注意避免螺钉过长刺激软组织。此时骨折被加压。

小骨折块

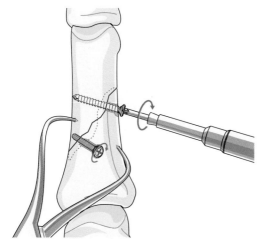

图 5-1-27 如果骨折块较小无法置入三枚螺钉，则暂时不拧紧第一枚螺钉，按同样的方法置入第二枚螺钉。交替拧紧两枚螺钉以避免骨折复位的丢失。

要点：骨折周边小螺钉

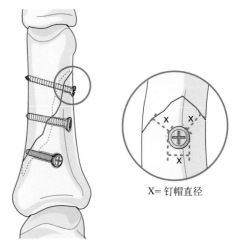

X= 钉帽直径

图 5-1-28 如果需靠近骨折块尖部置入螺钉固定，必须注意螺钉距骨折线的最小距离应等于钉帽的直径。

置入其余螺钉

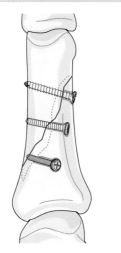

图 5-1-29 按上述同样方法置入其余螺钉，并交替拧紧。

拉力螺钉的应用

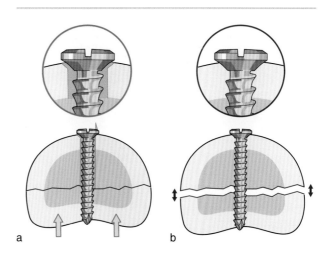

图 5-1-30 a、b. 注意正确使用拉力螺钉的方法，近端滑动孔，远端螺纹孔（a）。如果两侧皮质都是螺纹孔（位置螺钉），则螺钉只能维持骨折块的位置而无法产生骨折块间的加压（b）。

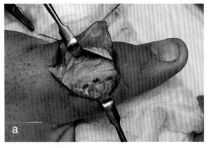
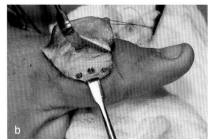
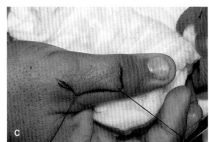
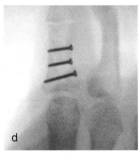
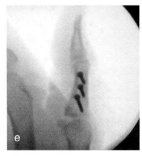

图 5-1-31 a~e. 于骨折线垂直置入三枚螺钉（a~c）。术中正位及侧位片显示螺钉固定后的骨折位置。

7 康复

术后处理

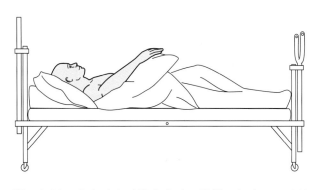

图 5-1-32 患者卧床时抬高患肢，维持手部高于心脏的水平，促进肿胀消退。行走时使用吊带固定手臂，使之高于心脏。

随访

术后 2~5 天换药。术后 10 天拆线，X 线检查确认无骨折再移位。

功能锻炼

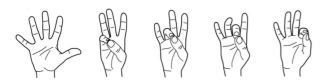

图 5-1-33　疼痛减轻、肿胀消退后逐步增强拇指的伸屈活动锻炼。必须向患者强调早期活动的重要性。整个康复过程应在理疗师的指导下进行。

支具

建议使用可拆卸保护支具。

8　预后

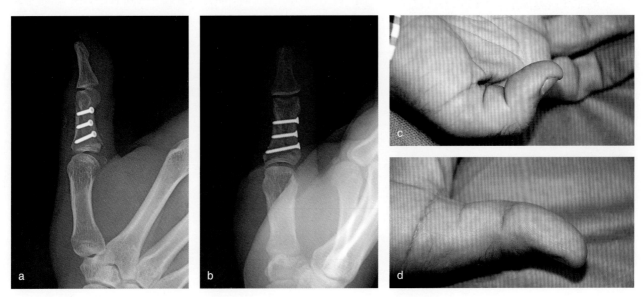

图 5-1-34 a~d.　术后 1 年影像学及临床结果，骨折解剖位愈合，功能完全恢复。

| 第 2 章 | **拇指近节指骨——Pilon 骨折，T 形 LCP 固定**
Thumb proximal phalanx—pilon fracture treated with an
LCP T-plage |

1 病例介绍

图 5-2-1 a、b. 20 岁男性，大学生，右手拇指冲压伤。斜位 X 线片显示拇指近节指骨关节面劈裂骨折。

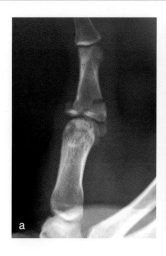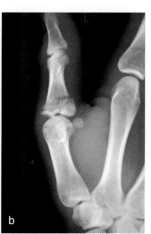

2 手术指征

图 5-2-2 a、b. 拇指近节指骨关节内骨折需行手术治疗以避免活动度丢失和创伤性关节炎发生。

关节面应获得解剖复位，对于粉碎的关节面塌陷骨折（Pilon 骨折），可从桡骨远端取骨填充干骺端的骨缺损，支撑关节面，以防止二期复位丢失。

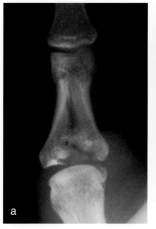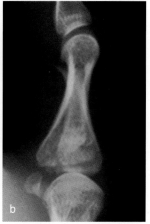

图 5-2-3 a、b. X 线片通常难以评估关节面的粉碎程度，建议使用 CT 检查。

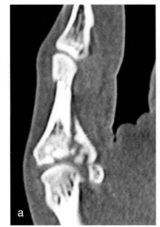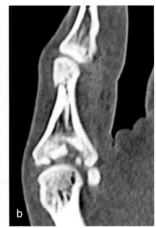

入路的选择

图 5-2-4 如果骨折线延伸至骨干，掌指关节切口应改良以便于切口远端延伸至指间关节。指间关节无需打开，注意避免剥离附着于骨折块的拇短伸肌腱止点。

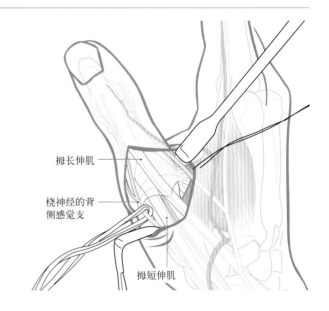

拇长伸肌

桡神经的背侧感觉支

拇短伸肌

3 术前计划

器械

患者准备及体位

- 2.0 LCP 手外科工具
- 点状复位钳
- 0.8 mm 或 1.0 mm 克氏针
- 骨刀
- 自体骨移植工具

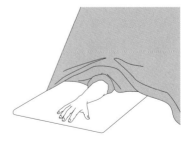

图 5-2-5 前臂旋前置于手外科手术台上，使用非消毒气囊止血带。酌情预防性使用抗生素。

4 手术入路

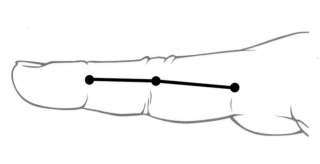

图 5-2-6 使用中轴入路（见第 1 篇第 2 章，近节指骨的中轴入路），本例为拇指近节指骨。

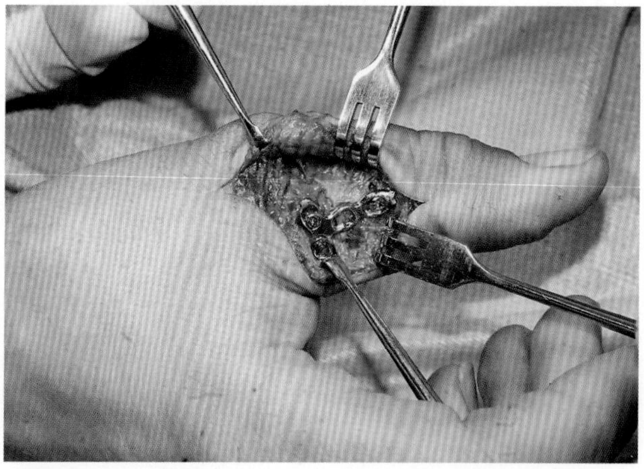

图 5-2-7 术中照片示经中轴入路行骨折复位内固定。

5 复位

关节面复位

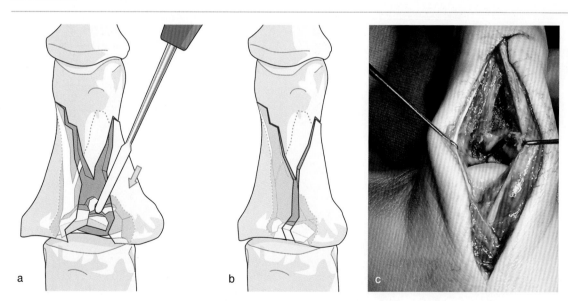

图 5-2-8 a~c. 使用骨膜剥离器或克氏针的钝头复位关节面骨折块。将第一掌骨头作为模板复位。

骨干复位

图 5-2-9 a、b. 使用点状复位钳复位骨干骨折，复位过程中要在直视下确认关节面骨折块没有移位。

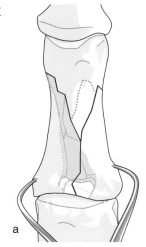
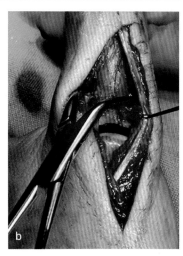

6 固定

关节面骨块固定

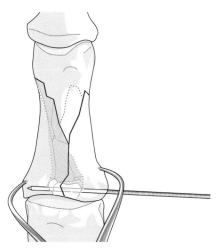

图 5-2-10 如果关节面骨块太小而无法使用螺钉固定，则可使用克氏针小心地固定。

植骨

骨干骨折复位固定后，对于干骺端的骨缺损应植骨填充支撑复位的关节面骨块，以及防止骨折继发移位。

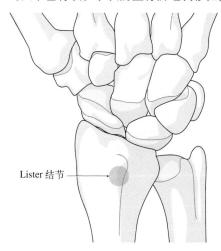

Lister 结节

图 5-2-11 从桡骨远端取骨。理想而安全的取骨部位为 Lister 结节近端。

取骨

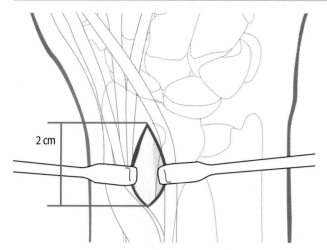

图 5-2-12　在 Lister 结节近端做 2 cm 长的纵行切口，将第二间室伸肌腱拉向桡侧，拇长伸肌腱拉向尺侧。

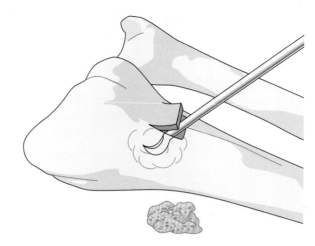

图 5-2-13　使用骨刀凿开方形区域的三边，以背侧皮质为铰链掀起皮质骨板，刮取松质骨后，将皮质骨板盖下，缝合骨膜和皮肤切口。

植骨

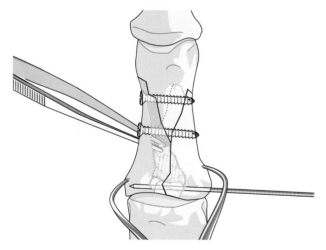

图 5-2-14　在关节面下方干骺端皮质开窗植入自体骨，最终固定可为拉力螺钉结合克氏针或 T 形钢板固定。

T 形钢板固定

T 形钢板固定的原则见第 2 篇第 1 章——T 形 LCP 内固定结合植骨治疗近节指骨基底部关节内骨折。

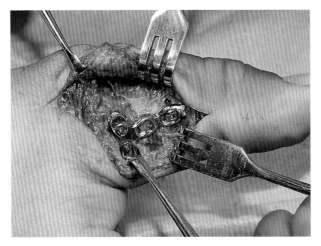

图 5-2-15　切开复位，桡骨远端取骨植骨，2.0 T 形 LCP 钢板固定。

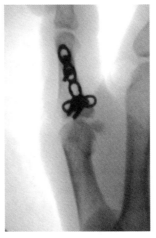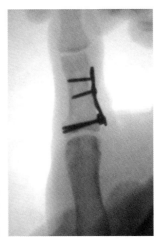

图 5-2-16 a、b.　术中 X 线片显示关节对位良好钉板固定稳定。

7　康复

术后处理

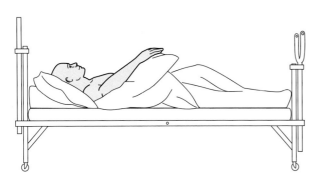

图 5-2-17　患者卧床时抬高患肢，维持手部高于心脏的水平，促进肿胀消退。行走时使用吊带固定手臂，使之高于心脏。

随访

术后 2~5 天换药。术后 10 天拆线，X 线检查确认无骨折再移位。

功能锻炼

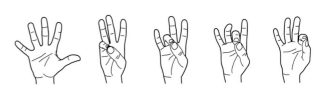

图 5-2-18　疼痛减轻、肿胀消退后逐步增强拇指的伸屈活动锻炼。必须向患者强调早期活动的重要性。整个康复过程应在理疗师的指导下进行。

8　预后

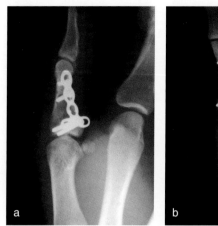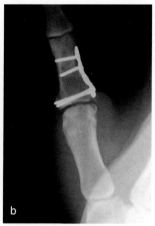

图 5-2-19 a、b.　术后 1 年随访，影像学检查显示关节面解剖复位。

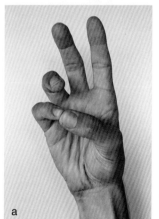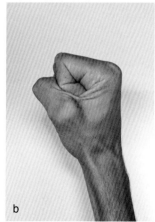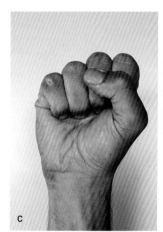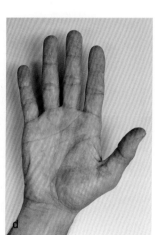

图 5-2-20 a~d.　功能恢复完全。

第 3 章 | 第一掌骨基底部——关节外骨折，LCP 髁钢板固定

Thumb metacarpal, base—extraarticular fracture treated with an LCP condylar plate

1 病例介绍

图 5-3-1 a~c.　17 岁男性，园丁，右侧优势手，斗殴时右手遭受直接暴力，2 天后就诊，正位及侧位 X 线片显示拇指掌骨基底部骨折伴 40° 成角畸形。

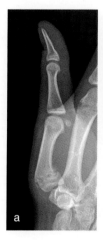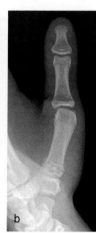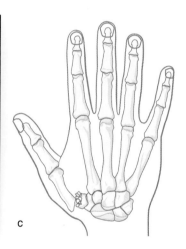

2 手术指征

图 5-3-2 a、b.　拇指掌骨基底部关节外骨折通常伴有屈曲畸形，掌侧骨块粉碎（Winterstein 骨折）。

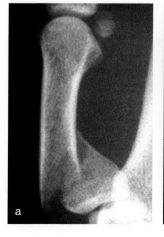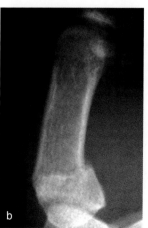

肌肉牵拉导致移位

图 5-3-3 鱼际肌的牵拉导致远端骨折块掌屈畸形。

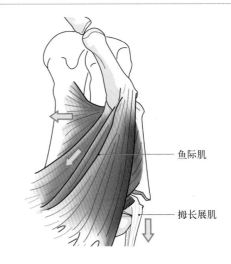

鱼际肌

拇长展肌

屈曲畸形

图 5-3-4 a、b. 如果屈曲畸形超过 30º，由于肌肉失衡，拇指的功能将受影响。内固定需获得解剖复位。

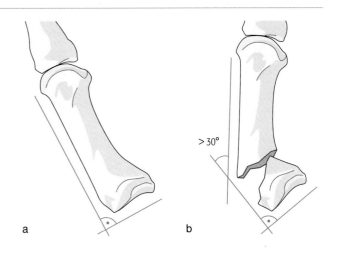

> 30°

a

b

掌侧粉碎导致的不稳定

图 5-3-5 如果使用普通钢板，需从桡骨远端取骨植骨，防止骨折延迟愈合、骨折二期移位及内固定失败。锁定加压钢板（LCP）具有角稳定性，可有效地防止骨折二期移位并无需植骨。

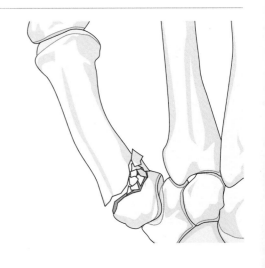

3　术前计划

器械

- 2.0 号手外科系统工具
- 2.0 号 LCP 髁部或 T 形接骨板
- 点状复位钳
- 0.8 mm 或 1.0 mm 克氏针

　　根据骨折的局部解剖特点选用不同尺寸的工具、设备及内固定材料。

患者准备及体位

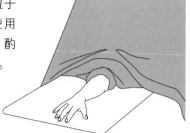

图 5-3-6　前臂旋前置于手外科手术台上，使用非消毒气囊止血带。酌情预防性使用抗生素。

4　手术入路

图 5-3-7　使用背侧入路（见第 1 篇第 16 章节，第一掌骨的背侧入路）。

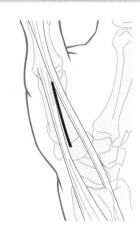

5　复位

借助钢板板间接复位

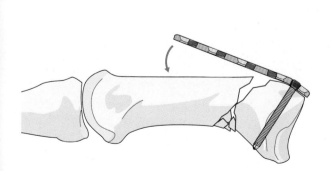

图 5-3-8　角稳定钢板与近端骨折块固定后可利用杠杆原理行骨折复位。

牵引复位

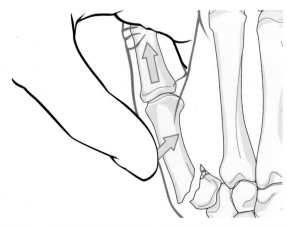

图 5-3-9　在使用普通钢板时，可对拇指行轴向牵引（徒手或使用指套），同时挤压骨干背侧来复位骨折。

临时固定

图 5-3-10　可使用一枚克氏针斜向临时固定骨折，透视确认骨折解剖复位后将 2.0 号 T 形 LCP 安放于第一掌骨背侧行锁定固定。

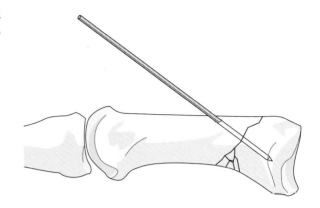

6　固定

钢板选择

图 5-3-11 a、b.　T 形钢板是理想的选择，比如 LCP 髁钢板（a）或 T 形 LCP（b）。该患者使用了 LCP 髁钢板，但下文展示的是 2.0 号 T 形 LCP 的应用。

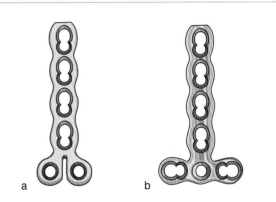

钢板处理及长度选择

图 5-3-12 a、b.　修剪或选择合适大小的 2.0 号 LCP 钢板，确保远端骨干至少有 2 枚螺钉固定。

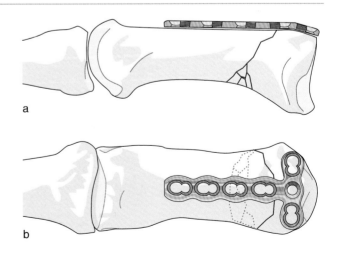

钢板塑形

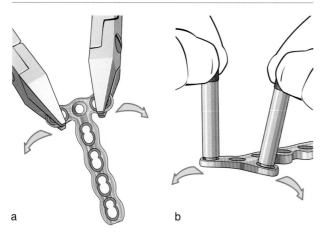

a   b

图 5-3-13 a、b. 需根据近端骨块形状使用折弯器对钢板精确塑形。使用折弯器夹住钉孔部位，在螺钉孔之间折弯钢板（a）或将套筒拧入锁定孔后折弯钢板，避免经钉孔折弯，以免损坏锁定机制（b）。

轻度折弯钢板

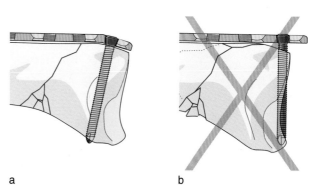

a   b

图 5-3-14 a、b. 轻度折弯钢板以防螺钉进入关节。但需注意避免过度折弯，因为对侧皮质的粉碎区域无法抵抗过度的压应力。

置入第一枚螺钉

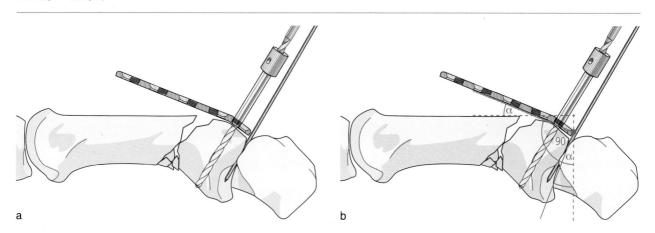

a   b

图 5-3-15 a、b. 用一枚细克氏针或皮下注射针头标记第一腕掌关节，将钢板安防于近端骨折块背侧，于外侧锁定孔拧入导向套筒。平行于标记克氏针（或针头）钻孔，避免螺钉进入关节，并在透视下确认。取下导向套筒，测量螺钉长度，拧入锁定螺钉但不完全拧紧（a）。

如使用间接复位技术，注意骨干背侧与钢板长臂所成角度应与骨折屈曲畸形的角度一致（b）。

钢板对位

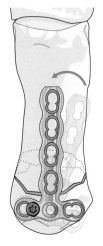

图 5-3-16　沿骨干长轴调整钢板位置。

置入近端第二枚螺钉

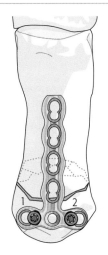

图 5-3-17　用相同的技术置入第二枚螺钉。注意必须使用钻头导向套筒来引导钻孔。

钢板翘压复位骨折

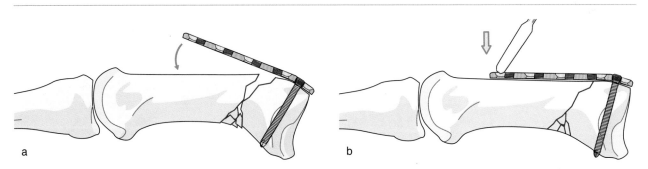

图 5-3-18 a、b.　用骨膜剥离器将钢板压向骨干骨折块，便可复位关节面骨折块的成角移位，检查背侧骨折线复位情况，透视确认骨折复位情况。

置入远端螺钉

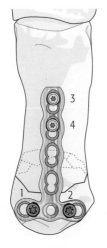

图 5-3-19 置入钢板最远端螺钉（3），此处骨皮质较厚，可使用普通螺钉。如果骨质疏松或有其他指征，也可使用锁定螺钉。使用相同的技术置入远端第二枚螺钉（4）。

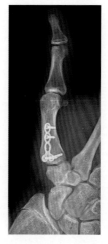

图 5-3-20 术后即刻 X 线片示钢板固定情况，此患者使用了 T 形髁部 LCP。

7 康复

术后处理

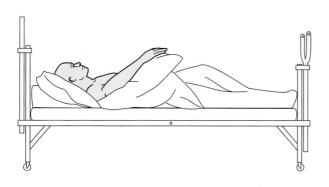

图 5-3-21 患者卧床时抬高患肢，维持手部高于心脏的水平，促进肿胀消退。行走时使用吊带固定手臂，使之高于心脏。

随访

术后 2~5 天更换辅料。术后 10 天拆线，摄片确认骨折无继发移位。

功能锻炼

图 5-3-22 疼痛减轻、肿胀消退后逐步增强拇指的伸屈活动锻炼。必须向患者强调早期活动的重要性。整个康复过程应在理疗师的指导下进行。

8 结果

图 5-3-23 a、b.　术后 9 个月 X 线片显示结果优良，患者拇指活动完全恢复并重返工作岗位。

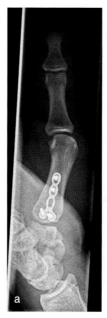
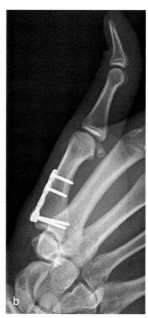

第 4 章	**第一掌骨基底部——Bennett 骨折，闭合复位经皮克氏针固定** Thumb metacarpal, base—Bennett fracture treated with closed reduction and percutaneos K-wire

1　病例介绍

图 5-4-1 a、b.　28 岁男性，护士，右拇掌骨基底闭合性骨折（右利手）。两张斜位 X 线片显示为小的 Bennett 骨折。

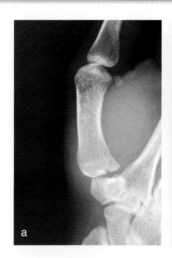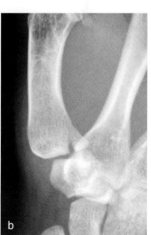

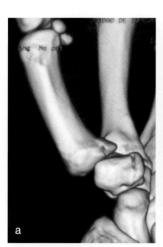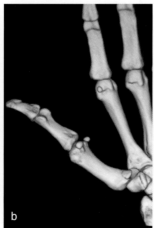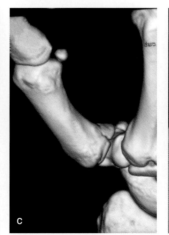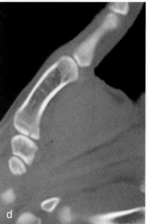

图 5-4-2 a~d.　另外还对骨折进行了二维和三维 CT 扫描。这些影像显示第一掌骨相对于大多角骨的半脱位。

2 手术指征

图 5-4-3 "Bennett"损伤是指第一腕掌关节的骨折半脱位。受伤机制为拇指屈曲时作用于第一掌骨上的轴向应力过大。

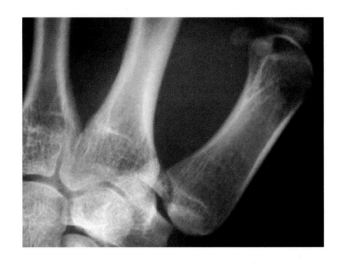

图 5-4-4 掌斜韧带将掌侧边缘骨折块维持在原解剖位置上。第一掌骨远端在拇收肌的作用下内收、旋后。在拇长展肌作用下，第一掌骨整体向近端移位。治疗的目的就是将第一腕掌关节复位并重建其关节面。

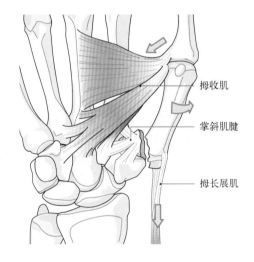

拇收肌

掌斜肌腱

拇长展肌

治疗方法

对于此类损伤，可选用的治疗方法很多：
· 保守治疗，适用于无移位骨折
· 闭合复位内固定，适用于可复位骨折
· 切开复位内固定，适用于无法闭合复位的骨折

切开复位内固定还适用于要求较高的患者，以及需要立即恢复全范围活动功能的患者。但是，切开复位内固定只有在前方边缘骨折块足够大，能够使用内固定时（大于关节面的 20%）才可采用。

3　术前计划

器械

- 1.2 mm 或 1.6 mm 克氏针
- 点状复位钳
- C 臂机

患者准备及体位

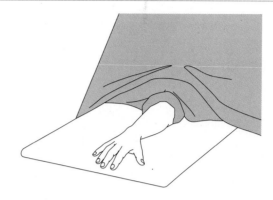

图 5-4-5　前臂旋前置于手外科手术台上，使用非消毒气囊止血带。酌情预防性使用抗生素。

4　手术入路

此类患者不做开放手术。

5　复位

图 5-4-6　复位需要一系列手法：
- 轴向牵引
- 掌骨旋前
- 第一掌骨基底按压

透视确认关节面是否复位。

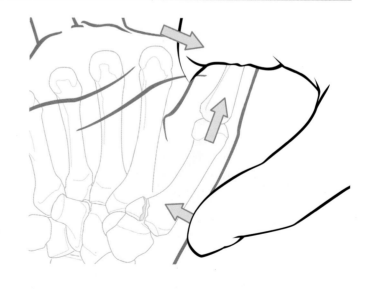

6 固定

内固定

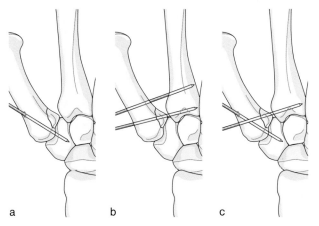

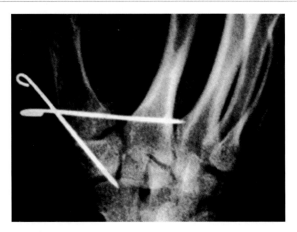

图 5-4-7 a~c. 大多数 Bennett 骨折可采用闭合复位内固定进行治疗。内固定的方式也多种多样。最常用的是以下几种:

a. 将第一掌骨基底与大多角骨贯穿固定。

b. 将第一掌骨基底与第二掌骨贯穿固定。

c. 上述两者的结合。

图 5-4-8 可使用 1.2 mm 或 1.6 mm 克氏针。针尾可埋置皮下,或者留置皮肤外。

技巧:钝性分离以保护软组织

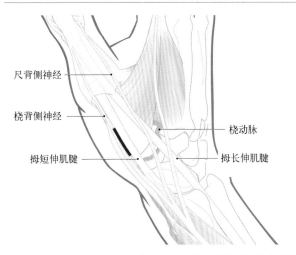

尺背侧神经

桡背侧神经

桡动脉

拇短伸肌腱

拇长伸肌腱

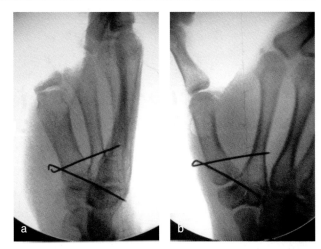

图 5-4-9 插入克氏针之前,先在第一掌骨基底背侧做一 1 cm 长的皮肤切口。钝性分离,保护桡神经皮支和肌腱。皮神经损伤后将形成痛性神经瘤。手术结束前必须行 X 线检查确认关节面已解剖复位。透视不足以做出最终评估。如果未能解剖复位,则转为开放手术。

图 5-4-10 a、b. 术后即刻的正位和侧位影像。使用了 2 枚 1.2 mm 克氏针。一枚固定第一、二掌骨,另一枚固定第一掌骨和大多角骨。

7 康复训练

术后处理

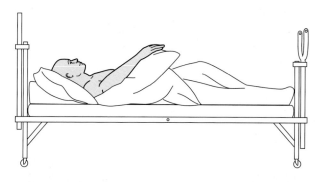

图 5-4-11 患者卧床时抬高患肢，维持手部高于心脏的水平，促进肿胀消退。行走时使用吊带固定手臂，使之高于心脏。

夹板固定

强烈推荐早期使用夹板或管型石膏固定，防止患者拇指活动过多而导致克氏针断裂。6 周后拔除克氏针。去除夹板或石膏后，必须开始功能锻炼。

随访

术后 2~5 天换药。10 天后拆线，并行 X 线检查确认没有发生继发移位。

功能锻炼

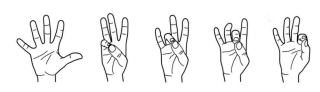

图 5-4-12 疼痛减轻、肿胀消退后逐步增强拇指的伸屈活动锻炼。必须向患者强调早期活动的重要性。整个康复过程应在理疗师的指导下进行。

8 预后

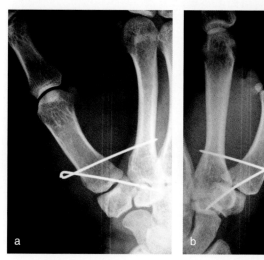
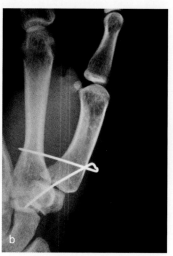

图 5-4-13 a、b. 骨折固定后 6 周，克氏针取出前的正侧位 X 线片。

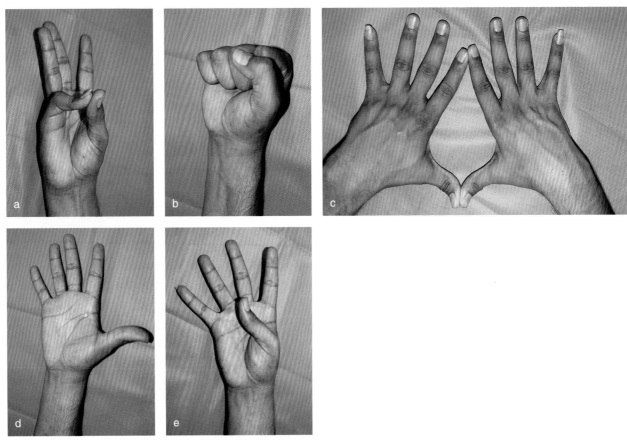

图 5-4-14 a~e.　6 个月时的拇指照片，可见其功能及虎口均已完全恢复正常。

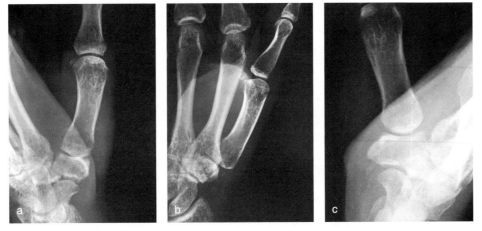

图 5-4-15 a~c.　拇指的正斜位 X 线片显示骨折愈合，关节面恢复解剖关系。

| 第 5 章 | **第一掌骨基底部——Bennett 骨折，拉力螺钉固定** |

Thumb metacarpal, base—Bennett fracture treated with lag screws

1　病例介绍

图 5-5-1 a、b.　30 岁女性，从马上跌落后左侧非优势侧拇指骨折。2 张斜位 X 线片显示大的 Bennett 骨折块。

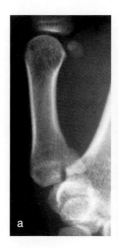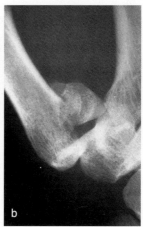

2　手术指征

图 5-5-2　Bennett 损伤是指第一腕掌关节的骨折半脱位。受伤机制为拇指屈曲时作用于第一掌骨上的轴向应力过大。

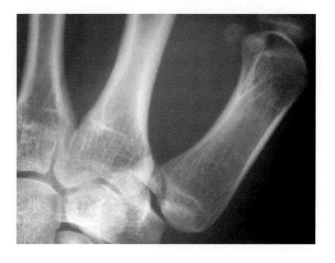

图 5-5-3 掌斜韧带将掌侧边缘骨折块维持在原解剖位置上。第一掌骨远段在拇收肌的作用下内收、旋后。在拇长展肌作用下，第一掌骨整体向近端移位。治疗的目的就是将第一腕掌关节复位并重建其关节面。

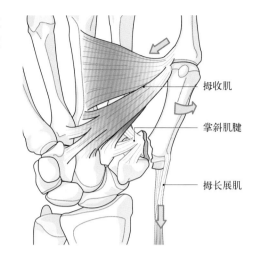

拇收肌

掌斜肌腱

拇长展肌

治疗方法

对于此类损伤，可选用的治疗方法很多：
- 保守治疗，适用于无移位骨折
- 闭合复位内固定，适用于可复位骨折
- 切开复位内固定，适用于无法闭合复位的骨折

切开复位内固定还适用于要求较高的患者，以及需要立即恢复全范围活动功能的患者。但是，切开复位内固定只有在前方边缘骨折块足够大，能够使用内固定时（大于关节面的 20%）才可采用。

累及区域

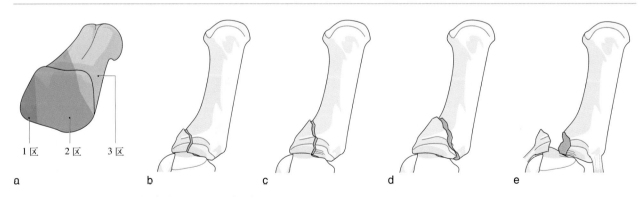

a   b   c   d   e

1 区   2 区   3 区

图 5-5-4 a~e. Buchler 提出的 Bennett 骨折分区。
a. 第一掌骨可能受累的关节面可分为 3 块区域，中间区域最可能为承重区。
b. 小的斜行骨折块。
c. 较大的剪切性骨折，可能存在压缩。
d. 长斜行骨折，关节面极少受累。
e. 潜在半脱位，也可能伴有关节面的压缩。

骨折块固定

根据掌侧边缘骨折块的大小，可选用螺钉结合克氏针或者两枚螺钉固定。

螺钉结合克氏针

图 5-5-5 a、b. 如果掌侧骨折块累及的关节面小于 1/3，使用一枚螺钉加一根克氏针。

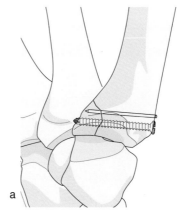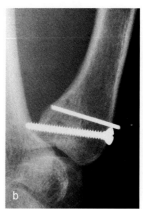

2 枚空心钉

图 5-5-6 a~c. 如果骨折块超过关节面的 1/3，则使用两枚螺钉。

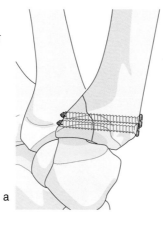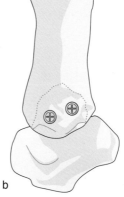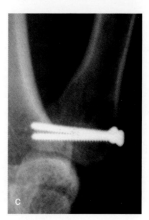

3 术前计划

器械

- 1.5 或 2.0 号标准手外科工具
- 点状复位钳
- 1.0 mm 或 1.2 mm 克氏针
- C 臂机

系统、工具及内植物的尺寸可根据解剖而变。

患者准备及体位

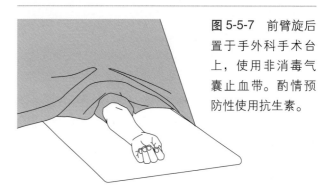

图 5-5-7 前臂旋后置于手外科手术台上，使用非消毒气囊止血带。酌情预防性使用抗生素。

4 手术入路

小 Bennett 骨折

图 5-5-8 对于小 Bennett 骨折，一般选取桡掌侧入路（见第 1 篇第 14 章，拇指基底部的桡掌侧入路）。

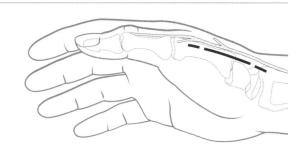

大 Bennett 骨折

图 5-5-9 a、b. 对于类似该患者的较大的 Bennett 骨折，可采用桡掌侧的弧形入路。

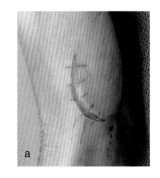
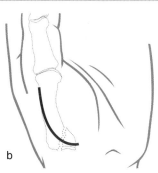

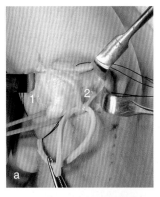
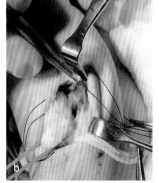
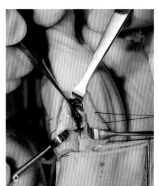
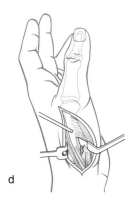

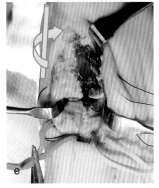

图 5-5-10 a~e. 该患者采用弧形切口。

a. 拇长展肌（1）；桡神经浅支终末支（2）。

b. 骨膜下牵开鱼际肌。

c. 切开关节囊，显露骨折。

d. 入路简图。

e. 将第一掌骨旋后，显露骨折。

5　小骨折块的复位

探查关节

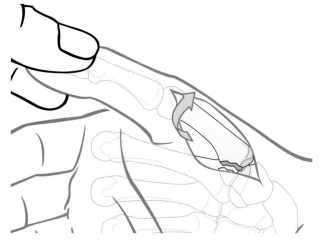

图 5-5-11　牵引拇指并旋后可以帮助明确骨折的实际形状以及螺钉的置入部位。冲洗骨折面以更好地显露。

复位骨折

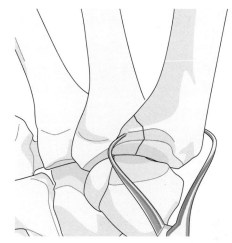

图 5-5-12　将第一掌骨旋前可复位骨折，点状复位钳维持复位。注意不能过度用力钳夹，以免造成进一步骨折。直视下检查确认关节面是否解剖复位，必要时加以调整。

克氏针

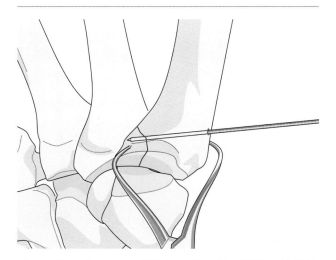

图 5-5-13　用 1.2 mm 克氏针固定骨折。透视确认复位情况和克氏针位置。

可用方法：骨钩

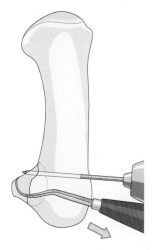

图 5-5-14　还可使用小骨钩（或锐口牙科撬）复位骨折，并用 1.2 mm 克氏针固定。

6 大骨折块的切开复位

由内向外钻孔

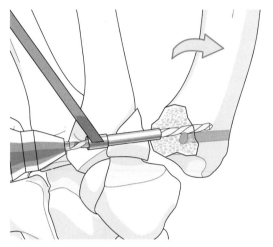

图 5-5-15 对于掌侧骨折块大的患者，使用两枚螺钉固定。复位前，将掌骨旋后，从骨折面向外钻出 2 个滑动孔，可使拉力螺钉的位置更为精确，垂直于骨折面且在骨折块中均匀分布。

复位骨折

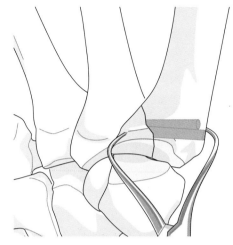

图 5-5-16 钻好滑动孔后，将掌骨旋前，复位骨折，并以点状复位钳维持。直视并透视确认关节面复位情况。

7 小骨折块的固定

钻拉力螺钉孔

图 5-5-17 a、b.　使用 1.5 mm 钻头穿过 2 个骨块钻螺纹孔。如用非自攻螺钉，此时需要攻丝（a）。然后使用 2.0 mm 钻头扩大近侧的钉道，形成滑动孔（b）。只要扩大近侧钉道最初的几毫米即可。如果滑动孔扩展到掌侧边缘骨折块，则无法实现加压。当掌侧骨折块更小时，则需使用 1.5 mm 螺钉（1.1 mm 螺纹孔，1.5 mm 滑动孔）。

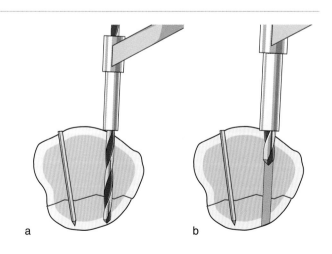

置入拉力螺钉

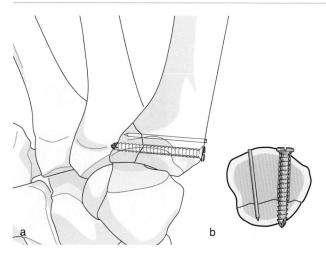

图 5-5-18 a、b.　置入拉力螺钉，小心拧紧。固定方式为骨折块间加压。

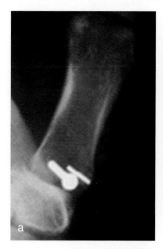
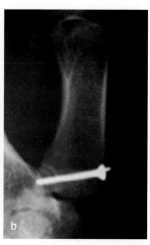

图 5-5-19 a、b.　透视确认位置和稳定性。还要直视下评估固定的稳定性。在皮下骨皮质表面剪断克氏针。如将克氏针折弯则可能引起骨折移位。

8　大骨折块的固定

钻拉力螺钉孔

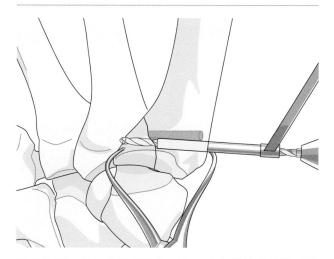

图 5-5-20　对于大骨折块的固定，在之前钻出的滑动孔内插入导向套筒，用 1.5 mm 钻头经套筒钻出螺纹孔。

置入拉力螺钉

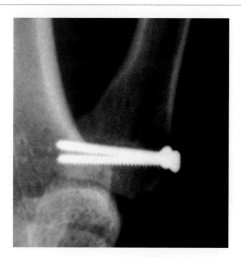

图 5-5-21　置入两枚 2.0 mm 自攻螺钉，交替拧紧。松开复位钳。透视确认位置和稳定性。并在直视下评估固定的稳定性。

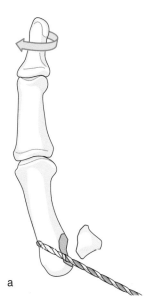
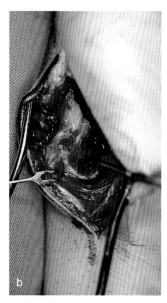
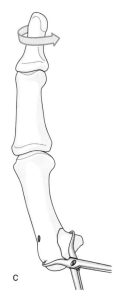
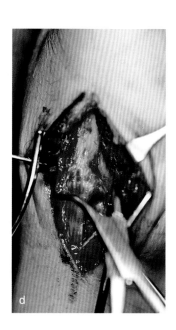

图 5-5-22 a~d. 该患者的操作步骤：复位及滑动孔。

a、b. 复位前，将第一掌骨旋后。使用 2.0 mm 钻头从骨折处向背侧中心钻出滑动孔。

c、d. 将掌骨旋前，骨折复位，以点状复位钳维持。

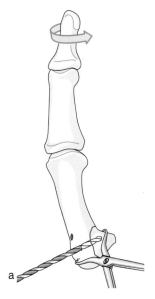
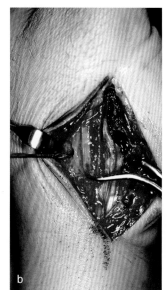
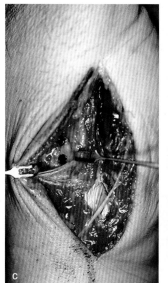
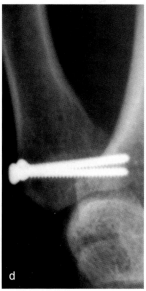

图 5-5-23 a~d. 该患者的操作步骤：左手第一掌骨置入螺钉。

a、b. 用 1.5 mm 钻头钻出螺纹孔。

c、d. 然后置入两枚 2.0 mm 螺钉。

失误：复位不全

图 5-5-24 关节面压缩可能是复位不全的原因。

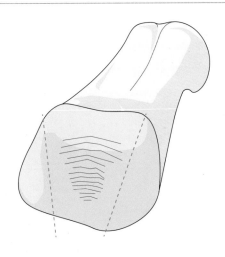

失误：剪切应力

图 5-5-25 a~c. 劈裂骨折固定后要能对抗剪切应力。如果有骨折粉碎区，可能导致大的 Bennett 骨折块移位。此时需要考虑采用角稳定钢板固定，如 2.0 LCP 髁钢板。

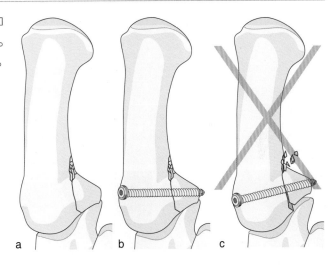

a   b   c

视频

视频 5-5-1   2.0 mm 拉力螺钉固定 Bennett 骨折，包括由内向外的钻孔技术。

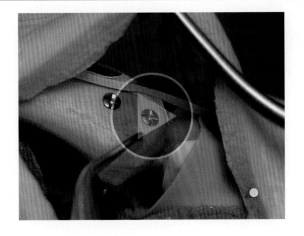

9 康复

术后处理

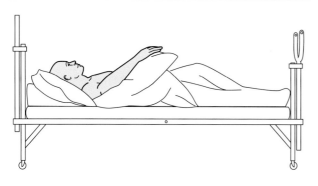

图 5-5-26　患者卧床时抬高患肢，维持手部高于心脏的水平，促进肿胀消退。行走时使用吊带固定手臂，使之高于心脏。

夹板固定

保护性夹板固定 4~6 周，患处无不适即可开始主动活动。

随访

术后 2~5 天换药。10 天后拆线，并行 X 线检查确认没有发生继发移位。

功能锻炼

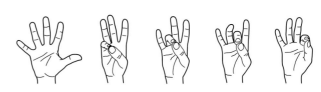

图 5-5-27　疼痛减轻、肿胀消退后逐步增强拇指的伸屈活动锻炼。必须向患者强调早期活动的重要性。整个康复过程应在理疗师的指导下进行。

10 预后

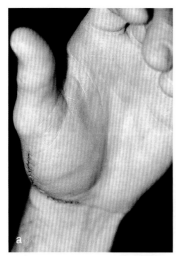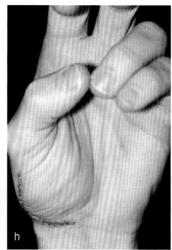

图 5-5-28 a、b.　术后 2 周和 6 周时复查 X 线片。术后 10 天活动良好，最终完全恢复功能。

第6章 第一掌骨基底部——关节内三部分骨折（Rolando 骨折），T 形 LCP 固定

Thumb metacarpal, base—Rolando three-part articular
fracture treated with an LCP T-plate

1 病例介绍

图 5-6-1 a~c. 21 岁男性，足球运动员，摔伤右手导致第一掌骨基底部关节内三部分骨折。正侧位片与示意图可见三部分骨折。

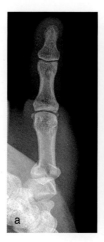
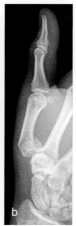
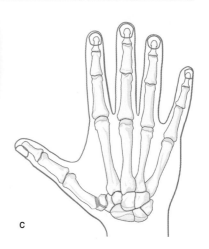

2 手术指征

图 5-6-2 a、b. Rolando 骨折是指第一掌骨基底部关节内三部分骨折。无论是 T 形骨折，还是 Y 形骨折，既可以发生在冠状面，也可以发生在矢状面。其发生机制是施加于第一掌骨基底的轴向应力导致了关节面的压缩。现今 Rolando 骨折通常用于描述第一掌骨基底有多个骨块的关节内骨折。

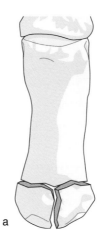
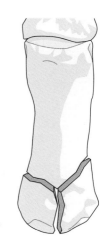

图 5-6-3 a、b. 干骺端和关节内的粉碎情况往往要比 X 线片上显示的更为严重。只有通过充分地牵引，才能使这些骨块更好地显现出来。拍摄术前 CT 和牵引下的 X 线片是明智的决定。切开复位内固定是治疗这类骨折的首选方法。

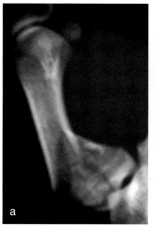
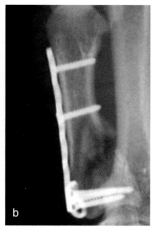

3 术前计划

器械

- 2.0 LCP 工具
- 2.0 mm 或 2.4 mm 螺钉
- 1.2 mm 或 1.6 mm 克氏针
- 点状复位钳
- C 臂机

系统、设备和内植物材料的选择根据解剖有所变化。

患者准备与体位

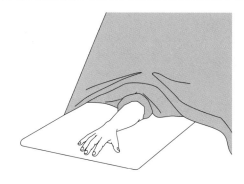

图 5-6-4 前臂旋前置于手外科手术台上，使用非消毒气囊止血带。酌情预防性使用抗生素。

4 手术入路

图 5-6-5 手术采用背侧入路（见第 1 篇第 16 章，第一掌骨基底部背侧入路）

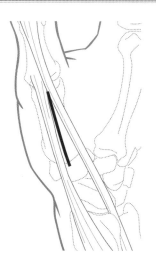

5 复位

关节骨折块的临时固定

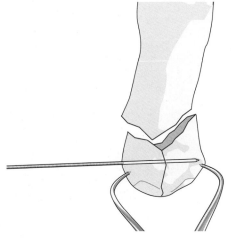

图 5-6-6 使用点状复位钳临时固定第一掌骨基底部关节内骨块。在直视下或透视下确认复位情况。垂直于骨折平面打入克氏针临时固定，以达到结构稳定。放置钢板时就可松开复位钳，克氏针能起到临时固定的作用。

牵引

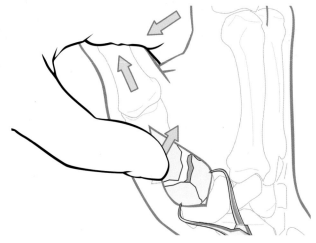

图 5-6-7 使用复位钳固定关节面骨块后，轴向牵引同时向远端骨块背侧施压使骨干骨块靠近关节骨块，完成复位。

骨干的临时固定

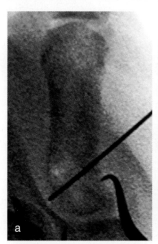
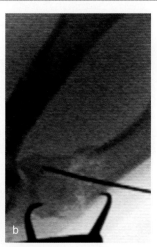

图 5-6-8 a、b. 克氏针固定骨干与基底部，透视下确认关节面形态、匹配程度以及解剖复位情况。有限的关节囊切开可以帮助观察关节面情况。

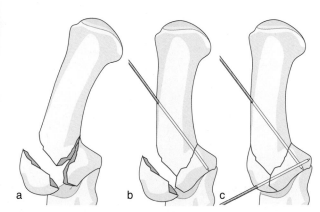

图 5-6-9 a~c. 借助克氏针复位

a. 骨折类型：矢状面 Y 形骨折。

b、c. 复位一个关节骨块后，用 1.2 mm 克氏针将其临时固定于第一掌骨干，然后复位第二个关节骨块，再用第二枚 1.2 mm 克氏针固定。

复位的选择

图 5-6-10 a~c. 尤其是在冠状面上出现 Y 形劈裂时，可以选择不同的复位方式。

a. 冠状面骨折。

b. 使用点状复位钳同时复位 2 个关节骨块。

c. 置入 2.0 mm 或 2.4 mm 拉力螺钉，或 1.2 mm 克氏针固定。

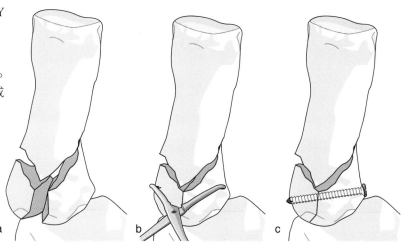

6 固定

钢板的选择与准备

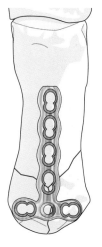

图 5-6-11 T 形钢板是最好的选择。如果伴有干骺端的粉碎骨折，2.0 LCP 是最佳选择。如果使用传统的非锁定钢板，必须从桡骨远端取骨植骨于骨折断端。

钢板长度

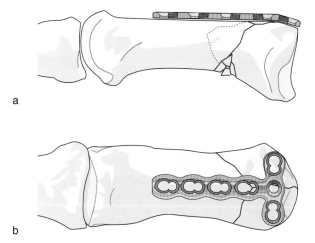

图 5-6-12 a、b. 选择或修剪锁定加压钢板，以保证远端骨干有两枚螺钉固定。

钢板塑形

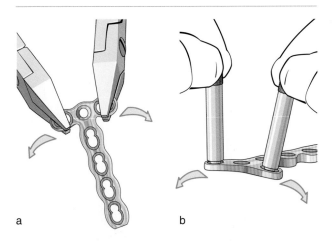

a   b

图 5-6-13 a、b. 需根据近端骨块形状使用折弯钳对钢板精确塑形。使用折弯钳夹住钉孔部位，在螺钉孔之间折弯钢板（a）或将套筒拧入锁定孔后折弯钢板，避免经钉孔折弯，以免损坏锁定机制（b）。

轻度折弯钢板

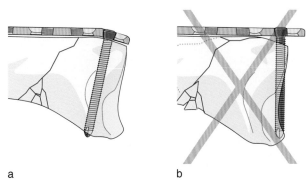

a   b

图 5-6-14 a、b. 轻度折弯钢板以防螺钉进入关节。但需注意避免过度折弯，因为对侧皮质的粉碎区域无法抵抗过度的压应力。

钢板固定

图 5-6-15 a、b. 在钢板横部钉孔的中央拧入导向套筒，然后将塑形后的钢板放在掌骨的背侧。通过导向套筒向掌骨基底部打入一枚克氏针，要避免克氏针打在骨折线上。克氏针可因不同的骨折形态选择不同的钉孔置入。透视下确认克氏针位置，确保关节面没有被穿透。

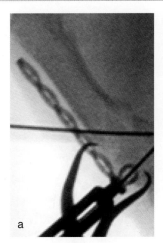
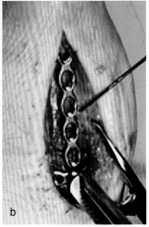

a   b

置入近端螺钉

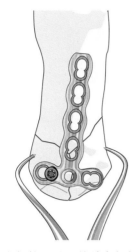

图 5-6-16　在基底部拧入第一枚锁定螺钉，去除克氏针和导向套筒。

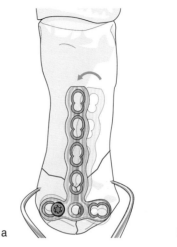
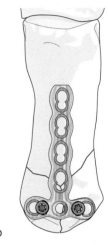

图 5-6-17 a、b.　沿着骨干长轴调整钢板位置（a），然后打入第二枚锁定螺钉固定另一个关节骨块（b）。

置入远端螺钉

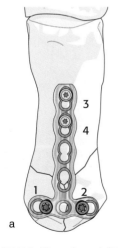
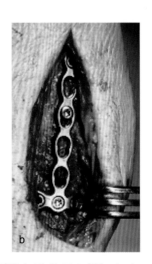

图 5-6-18 a、b.　在钢板最远端的钉孔处置入螺钉（3），这枚螺钉因为固定皮质骨可以是普通螺钉。对于骨质疏松患者或其他的一些情况，可以选择锁定螺钉。钻孔时要使用导向套筒。采用同样的技术打入第二枚远端螺钉（4）。

酌情处理

钢板横部的中间孔通常不用螺钉固定，在必要时可置入螺钉以增加稳定性，但螺钉不能进入骨折线。

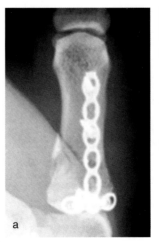
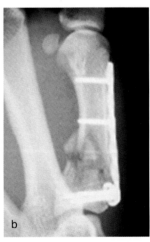

图 5-6-19 a、b.　在操作结束前，确认螺钉位置、掌骨的力线以及关节面的复位情况。

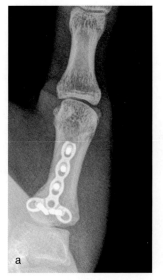
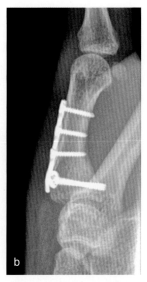

图 5-6-20 a、b.　　患者的正、侧位片显示骨折解剖复位并愈合,锁定加压钢板在位。

视频

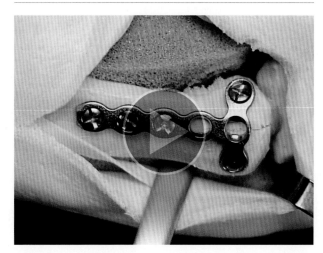

视频 5-6-1　　使用 T 形锁定加压钢板治疗 Rolando 骨折。

7　康复

术后处理

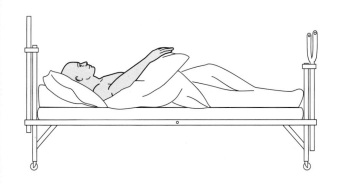

图 5-6-21　　患者卧床时抬高患肢,维持手部高于心脏的水平,促进肿胀消退。行走时使用吊带固定手臂,使之高于心脏。

随访

2~5 天后更换敷料,10 天后拆线。摄片确认没有继发性移位发生。

功能锻炼

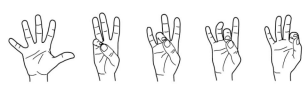

图 5-6-22　　疼痛减轻、肿胀消退后逐步增强拇指的伸屈活动锻炼。必须向患者强调早期活动的重要性。整个康复过程应在理疗师的指导下进行。

8 预后

图 5-6-23 术后 9 个月随访时，功能和活动度完全恢复，患者重新从事体育运动。

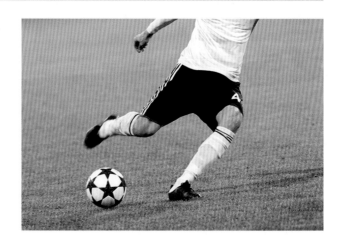

| 第 7 章 | # 第一掌骨基底部——关节内多块骨折，外固定支架固定
Thumb metacarpal, base—multifragmentary articular fracture treated with an external fixator |

1 病例介绍

图 5-7-1 a~c. 44 岁，体力劳动者，摔倒致左拇指掌骨基底部关节内多骨块骨折。X 线斜位片显示关节面内多个骨块且伴有压缩。示意图进一步显示了骨折的严重程度。

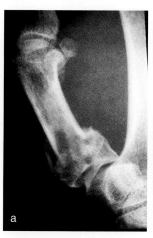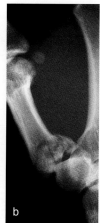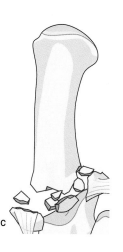

2 手术指征

图 5-7-2 切开复位对于治疗复杂的关节内骨折很有必要。术中牵引对复位至关重要。但如果有太多小骨折块，就不适合采用内固定，因为这样会增加骨块坏死的风险，而且固定小骨块的技术难度也非常大。对于这类骨折，应采用适当牵引下的外固定支架来维持关节面的复位，恢复拇指长度。干骺端有缺损时，植骨是必需的。

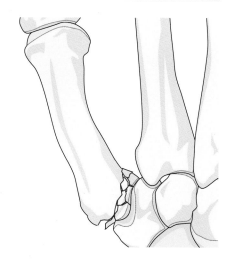

影像学诊断

图 5-7-3 拇指牵引下拍摄 X 线片或 CT 来确认骨折类型。

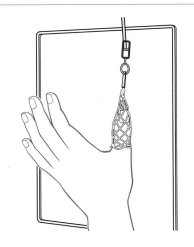

3 术前计划

器械

- 微型外固定支架
- 微型撑开器
- 点状复位钳
- 0.8 mm 或 1.2 mm 克氏针
- 自体骨移植器械
- C 臂机

患者准备与体位

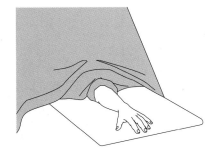

图 5-7-4 前臂旋前置于手外科手术台上，使用非消毒气囊止血带。酌情预防性使用抗生素。

4 手术入路

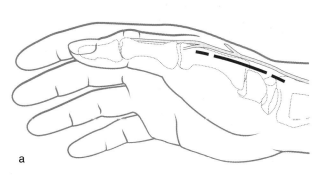

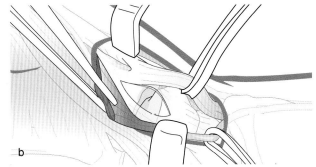

图 5-7-5 a、b. 手术采用桡掌侧入路（见第 1 篇第 14 章，第一掌骨基底部的桡掌侧入路）（a）。这一入路结合腕掌关节关节囊的切开（b），有利于关节面的复位。

5　复位

撑开

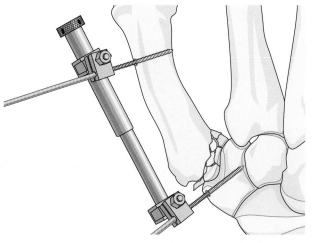

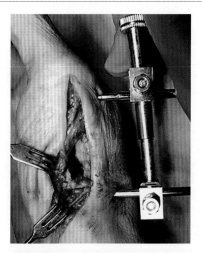

图 5-7-6　建议使用微型撑开器，也可以使用微型外固
定支架来撑开。

图 5-7-7　撑开腕掌关节。

撬起压缩骨折块

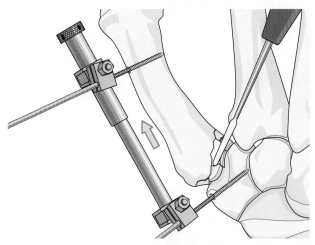

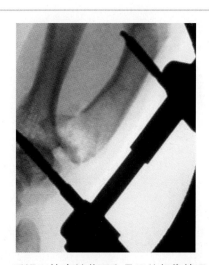

图 5-7-8　撬起压缩的关节骨块。撑开后，以大多角骨
的关节面为模板，使用骨膜剥离器向大多角骨的方向推
压骨块。

图 5-7-9　透视下检查关节面和骨干的复位情况。

6 固定

植骨

图 5-7-10　从桡骨远端取骨，理想而安全的区域是 Lister 结节的近端。

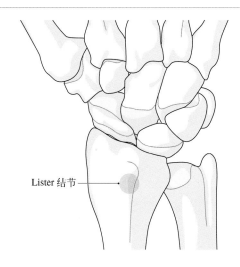

Lister 结节

取骨

图 5-7-11　在 Lister 结节近端做一个长 2 cm 的切口，向桡侧牵开第二间室内的肌腱，向尺侧牵开拇长伸肌。

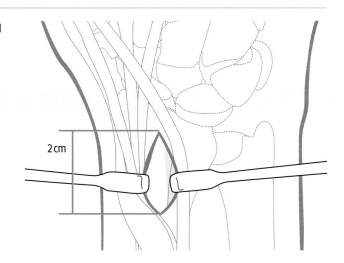

2 cm

图 5-7-12　用骨凿凿开一个正方形的 3 个边，形成一个背侧骨皮质瓣。取松质骨后，合上盖子，缝合骨膜和皮肤切口。

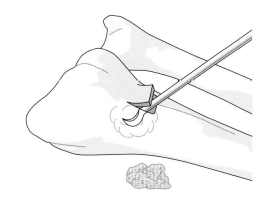

植骨

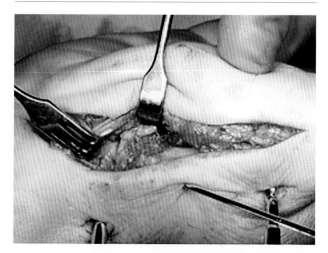

图 5-7-13　植骨填充干骺端软骨下的骨缺损。

更换为外固定支架固定

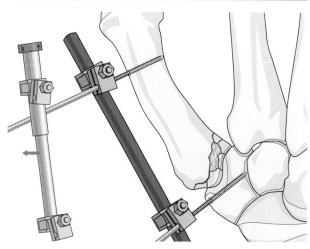

图 5-7-14　在位于手与牵开器之间的位置，使用夹钳把外固定支架的杆与针相连接。当外固定支架能起到撑开作用时，就可以去除撑开器。

酌情处理：额外的克氏针

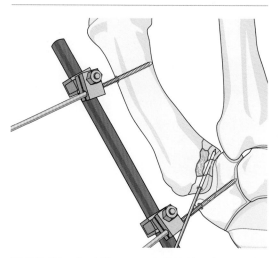

图 5-7-15　克氏针可用于大的骨块之间的固定，也可以用于跨关节固定以提高稳定性。

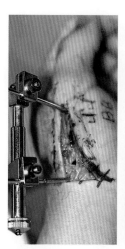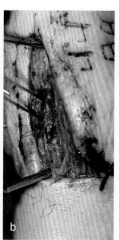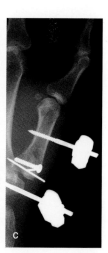

图 5-7-16 a~c.　微型撑开器的一端用针固定在第一掌骨，另一端固定在大多角骨。撑开后植骨，用克氏针和螺钉固定。针留在原位，使用外固定支架的杆和夹钳进行连接。使用钝性分离来保护软组织。

7 康复

术后处理

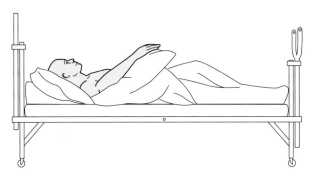

图 5-7-17 患者卧床时抬高患肢，维持手部高于心脏的水平，促进肿胀消退。行走时使用吊带固定手臂，使之高于心脏。

随访

2~5 天后更换敷料，10 天后拆线。摄片确认没有继发性移位发生。

支架去除和功能锻炼

术后 4~6 周去除外固定支架，6 周去除克氏针后开始渐进的功能锻炼。

8 结果

图 5-7-18 术后 2、4、6 周分别摄片，功能得到完全恢复，患者继续从事体力劳动。

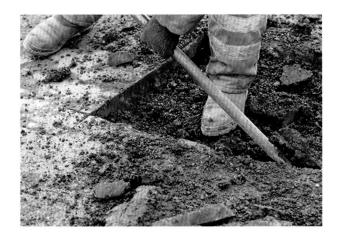

第 8 章	**第一掌骨基底部——骨折畸形愈合，截骨、LCP 固定**
	Thumb metacarpal, base—malunion treated with osteotomy and LCP

1　病例介绍

图 5-8-1 a~c.　男性，15 岁学生，右侧优势手的第一掌骨基底骨折畸形愈合。正侧位片提示第一掌骨基底部明显畸形。

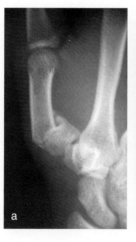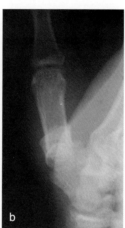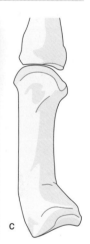

2　手术指征

图 5-8-2 a、b.　第一掌骨基底部的关节外骨折常表现为屈曲畸形并伴掌侧粉碎（Winterstein 骨折）。

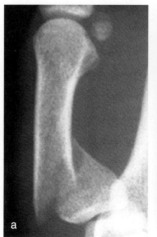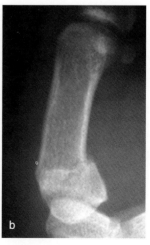

肌肉牵拉造成骨折移位

图 5-8-3 鱼际肌的牵拉导致远端骨块向掌侧移位。

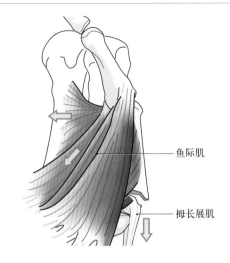

鱼际肌

拇长展肌

屈曲畸形

图 5-8-4 a、b. 如果屈曲畸形大于 30°，会造成肌力不平衡，导致拇指功能障碍。可以通过内固定获得解剖复位。

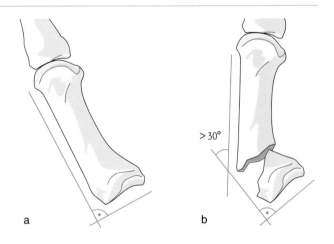

> 30°

a

b

掌侧骨块粉碎导致骨折不稳定

图 5-8-5 如果使用普通钢板，需要自桡骨远端取骨植骨来避免骨折延迟愈合、骨折再移位及内固定失败。如果使用具有角稳定作用的锁定加压钢板（LCP），就无需植骨，而且能避免二次移位。

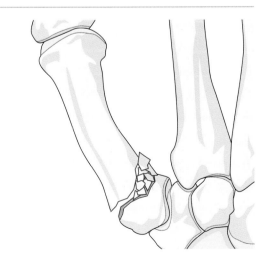

3 术前计划

器械

· 2.0 或 2.4 LCP 工具
· 点状复位钳
· 1.2 mm 和 1.6 mm 克氏针
· 自体植骨工具
· C 臂机

　　手术工具和植入材料的尺码取决于患者骨骼的解剖形态。

患者准备和体位

图 5-8-6　前臂旋前置于手外科手术台上，使用非消毒气囊止血带。酌情预防性使用抗生素。

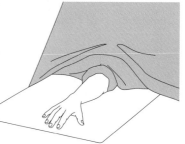

4 手术入路

图 5-8-7　手术入路采用背侧入路（见第 1 篇第 16 章，第一掌骨的背侧入路）。

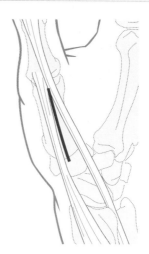

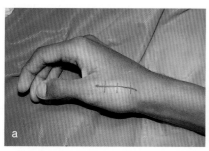
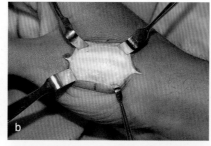
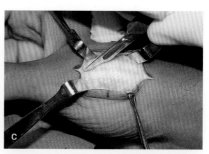
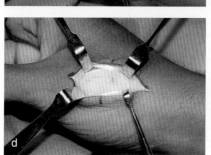
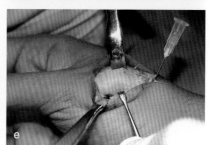

图 5-8-8 a~e.　第一掌骨的手术入路：
a、b. 通过背侧切口显露拇长伸肌肌腱和拇短伸肌肌腱。
c. 向两侧牵开这两条肌腱。
d. 剥离骨膜，显露畸形愈合处。

5 复位

截骨

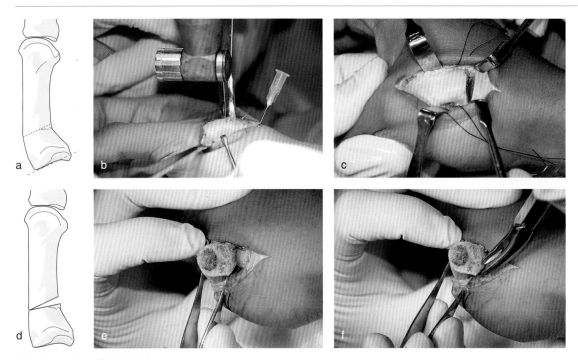

图 5-8-9 a~f. 截骨矫形。

a. 平行于关节线截骨。

b、c. 经皮将注射针头插入腕掌（CMC）关节作为参照，用薄锯片在畸形处截骨。

d. 截骨后，可以看到掌侧缺损，后续植骨填充缺损。

e、f. 辨认前方多余骨质。

借助钢板间接复位

图 5-8-10 角稳定钢板固定近端骨块，利用杠杆原理复位骨折。

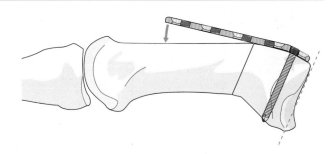

牵引复位

图 5-8-11 另外一种方法特别适用于使用普通钢板时：轴向牵引（手法或通过指套）同时按压骨干背侧来复位骨折。

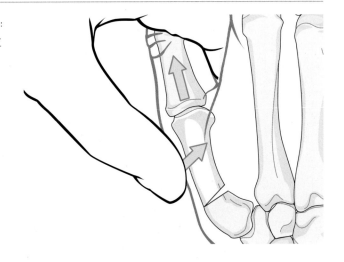

临时固定

图 5-8-12 斜向穿入克氏针临时固定骨折断端。如果透视显示解剖复位，用标准的锁定技术将 2.0 号 T 形 LCP 钢板固定到第一掌骨的背侧面。

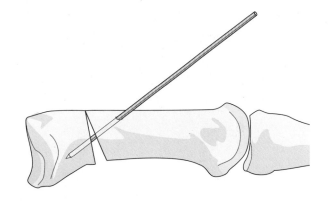

临时固定

图 5-8-13 a、b. 利用钢板复位。
a. 将钢板放置在原始畸形成角处。
b. 术中透视见钢板在骨折畸形处偏移。

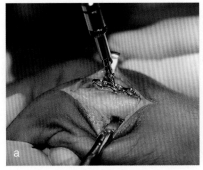
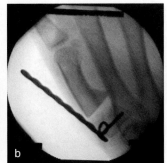

6 固定

选择合适长度的钢板

图 5-8-14 a、b. 挑选或修剪 2.0 号 LCP 钢板，以保证远端骨干有 2 枚螺钉固定。

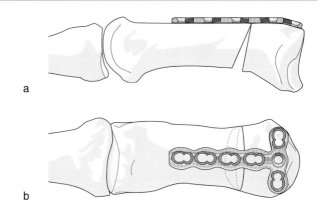

钢板塑形

图 5-8-15 a、b. 钢板应该与近端骨块的外形精确匹配。使用折弯钳对钢板塑形。注意折弯钳应该放置在钢板的螺钉孔处，对螺钉孔之间的区域进行折弯（a）。或采用另一种方法，即将螺栓拧入螺钉孔折弯钢板。千万不能折弯螺钉孔，否则锁定机制会被破坏（b）。

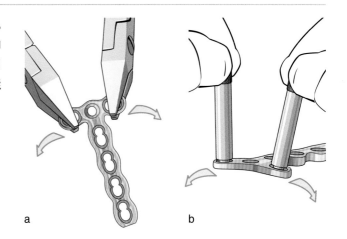

折弯钢板

图 5-8-16 a、b. 为了避免螺钉穿出关节，轻度折弯钢板。注意不能过度折弯，因为截骨区域无法承受过大压力。

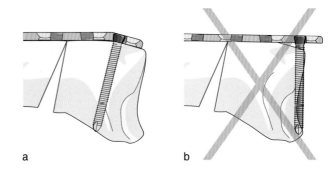

置入第一枚螺钉

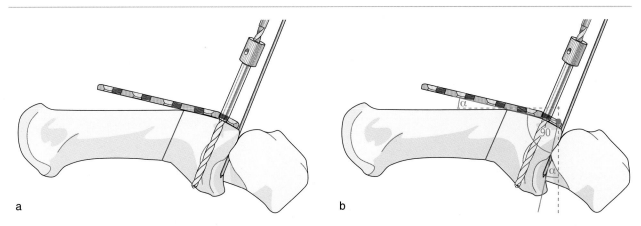

a   b

图 5-8-17 a、b. 用细克氏针或注射针头标记第一腕掌关节的平面。将钢板放置于近端骨折块的背侧，将带螺纹的导向器拧入钢板近端靠外侧的螺钉孔。钻头必须平行于标记线（或注射针头）以保证螺钉不会进入关节。术中透视确定螺钉位置。取下导向器，测深。置入锁定螺钉，但不要完全拧紧（a）。

    注意在使用间接复位技术时，远端骨折块背侧面和钢板纵轴的夹角应该与骨折屈曲畸形的角度（α）一致（b）。

钢板对线

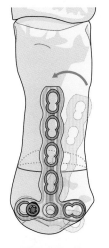

图 5-8-18   沿骨干轴线调整钢板位置。

置入第二枚螺钉

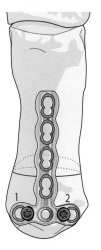

图 5-8-19   用上述方法置入第二枚螺钉。置入锁定螺钉前，一定要用带螺纹的导向套筒钻孔。

借助钢板使用杠杆原理复位

图 5-8-20 a、b. 用骨膜剥离器下压钢板使其紧贴骨干骨块，关节骨块自动恢复到解剖位置。检查背侧骨折线的对位情况，并在透视下确认。

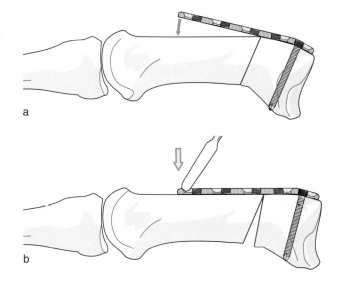

置入远端螺钉

图 5-8-21 在最远端螺孔置入一枚螺钉（3），可以是一枚普通螺钉，因为此处是较厚的骨皮质。有骨质疏松时可以考虑使用锁定螺钉。同样方法置入第二枚远端螺钉（4）。

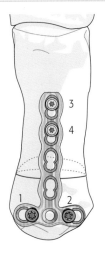

图 5-8-22 a、b. 术中透视显示钢板在复位时的作用。钢板先与骨折块近端固定，再与远端的骨干固定。

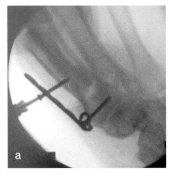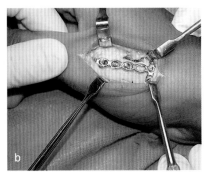

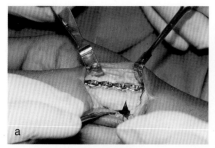
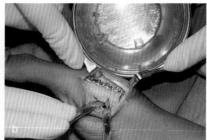
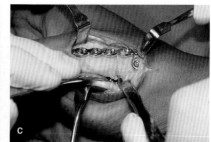

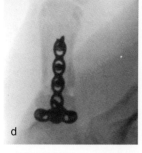
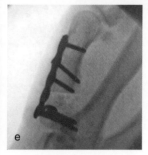

图 5-8-23 a~e. 植骨填充骨缺损。

a. 骨折断端清理后，钢板对侧有少量骨缺损。

b、c. 自桡骨远端取自体骨用于缺损区域的植骨。

d、e. 正侧位透视显示截骨区域移植骨在位。

7 康复

术后处理

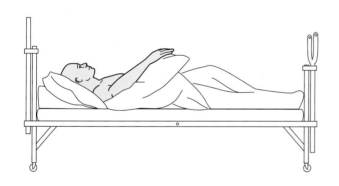

图 5-8-24 患者卧床时抬高患肢，维持手部高于心脏的水平，促进肿胀消退。行走时使用吊带固定手臂，使之高于心脏。

随访

术后 2~5 天换药，术后 10 天拆线，摄片排除骨折再移位。

功能锻炼

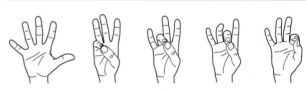

图 5-8-25 疼痛减轻、肿胀消退后逐步增强拇指的伸屈活动锻炼。必须向患者强调早期活动的重要性。整个康复过程应在理疗师的指导下进行。

8 预后

图 5-8-26 a、b. 术后 3 月摄片显示骨松质植骨区愈合。

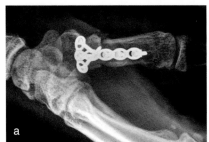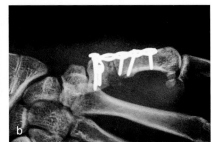

图 5-8-27 a~d. 随访时，患者拇指可以完全伸直（对照健侧），拇指对指及关节屈曲功能均完全恢复。

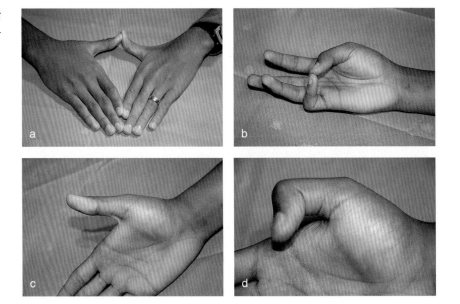

| 第 9 章 | **拇指近节指骨——复杂骨折伴骨缺损，联合固定**
Thumb proximal phalanx—complex fracture with bone loss treated with combined fixation |

1　病例介绍

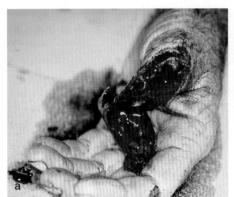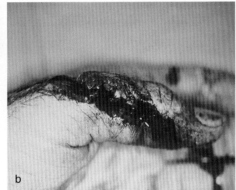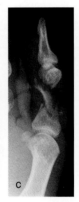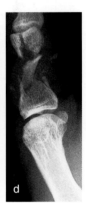

图 5-9-1 a~d.　患者 36 岁，木匠，被环形锯片割伤，左拇指不完全性离断。近节指骨粉碎骨折，粉碎区域包括骨干和关节面。

2　手术指征

此类损伤需要重建血管和神经损伤，恢复拇指的长度对保留关节功能尤其重要。

3 术前计划

器械

· 1.3 或 1.5 号手外科工具
· 1.2 mm 克氏针
· 小型外固定支架
· 显微器械
· C 臂机

患者准备及体位

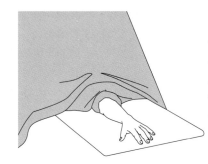

图 5-9-2　前臂旋前置于手外科手术台上，使用非消毒气囊止血带。酌情预防性使用抗菌素。注射破伤风抗生素。

4 手术入路

图 5-9-3　开放伤本身就是很好的显露。从伸肌腱中央束和侧束之间斜向穿入克氏针固定指骨。

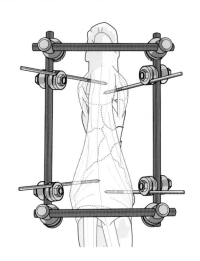

5 复位

图 5-9-4 a、b.　在修复血管神经、肌腱之前，先通过纵穿指骨的 1.2 mm 克氏针及外支架临时固定骨折。

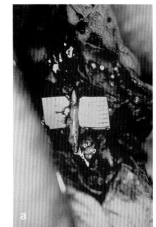

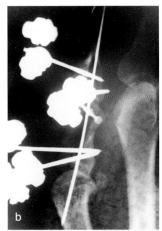

6 固定

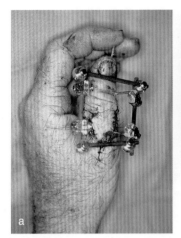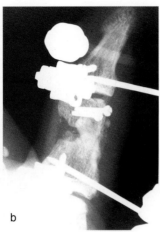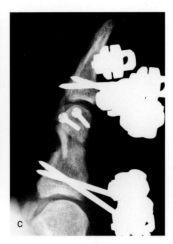

图 5-9-5 a~c. 采用骨折端加压技术，用 1.5 mm 和 1.3 mm 两枚螺钉固定远端关节骨块。通过小型外固定支架在骨折远、近端分别置入克氏针，安装外支架的链接框架，固定并维持骨折的对位对线，并方便伤口护理（a）。

在透视下穿入克氏针，最大程度减少肌腱损伤（b、c）。多方向的链接模块便于固定针和链接框架的连接。对于部分骨缺损病例，可以采用骨松质植骨。然而，术中应避免造成拇指短缩畸形。

7 康复

术后处理

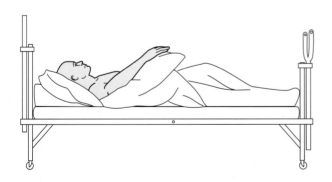

图 5-9-6 患者卧床时抬高患肢，维持手部高于心脏的水平，促进肿胀消退。行走时使用吊带固定手臂，使之高于心脏。

随访

术后 2~5 天换药。

功能锻炼和外固定

拇指外固定支架保留 4~6 周，拆除支架前限制康复训练。

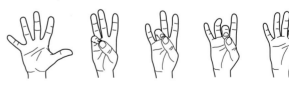

图 5-9-7 外支架拆除后，逐步增加拇指的屈伸功能锻炼。

8　预后

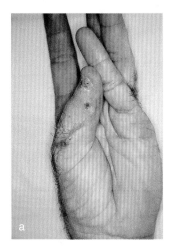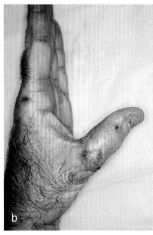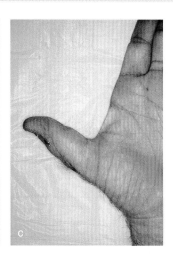

图 5-9-8 a~c.　术后早期有部分感觉的恢复，但指间关节活动受限。外支架保留 6 周，6 周后开始功能锻炼。然而，由于软组织损伤严重，预计会导致指间关节的僵硬。

<table>
<tr><td>第10章</td><td>拇指近节指骨——萎缩型骨不连，微型髁钢板治疗</td></tr>
</table>

第10章 拇指近节指骨——萎缩型骨不连，微型髁钢板治疗

Thumb proximal phalanx—atrophic nonunion treated with a minicondylar plate

1 病例介绍

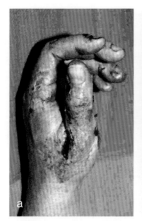
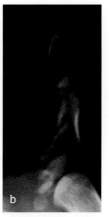
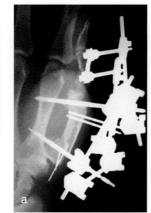
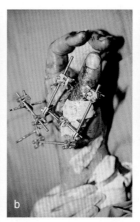
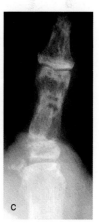

图 5-10-1 a、b.　患者 38 岁，工人，左手工伤，内固定治疗术后骨不连。伤后即刻的影像可见左拇指多发骨折且呈失血运表现。

图 5-10-2 a~c.　重建血管、肌腱后，外固定结合内固定维持拇指长度，恢复第一掌骨基底关节面平整并维持虎口区。然而，拇指近节指骨仍出现萎缩型骨不连，骨折不稳定。

2 手术指征

开放性、失血运型骨折术后出现萎缩型骨不连并不少见。骨不连分为肥厚型骨不连和萎缩型骨不连，前者的治疗仅需要提供骨折断端充分的稳定性，而后者需要自体植骨和稳定的内固定。

3 术前计划

器械

· 2.0 号手外科工具
· 自体植骨器械
· 高速磨钻
· C 臂机

　　手术工具和植入材料的尺码取决于患者骨骼的解剖形态。

患者准备和体位

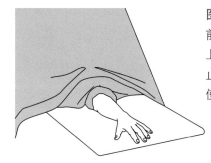

图 5-10-3 前臂旋前置于手外科手术台上，使用非消毒气囊止血带。酌情预防性使用抗生素。

4 手术入路

图 5-10-4 手术入路采用拇指近节的中轴入路（见第 1 篇第 2 章，近节指骨的中轴入路）。

　　手术暴露要充分，允许肌腱的松解（去除影响手指主动活动的瘢痕粘连）及关节松解（重建僵硬或强直关节的活动度）。

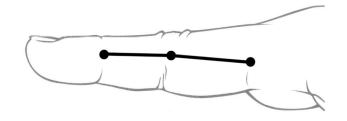

5 复位

图 5-10-5 图中显示骨折断端清理后出现骨缺损。纵向牵引拇指复位（手法牵引或指套牵引），重建拇指的长度。

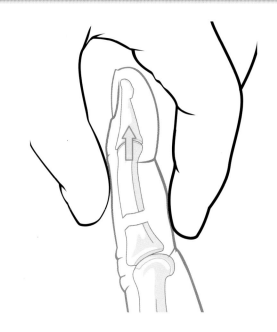

6　固定

钢板选择

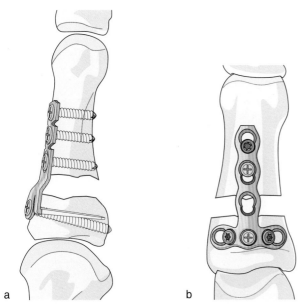

a　　　　　　　　　　b

图 5-10-6 a、b.　多种钢板可用于此类患者，如微型髁钢板（a）或 T 形 LCP（b）。

微型髁钢板

选择微型髁钢板固定骨折时应当遵循一些基本原则（详见第 2 篇第 2 章，植骨、微型髁钢板固定近节指骨基底骨折）。

植骨

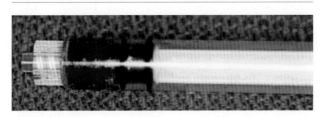

图 5-10-7　骨不连区清理后，在近端指骨髓腔内植入压紧的骨松质。如果骨缺损范围大，建议取髂骨的骨松质植骨，如果骨缺损范围小，也可以取桡骨远端的骨松质。骨松质碎块置入注射针筒中，将其挤压成稳定致密的骨松质块，以提供稳定的支撑。

微型髁钢板

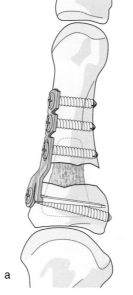
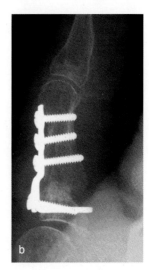

a　　　　　　　　　　b

图 5-10-8 a、b.　微型髁钢板固定。

a. 2.0 微型髁钢板能为指骨基底部提供充分的稳定性。

b. 术后 3 个月时的 X 线片。

7 康复

术后处理

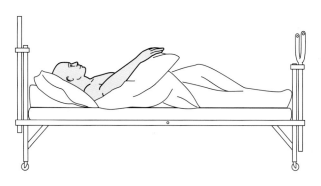

图 5-10-9 患者卧床时抬高患肢，维持手部高于心脏的水平，促进肿胀消退。行走时使用吊带固定手臂，使之高于心脏。

随访

术后 2~5 天换药。术后 10 天拆线，并摄片排除骨折再移位。

功能锻炼和夹板固定

萎缩型骨不连的患者建议避免过早进行主动功能锻炼。术后用夹板固定拇指 10~14 天。

 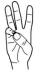

图 5-10-10 术后 6 周，去除夹板后进行主动非阻抗活动，直到骨折愈合。

8 预后

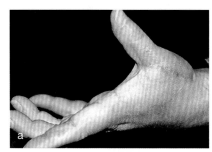 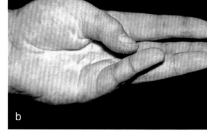 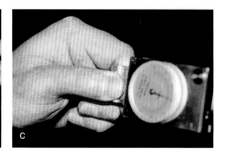

图 5-10-11 a~c. 最终患指功能良好。

第6篇

掌骨

第 1 章 | 掌骨——横行骨折，LCP 固定

Metacarpal—transverse fracture treated with an LCP

1 病例介绍

图 6-1-1 a、b. 患者男性，18 岁，学生，右手第五掌骨横行骨折。正位及斜位片可见骨折移位。

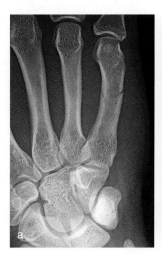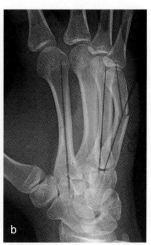

2 手术指征

图 6-1-2 a、b. 掌骨横行骨折多半不稳定，骨折愈合时间较长。内固定能使骨折解剖复位，允许早期活动，缩短康复时间。横行骨折无法使用拉力螺钉。通过钢板加压获得绝对稳定性。

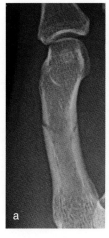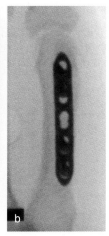

3　术前计划

器械

- 2.0 LCP 工具
- 1.2 mm 克氏针
- 点状复位钳
- C 臂机

患者准备及体位

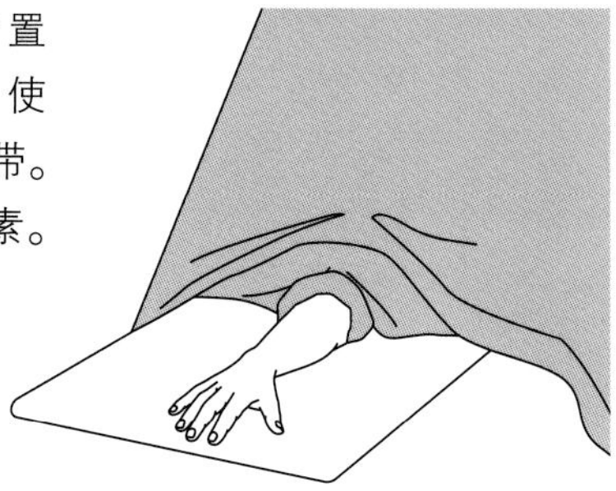

图 6-1-3　前臂旋前置于手外科手术台上，使用非消毒气囊止血带。酌情预防性使用抗生素。

4　手术入路

图 6-1-4　手术选择背侧入路（见第 1 篇第 18 章，第五掌骨的背侧入路）。

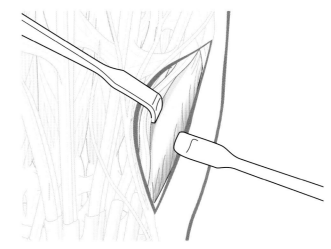

5　复位

图 6-1-5　用两把点状复位钳直接复位。由于绝大多数骨折伴有屈曲畸形，可以从掌侧按压掌骨头间接复位。

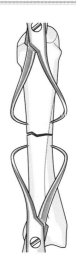

精要：手指屈曲

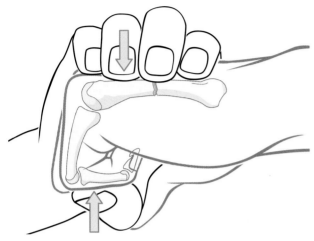

图 6-1-6　另一种方法是最大限度地屈曲掌指关节和近端指间关节，让近节指骨推压掌骨头。如果所有手指都在掌指关节处屈曲，即可自动保证正确的旋转对位。

骨折不稳时的临时固定

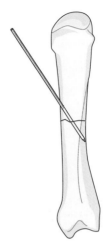

图 6-1-7　在极度不稳的情况下，用克氏针穿过骨折线作临时固定。注意掌骨的骨皮质很厚，克氏针针尖在穿过骨皮质时温度很高，置入克氏针过程中冲洗对于避免针道周围骨的热坏死至关重要。

6　固定

钢板的选择与放置

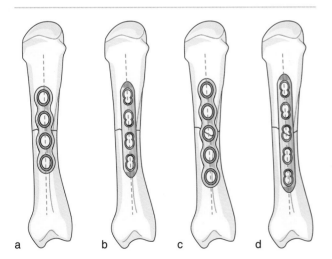

a　　b　　c　　d

图 6-1-8 a~d.　可依据骨折的形态选择 4 孔或 5 孔钢板。使用 4 孔钢板时要确保螺钉的固定要避开骨折线（a、b）。如果选择 5 孔钢板，那么中间孔刚好放在骨折线上（c、d）。

折弯与塑形

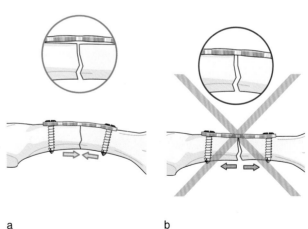

a　　　　　　　　　　b

图 6-1-9 a、b　钢板放置在掌骨背侧，通常选用 2.0 号钢板。钢板必须稍稍过度折弯，这样螺钉收紧时产生的轴向加压会压紧对侧皮质（a）。如果没有过度折弯，那么螺钉收紧时对侧皮质会出现缝隙（b）。

失误：定位于中心

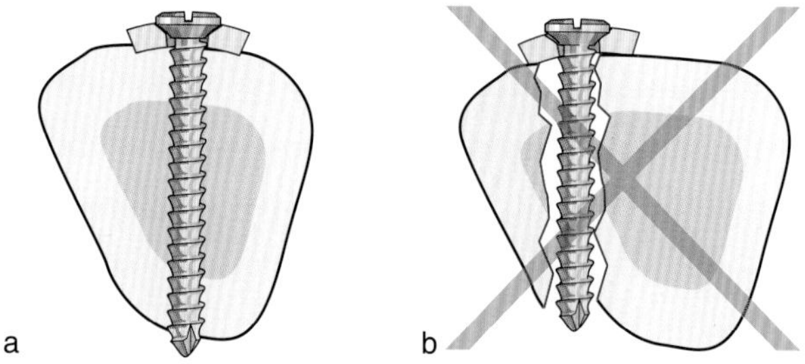

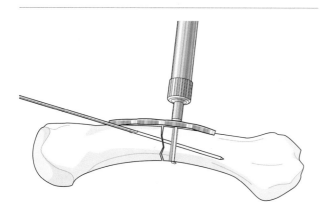

a　　　　　　　　b

图 6-1-10 a、b.　钢板必须放置在掌骨背侧正中（a）。如果钢板偏移，螺钉就有可能不经髓腔固定，这会导致螺钉把持力不足或是继发骨折（b）。

钻孔

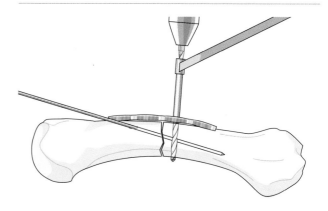

图 6-1-11　用 1.5 mm 的钻头经导向套筒钻靠近骨折线的螺钉孔。必须确认螺钉不会进入骨折平面。当选择 4 孔钢板时，要注意骨折另一侧的螺钉孔是否靠骨折线太近。

测深

图 6-1-12　测深器测量螺钉长度。

置入第一枚螺钉

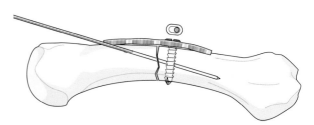

图 6-1-13　置入第一枚螺钉，但不要完全拧紧。测深不精确会使螺钉无法进入对侧皮质，降低了固定的强度，导致内固定失败。

置入第二枚螺钉

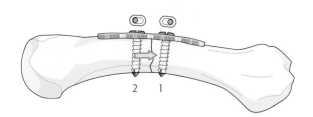

图 6-1-14　将钢板拉向另一骨折端，这样第一枚螺钉就占据了偏心负荷的位置。确保钢板与骨干长轴一致。第二枚螺钉以载荷螺钉的方式置入。交替拧紧两枚螺钉，使骨折断端间加压。在完全拧紧螺钉前取出克氏针。

检查旋转对位

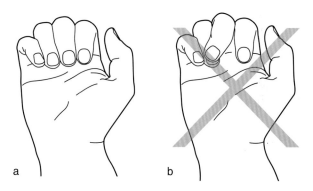

图 6-1-15 a、b.　在置入其余的螺钉前检查旋转对位。使患者手掌向上、四指屈曲（a），检查中指是否存在旋转畸形（"剪刀手"，b）。

完成固定

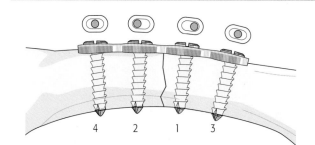

图 6-1-16　中立位置入剩余的螺钉。

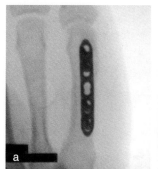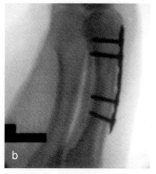

图 6-1-18 a、b.　术中正、侧位 X 线片可见骨折解剖对位，固定牢靠。

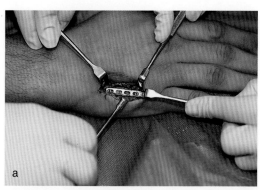

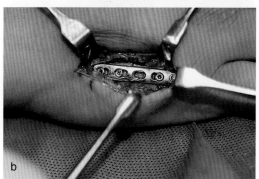

图 6-1-17 a、b.　5 孔 2.0 LCP 背侧固定。

7 康复

术后处理

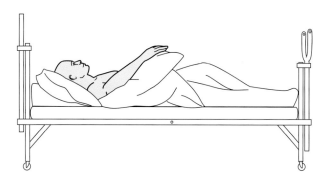

图 6-1-19　患者卧床时用枕头抬高患肢，维持手部高于心脏的水平，促进肿胀消退。行走时使用吊带固定手臂，使之高于心脏。

随访

2~5 天后复诊更换敷料。10 天后拆线并摄片证实骨折无继发移位。

功能锻炼

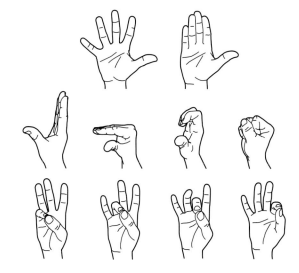

图 6-1-20　疼痛减轻、肿胀消退后应及早进行轻柔的、有限的手指主动活动（六步训练法）。必须向患者强调早期活动的重要性。整个康复过程应在理疗师的指导下进行。

8 预后

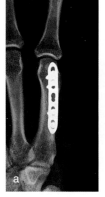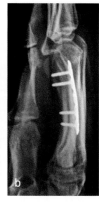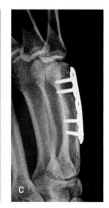

图 6-1-21 a~c.　伤后 15 个月随访时的正位、侧位及斜位 X 线片。

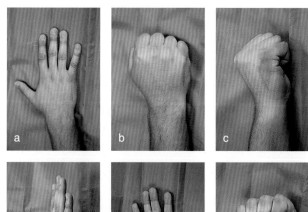

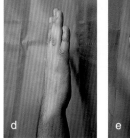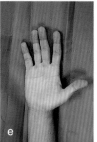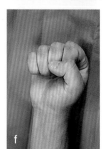

图 6-1-22 a~f.　患者功能完全恢复。

第 2 章 掌骨——长斜行骨折，断端间的拉力螺钉固定

Metacarpal—long oblique fracture treated with interfragmentary lag screws

1 病例介绍

图 6-2-1 a、b. 患者男性，22 岁，大学生，右环指长斜行骨折。正、斜位 X 线片可见骨干骨折移位。

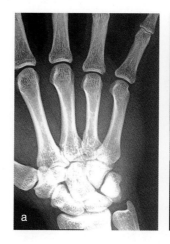
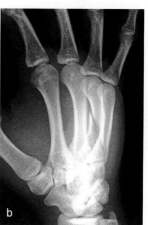

2 手术指征

图 6-2-2 a、b. 长斜行骨折是一种常见的骨折类型，通常情况下，拉力螺钉是最佳的固定方式。由于骨折线的长度至少是骨干直径的 2 倍，因此最少要用 2 枚螺钉固定。如果骨折线较短，必须用一枚拉力螺钉结合中和钢板固定。

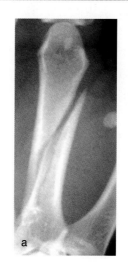
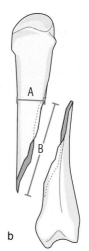

3 术前准备

器械

- 1.5 或 2.0 号手外科工具
- 1.2 mm 克氏针
- 点状复位钳
- 环扎钢丝
- C 臂机

患者准备及体位

图 6-2-3　前臂旋前置
于手外科手术台上，非
消毒气囊止血带。酌情
预防性使用抗生素。

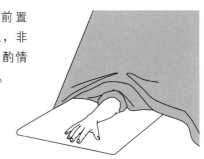

4 手术入路

图 6-2-4　手术入路选择背侧入路（见第 1 篇第 15 章，
掌骨的背侧入路）。

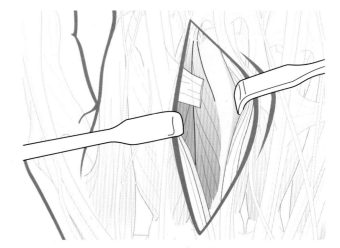

5 复位

探查骨折

图 6-2-5　牵引并旋转患指，打开骨折面，这对确定骨
折的真实形态及正确的螺钉置入位置非常有益。清理嵌
入的软组织，必要时可冲洗断面，使视野更加清晰。

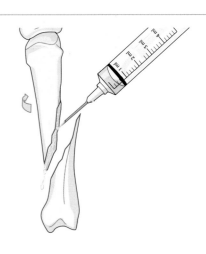

牵引复位

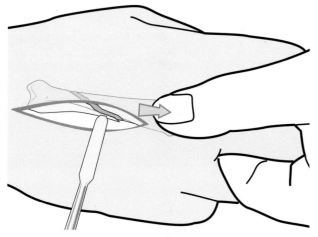

图 6-2-6 助手牵引患指，术者用骨膜剥离器或牙科撬推压骨折块使之复位。

确认复位

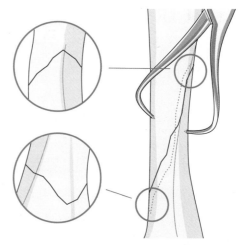

图 6-2-7 用 1~2 把点状复位钳维持复位，透视检查复位情况。必须确认点状复位钳不能钳夹在预置螺钉的位置。确定骨折块的尖端均已复位非常重要。

运用韧带固定效应

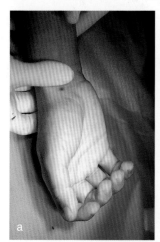
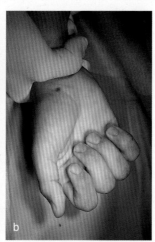

图 6-2-8 a、b. 运用韧带固定效应，屈伸腕关节控制复位。

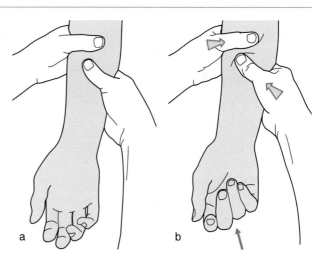

图 6-2-9 a、b. 术者按压前臂近端肌腹或前臂远端屈肌腱，检查手指的被动活动。

检查旋转对位

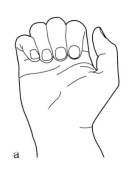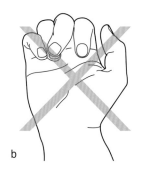

图 6-2-10 a、b. 检查旋转对位。使患者手掌向上、四指屈曲（a），检查中指是否存在旋转畸形（"剪刀手"，b）。

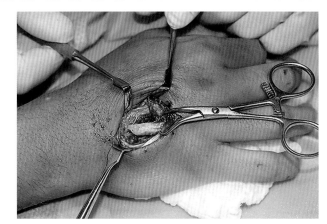

图 6-2-11 点状复位钳维持骨折复位。

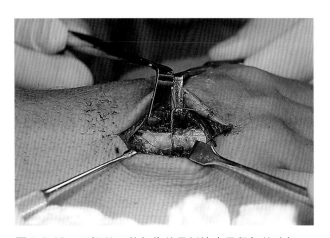

图 6-2-12 用钢丝环扎复位的骨折块也是很好的选择。

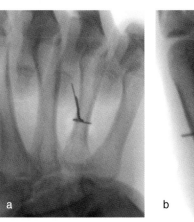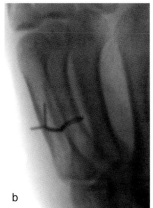

图 6-2-13 a、b. 骨折复位后的正、侧位片。

6 固定

计划螺钉正确置入

图 6-2-14 a、b. 拉力螺钉需垂直骨折平面置入（a）。如果不垂直于骨折平面，拧紧螺钉会使骨折移位。

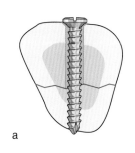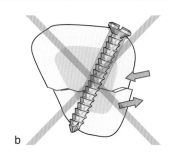

拉力螺钉的应用

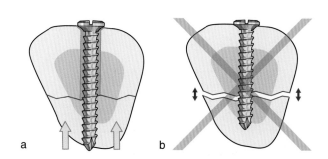

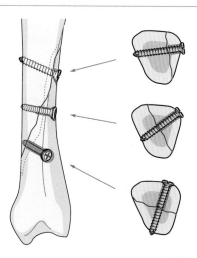

图 6-2-15 a、b.　确保螺钉置入产生拉力作用，近侧皮质为滑动孔，远侧皮质为螺纹孔（a）。如双侧皮质均为螺纹孔，通过骨折面置入的螺钉会维持骨块分离（位置螺钉），不产生加压作用（b）。

图 6-2-16　每一枚拉力螺钉都必须垂直于骨折平面。按照这一原则，螺旋形骨折拉力螺钉应成螺旋形分布。

螺钉位置

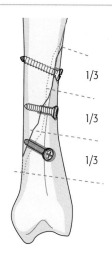

图 6-2-17　如果骨折线较长，应置入三枚拉力螺钉。一般而言，三枚螺钉的间距应相等。

两枚螺钉固定短斜行骨折

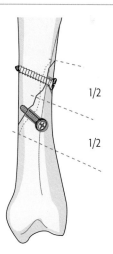

图 6-2-18　如果骨折线太短而无法置入三枚螺钉，那就用两枚螺钉固定，但要认识到这种固定不够牢靠。如果对牢固程度有疑虑，就应增加一块中和钢板固定。

失误：螺钉汇聚

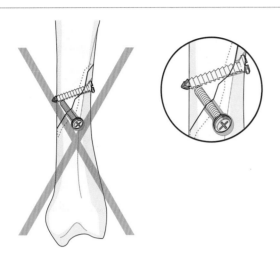

图 6-2-19　螺钉不应在远侧皮质汇于一点，如果 2 个钉孔过于靠近，就会削弱固定的强度，或是在螺钉拧紧时导致骨折块碎裂。

警惕骨折裂纹

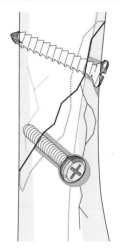

图 6-2-20　通常这类骨折还伴有一些小的骨折裂纹，而在 X 线片上并不能发现。要在直视下检查，确保螺钉不能穿过这些裂纹固定。

失误：螺钉离骨折线太近

图 6-2-21 a、b.　螺钉离骨折尖端的最短距离等于顶帽的直径，必须要进行检查（a）。不要太靠近骨折尖端置入螺钉（b）。

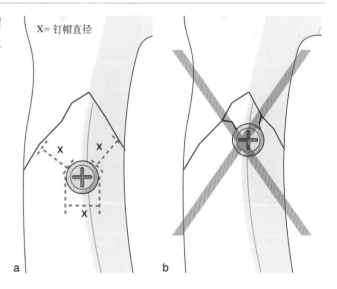

钻拉力螺钉孔

钻滑动孔和螺纹孔时有两种选择：
- 先钻滑动孔
- 先钻螺纹孔

先钻滑动孔

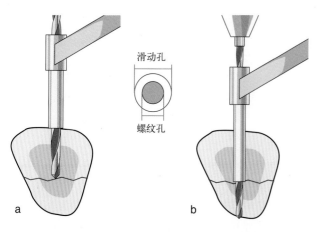

先钻螺纹孔

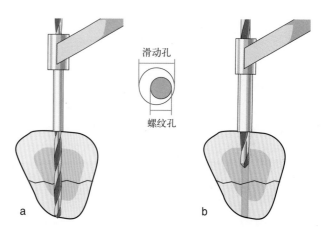

图 6-2-22 a、b.　在近侧皮质钻滑动孔。确保骨折完全复位后插入导向套筒（a）。通过套筒在对侧皮质钻出螺纹孔（b）。这个方法可以确保螺纹孔与滑动孔完美对线（共轴）。这是推荐的方法。

图 6-2-23 a、b.　用钻头打透两侧皮质钻出螺纹孔（a）。然后使用对应更大的钻头再次在近侧皮质钻出滑动孔（b）。这个方法适用于骨折块较小的情况。缺点是滑动孔与螺纹孔很难保持在同一轴线上。

技巧：攻丝近侧皮质

如果近侧皮质在钻滑动孔之前先攻丝，二次钻孔而导致孔道偏移的可能性将大大降低。实施方法为在近侧皮质置入相应大小的自攻螺钉，然后取出，再次钻孔时孔道就会精确地沿着螺纹孔而不会偏移。

失误：钻穿对侧皮质

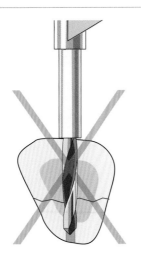

图 6-2-24　钻滑动孔时，钻头不能触及或损伤对侧皮质，否则会影响螺钉的把持力。

螺钉在骨干部位埋头

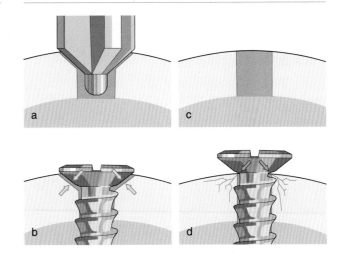

图 6-2-25 a~d.　螺钉埋头有两个重要原因。

a、b. 钉帽只稍稍突出骨干表面能大大降低软组织激惹的风险。

c、d. 螺钉埋头还能保证钉帽与骨有最大的接触面积，与非埋头螺钉相比，埋头螺钉能更好地分散应力。

失误：穿透骨干部皮质

图 6-2-26 a、b.　埋头进入骨皮质不能太深（a）。皮质厚度决定埋头深度。进入过深，螺帽会在螺钉收紧时穿透皮质并使固定失败（b）。因此，应手工埋头，而不应使用动力工具。

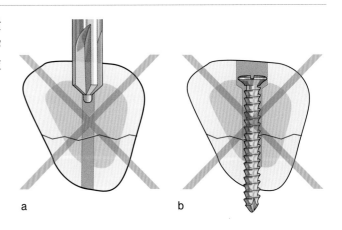

失误：干骺端骨皮质损害

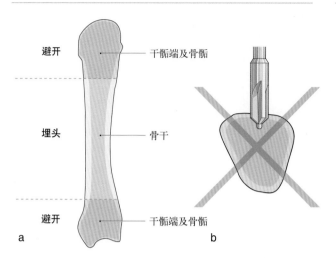

避开　　干骺端及骨骺
埋头　　骨干
避开　　干骺端及骨骺

a　　　　　　　　　　　b

图 6-2-27 a、b.　干骺端骨皮质很薄，螺钉埋头在此区域并不适用。

斜向测深

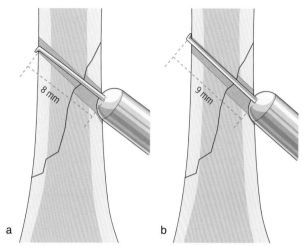

8 mm　　　　　　　　9 mm

a　　　　　　　　　　　b

图 6-2-28 a、b.　当在倾斜的钉道中测量螺钉长度时，锐角测得的结果与钝角是不同的。斜度越大，测得结果的差别也就越大。每次都从这两个角度测量并使用较大的测量结果。然而，要记住螺钉太长会有损伤软组织的风险。

关于螺钉长度的误区

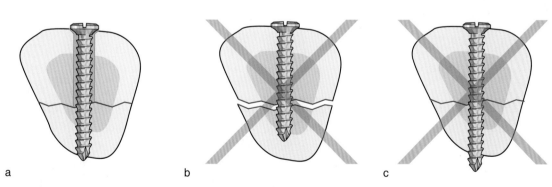

a　　　　　　　　　　　b　　　　　　　　　　　c

图 6-2-29 a~c.　应确保螺钉长度合适（a）。太短的螺钉没有足够把持力，自攻螺钉因其特殊的尖端设计在使用时更应注意（b）。太长的螺钉则可能会损伤周围软组织，包括韧带和神经血管，自攻螺钉尖端锋利的切割槽更容易造成损伤，所以螺钉头不能穿出骨皮质表面（c）。

图 6-2-30　螺钉埋头对增加固定的稳定性非常重要。

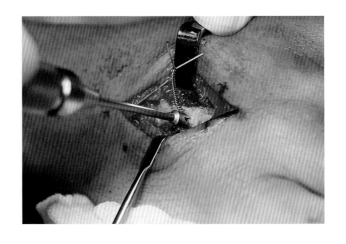

图 6-2-31　3 枚螺钉的最佳位置，每一枚螺钉都垂直于骨折平面。

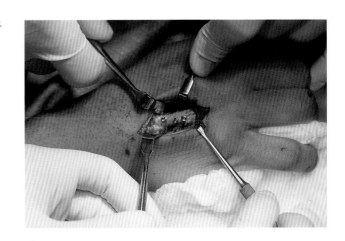

图 6-2-32 a、b.　术中正、侧位 X 线片。

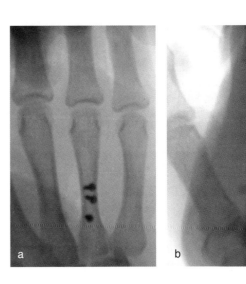

7 康复

术后处理

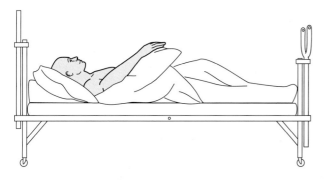

图 6-2-33 患者卧床时抬高患肢，维持手部高于心脏的水平，促进肿胀消退。行走时使用吊带固定手臂，使之高于心脏。

随访

2~5 天后复诊更换敷料。10 天后拆线并摄片证实骨折无继发移位。

功能锻炼

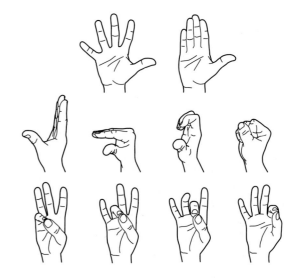

图 6-2-34 疼痛减轻、肿胀消退后应及早进行轻柔的、有限的手指主动活动（六步训练法）。必须向患者强调早期活动的重要性。整个康复过程应在理疗师的指导下进行。

8 预后

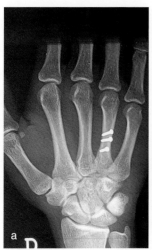
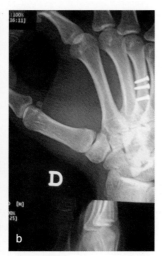

图 6-2-35 a、b. 术后 2 个月骨折愈合。

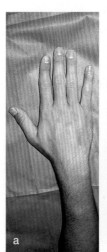
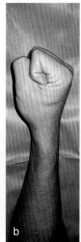
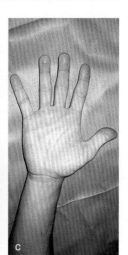

图 6-2-36 a~c. 功能完全恢复。

第 3 章 | 掌骨——短斜行骨折，拉力螺钉结合中和钢板固定

Metacarpal—short oblique fracture treated with a lag screw and neutralization plate

1　病例介绍

图 6-3-1 a、b.　男性，33 岁，跳伞事故导致左侧非优势手第四掌骨骨折。正、斜位片可见短斜行骨折。

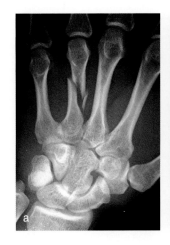
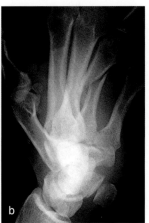

2　手术指征

图 6-3-2 a、b.　短斜行骨折相对不稳定，骨折愈合时间较长。内固定能使骨折解剖复位，允许早期活动，缩短康复时间。通过钢板加压获得绝对稳定性。

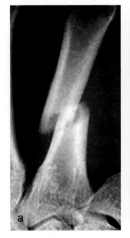
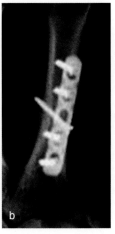

单独的拉力螺钉

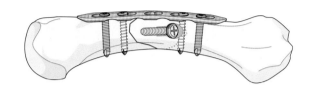

图 6-3-3 由于螺钉必须垂直于骨折平面置入，所以大多数情况下螺钉不经钢板的螺钉孔置入。

拉力螺钉经钢板固定

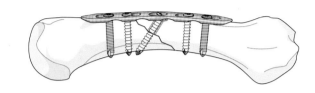

图 6-3-4 在某些特定的病例，如果骨折形态适合，可经钢板置入拉力螺钉。

3 术前计划

器械

· 2.0 LCP 工具
· 点状复位钳
· 钢丝
· C 臂机

患者准备及体位

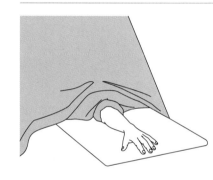

图 6-3-5 前臂旋前置于手外科手术台上，使用非消毒气囊止血带。酌情预防性使用抗生素。

4 手术入路

图 6-3-6 手术选择背侧入路（见第 1 篇第 15 章，掌骨的背侧入路）。

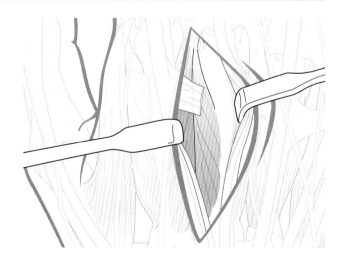

5 复位

牵引复位

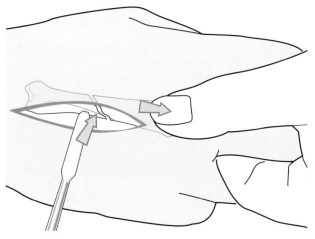

图 6-3-7 助手牵引患指，术者用骨膜剥离器或牙科撬推压骨折块使之复位。

确认复位

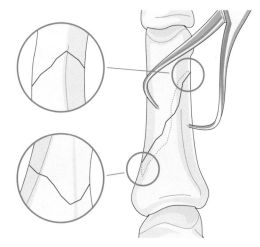

图 6-3-8 点状复位钳维持复位，透视检查复位情况。必须确认点状复位钳不能钳夹在预置螺钉的位置。确定骨折块的尖端均已复位非常重要。

检查旋转对位

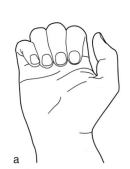
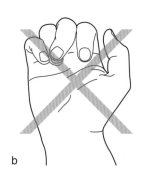

a b

图 6-3-9 a、b. 检查旋转对位。使患者手掌向上、四指屈曲（a），检查中指是否存在旋转畸形（"剪刀手"，b）。

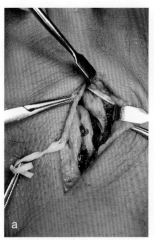
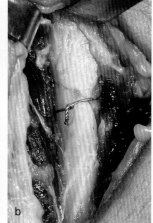

a b

图 6-3-10 a、b. 术中照片。
a. 显露骨折断端。
b. 解剖复位，环扎钢丝临时固定。

6 固定

计划螺钉正确置入

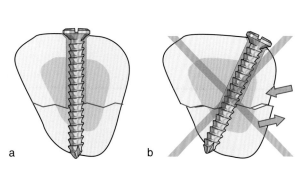

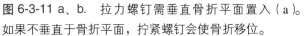

图 6-3-11 a、b. 拉力螺钉需垂直骨折平面置入（a）。如果不垂直于骨折平面，拧紧螺钉会使骨折移位。

警惕骨折裂纹

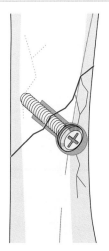

图 6-3-12 通常这类骨折还伴有一些小的骨折裂纹，而在 X 线片上并不能发现。要在直视下检查，确保螺钉不能穿过这些裂纹固定。

失误：螺钉离骨折线太近

图 6-3-13 a、b. 螺钉离骨折尖端的最短距离等于顶帽的直径，必须要进行检查（a）。不要太靠近骨折尖端置入螺钉（b）。

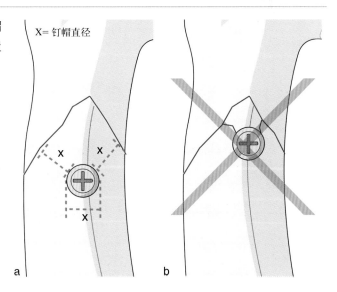

钻拉力螺钉孔

钻滑动孔和螺纹孔时有两种选择：
· 先钻滑动孔
· 先钻螺纹孔

先钻滑动孔	先钻螺纹孔

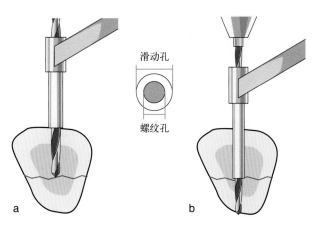

图 6-3-14 a、b. 在近侧皮质钻滑动孔。确保骨折完全复位后插入导引套筒（a）。通过套筒在对侧皮质钻出螺纹孔（b）。这个方法可以确保螺纹孔与滑动孔完美对线（共轴）。这是推荐的方法。

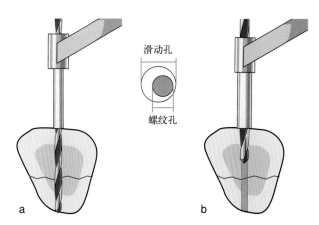

图 6-3-15 a、b. 用钻头打透两侧皮质钻出螺纹孔（a）。然后使用对应更大的钻头再次钻近侧皮质钻出滑动孔（b）。这个方法适用于骨折块较小的情况。缺点是滑动孔与螺纹孔很难保持在同一轴线上。

技巧：攻丝近侧皮质

如果近侧皮质在钻滑动孔之前先攻丝，二次钻孔而导致孔道偏移的可能性将大大降低。实施方法为在近侧皮质置入相应大小的自攻螺钉，然后取出，再次钻孔时孔道就会精确地沿着螺纹孔而不会偏移。

失误：钻穿对侧皮质

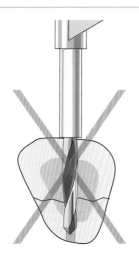

图 6-3-16　钻滑动孔时，钻头不能触及或损伤对侧皮质，否则会影响螺钉的把持力。

螺钉在骨干部位埋头

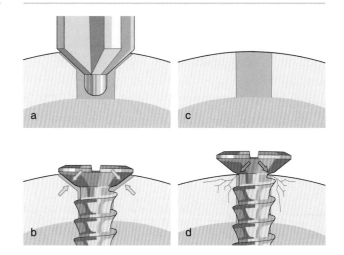

图 6-3-17 a~d.　螺钉埋头有两个重要原因。

a、b. 钉帽只稍稍突出骨干表面能大大降低软组织激惹的风险。

c、d. 螺钉埋头还能保证钉帽与骨有最大的接触面积，与非埋头螺钉相比，埋头螺钉能更好地分散应力。

失误：穿透骨干部皮质

图 6-3-18 a、b.　埋头进入骨皮质不能太深（a）。皮质厚度决定埋头深度。进入过深，螺帽会在螺钉收紧时穿透皮质，并使固定失败（b）。因此，应手工埋头，而不应使用动力工具。

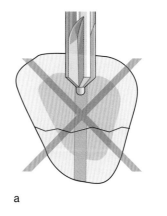
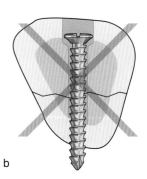

失误：干骺端骨皮质损害

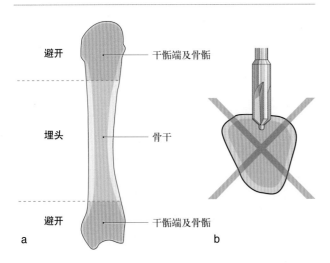

图 6-3-19 a、b. 干骺端骨皮质很薄，螺钉埋头在此区域并不适用。

斜向测深

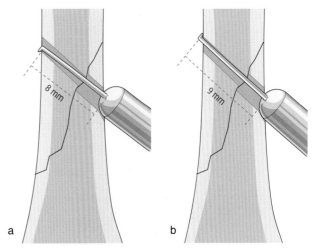

图 6-3-20 a、b. 当在倾斜的钉道中测量螺钉长度时，锐角测得的结果与钝角是不同的。斜度越大，测得结果的差别也就越大。每次都从这两个角度测量并使用较大的测量结果。然而，要记住螺钉太长会有损伤软组织的风险。

关于螺钉长度的误区

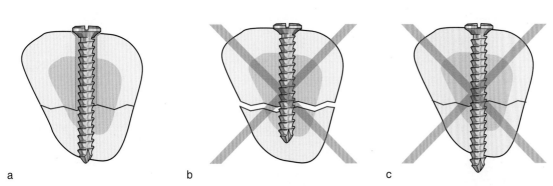

图 6-3-21 a~c. 应确保螺钉长度合适（a）。太短的螺钉没有足够把持力，自攻螺钉因其特殊的尖端设计在使用时更应注意（b）。太长的螺钉则可能会损伤周围软组织，包括韧带和神经血管，自攻螺钉尖端锋利的切割槽更容易造成损伤，所以螺钉头不能穿出骨皮质表面（c）。

置入螺钉

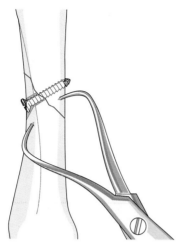

图 6-3-22 在骨折的中央置入螺钉。小心拧紧螺钉，这时断端被加压，现在松开点状复位钳。透视确认复位情况及螺钉位置。

失误：钢板塑形不佳

如果钢板不能很好地契合骨表面，螺钉拧紧时就会继发移位。

钢板位置

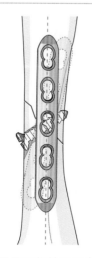

图 6-3-24 钢板要尽可能放置于掌骨背侧，因为这是骨的张力侧。钢板的中间孔刚好跨在骨折线上，必须确定经钢板固定的螺钉不与拉力螺钉冲突。

中和钢板的准备

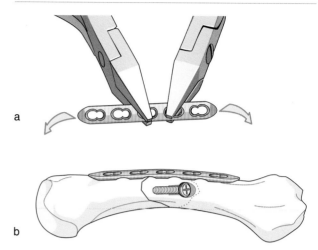

图 6-3-23 a、b. 中和钢板的长度要适中（例如 4 孔或 5 孔 LCP），骨折远、近端至少要能置入两枚螺钉。通常选用 5 孔钢板，中间孔刚好放在骨折区。钢板必须精确塑形以契合骨的表面。因为不通过钢板产生断端加压，所以无需过度折弯钢板。

失误：定位于中心

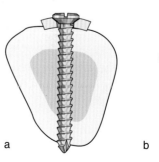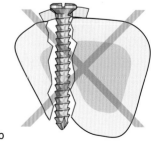

图 6-3-25 a、b. 钢板必须放置在掌骨背侧正中（a）。如果钢板偏移，螺钉就有可能不经髓腔固定，这会导致螺钉把持力不足或是继发骨折（b）。

置入螺钉

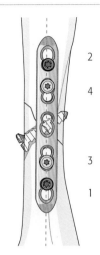

图 6-3-26 在钢板最近端的螺钉孔中钻螺纹孔，置入螺钉，但不完全拧紧。调整钢板位置，使之与骨干长轴一致，以同样的方法（螺孔中立位钻孔）置入最远端螺钉。用 LCP 固定时，锁定螺钉用在钢板外侧孔（1、2），普通螺钉靠近骨折线、中立位钻孔后固定（3、4）。如果使用 DCP，靠近骨折线、中立位置入两枚螺钉固定。现在，拧紧所有螺钉。

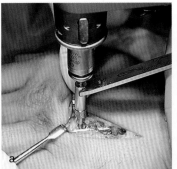
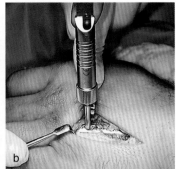
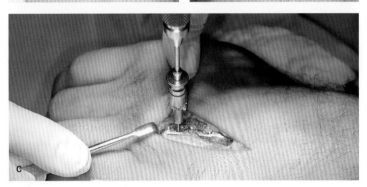

图 6-3-27 a~c. 术中照片。

a. 使用中和钢板，钻最远端螺钉孔。

b. 测深。

c. 然后置入螺钉。

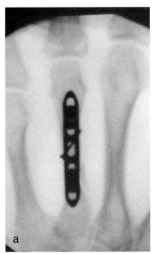
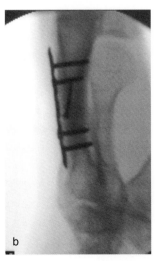

图 6-3-28 a、b. 术中正、侧位片。

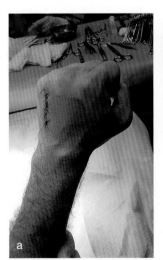
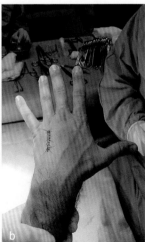

图 6-3-29 a、b. 可见术中主动活动。

7 康复

术后处理

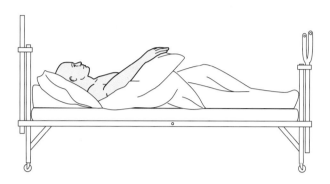

图 6-3-30 患者卧床时抬高患肢，维持手部高于心脏的水平，促进肿胀消退。行走时使用吊带固定手臂，使之高于心脏。

随访

2~5 天后复诊更换敷料。10 天后拆线并摄片证实骨折无继发移位。

功能锻炼

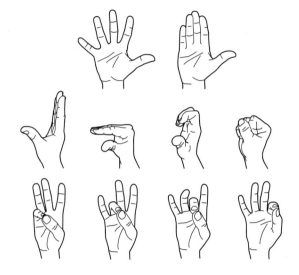

图 6-3-31 疼痛减轻、肿胀消退后应及早进行轻柔的、有限的手指主动活动（六步训练法）。必须向患者强调早期活动的重要性。整个康复过程应在理疗师的指导下进行。

8 预后

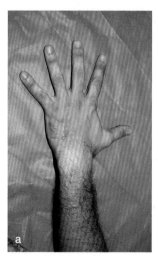 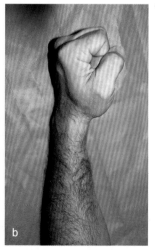 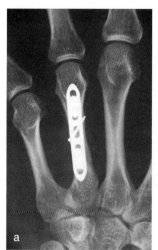 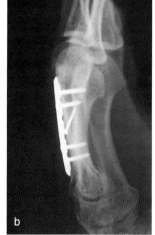

图 6-3-32 a、b. 术后 5 年的功能结果。

图 6-3-33 a、b. 正、侧位片可见骨折对线完美。

第4章 | 掌骨干——多块骨折，桥接钢板
固定

Metacarpal, shaft—multifragmentary fracture
treated with a bridging plate

1 病例介绍

图 6-4-1 a~c.　男性，27 岁，
聚会时与人争吵，右手第五
掌骨复杂骨折。正位、斜位
及侧位片可见第五掌骨大范
围骨折，伴移位和短缩。

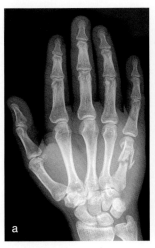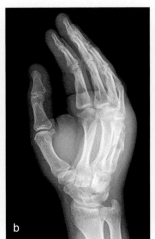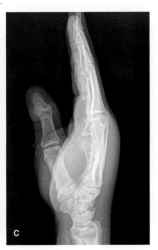

2 手术指征

图 6-4-2 a~c.　多块骨折常由碾压或高能量损伤所致，
可以同时累及数个掌骨，可伴随骨筋膜室综合征，必要
时需行筋膜切开减压术。这类骨折通常极不稳定。

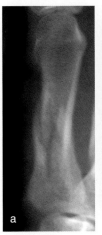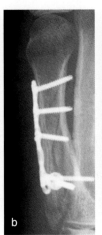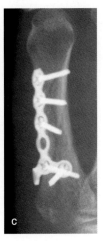

桥接钢板

图 6-4-3　桥接钢板就是将钢板用作髓外夹板，跨过骨折粉碎区，只固定两个主要骨折段。没有必要为追求解剖复位而剥离每个骨折块的软组织附着，因为这会导致血供受损。若骨折对线尚可、骨折块的软组织附着都能保留，骨折能够愈合。偶尔会有一个大的楔形骨折块，可以用拉力螺钉将其固定至主要骨折块上。然而，重要的是要恢复力线、长度并纠正旋转不良。桥接钢板提供相对的稳定性，骨折通过骨痂形成而愈合。

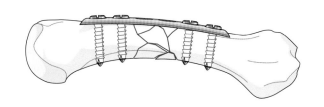

3　术前计划

器械

· 2.0 LCP 工具
· 1.2 mm 克氏针
· 点状复位钳
· C 臂机

患者准备及体位

图 6-4-4　前臂旋前置于手外科手术台上，使用非消毒气囊止血带。酌情预防性使用抗生素。

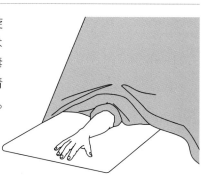

4　手术入路

图 6-4-5　手术选择背侧入路（见第 1 篇第 18 章，第五掌骨的背侧入路）。

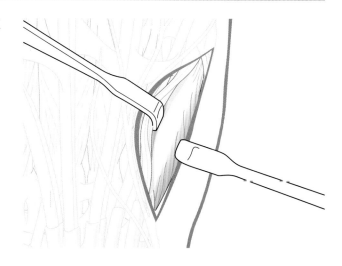

5 复位

牵引复位

图 6-4-6　纵向牵引患指（人工牵引，指套或点状复位钳）使骨折复位。必要时还可通过掌骨头的掌侧加压进一步复位骨折。

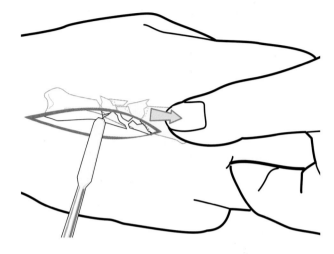

恢复长度

图 6-4-7　长度的恢复可以通过患指掌骨头与邻近正常掌骨掌骨头的关系来判断。正常情况下，第二至第四掌骨的掌骨头的连线成弧形，弧形的顶点在第三掌骨头处。

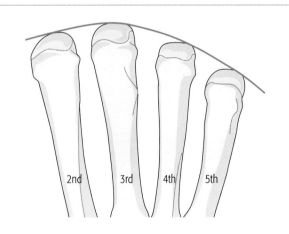

检查旋转对位

图 6-4-8 a、b.　检查旋转对位。使患者手掌向上、四指屈曲（a），检查中指是否存在旋转畸形（"剪刀手"，b）。

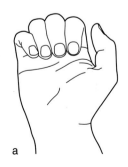
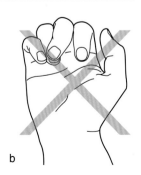

使用韧带固定效应

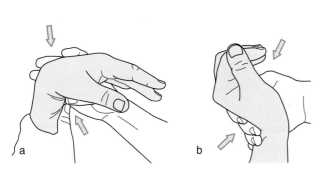

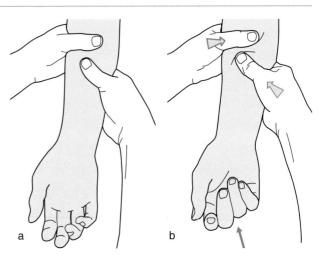

图 6-4-9 a、b. 全麻下可使用韧带固定效应。术者完全屈曲患者腕关节而产生伸指效应（a），完全伸直腕关节而产生的屈指效应（b）。

图 6-4-10 a、b. 或者，术者在患者前臂近端肌腹处加压而使患者手指被动屈曲。

6 固定

钢板的选择和长度

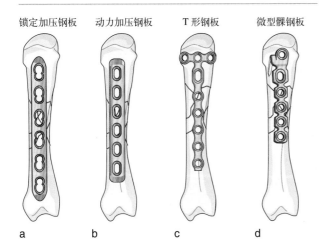

锁定加压钢板　　动力加压钢板　　T 形钢板　　微型髁钢板

a　　　　b　　　　c　　　　d

图 6-4-11 a~d. 钢板需足够长，以便每个主要骨折段各有两枚螺钉固定。掌骨一般选用 2.0 号钢板。对于多块骨折，2.4 号钢板也同样适用，因为这类骨折极不稳定，因此需要更坚强的内固定器材，例如锁定加压钢板（a）。如果骨折区向远端或近端延伸，可选用动力加压钢板（b）、T 形钢板（c）或微型髁钢板（d）。

钢板的折弯与塑形

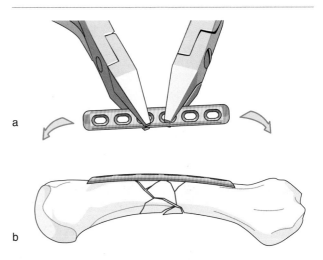

a

b

图 6-4-12 a、b. 钢板放置于掌骨的背侧并按背侧正常的解剖塑形。

失误：过度折弯

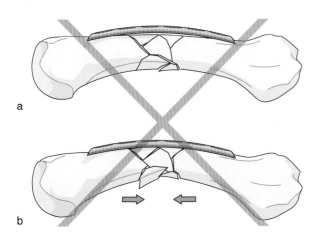

图 6-4-13 a、b.　因为不准备断端加压，因此没有必要过度折弯钢板（a），否则会导致屈曲畸形（b）。

放置钢板

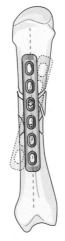

图 6-4-14　钢板沿着掌骨长轴放置于其背侧。虽然纠正远端主要骨折段的旋转对位困难，但必须做到。确保每个主要骨折段上各有两个螺钉孔用以固定。

钻近端孔

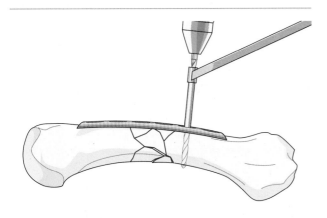

图 6-4-15　通过钻孔导向套筒，在近端主要骨折段靠近骨折区钻第一个螺钉孔。确保螺钉不能进入骨折区。

选择：使用 LCP

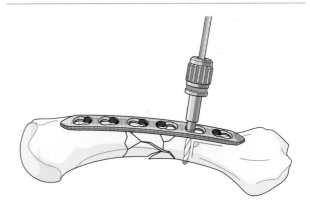

图 6-4-16　如果要在 LCP 上置入锁定螺钉，钻孔时必须使用带螺纹的导向套筒，螺钉的方向必须严格地垂直于钢板。

测量近端螺钉的长度

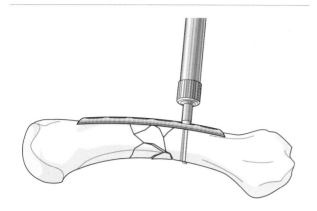

图 6-4-17 测深器测量螺钉长度。

置入近端螺钉

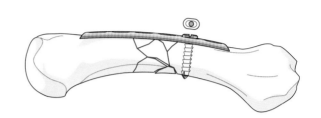

图 6-4-18 置入第一枚螺钉,确定螺钉把持住对侧皮质。测深不准确会使螺钉无法把持住对侧皮质而削弱固定的强度,甚至导致内固定失败。

置入第二枚螺钉

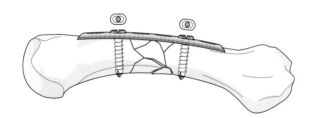

图 6-4-19 确认钢板准确地放置于掌骨的背侧,以同样的方式在远端主要骨折段中立位置入第二枚螺钉。透视确认骨折对线及长度恢复情况。屈曲所有手指的掌指关节检查旋转对位。

完成固定

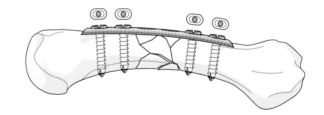

图 6-4-20 钻第三、第四个螺钉孔,测深,中立位置入螺钉。如果在 LCP 上置入锁定螺钉,钻孔时一定要使用带螺纹的导向套筒。

酌情处理：用螺钉将大骨折块拉向钢板

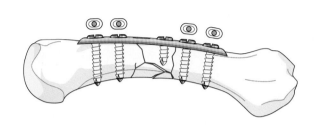

图 6-4-21　如果有一个大的中间骨折块，可用一枚螺钉将其拉向钢板固定。

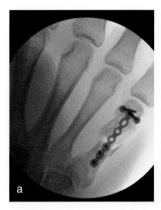
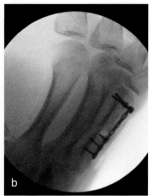

图 6-4-22 a、b.　该例患者使用 T 形钢板桥接骨折断端。术中正、侧位片可见长度及力线均已恢复，骨折块的血供未受影响。

7　康复

术后处理

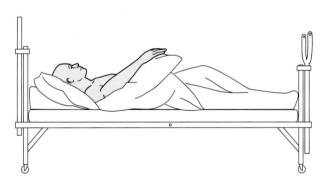

图 6-4-23　患者卧床时抬高患肢，维持手部高于心脏的水平，促进肿胀消退。行走时使用吊带固定手臂，使之高于心脏。

随访

2~5 天后复诊更换敷料。10 天后拆线并摄片证实骨折无继发移位。

功能锻炼

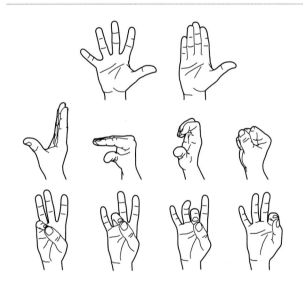

图 6-4-24　疼痛减轻、肿胀消退后应及早进行轻柔的、有限的手指主动活动（六步训练法）。必须向患者强调早期活动的重要性。整个康复过程应在理疗师的指导下进行。

8 预后

图 6-4-25 a、b. 6 个月时随访，骨折已完全愈合，活动度基本恢复。患者要求取出钢板，在取内固定同时进行伸肌腱的松解，以求恢复最大的活动度。

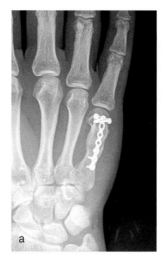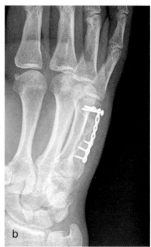

<table>
<tr>
<td>第 5 章</td>
<td>

掌骨——头下型骨折，髓内克氏针固定

Metacarpal—subcapital fracture treated with intramedullary K-wires

</td>
</tr>
</table>

1　病例介绍

图 6-5-1 a~c.　患者 35 岁，经理，争吵时右侧优势手第五掌骨头下型移位骨折。正位、侧位及斜位片示骨折明显移位。

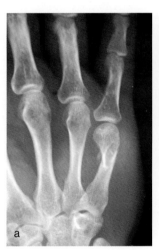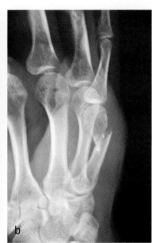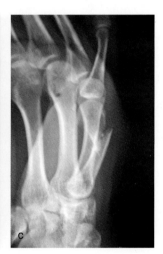

2　手术指征

图 6-5-2 a、b.　髓内克氏针固定常用于掌骨头下型骨折的固定，第五掌骨常见（拳击者骨折）。用这种技术可以避免因肌腱在内植物上摩擦而导致的损伤。

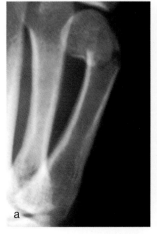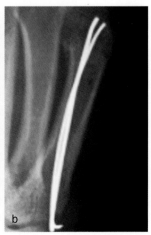

3 术前计划

器械

- 1.0 mm 或 1.25 mm 克氏针
- 1.6 mm 克氏针
- T 形手柄
- C 臂机

患者准备及体位

图 6-5-3 前臂旋前置于手外科手术台上，使用非消毒气囊止血带。酌情预防性使用抗生素。

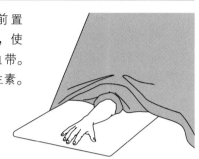

4 手术入路

图 6-5-4 手术选择尺背侧入路（见第 1 篇第 19 章，第五掌骨基底部的尺背侧入路）。

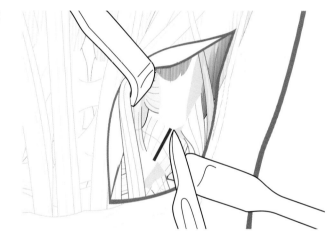

5 复位

临时复位

图 6-5-5 掌指关节及近端指间关节屈曲 90°，让近端指骨挤压掌骨头复位（Jahss 法）。

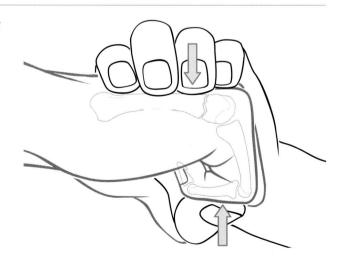

关节囊切开

图 6-5-6　按此法临时复位骨折。

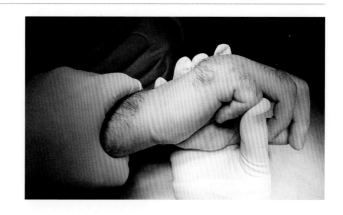

6　固定

确定进针点

图 6-5-7　第五掌骨的进针点在掌骨基底部的尺背侧，这样能避开尺侧腕掌伸肌的止点，避免损伤腕掌关节。透视确认进针点的位置。其他掌骨的进针点在掌骨基底背侧。要注意克氏针钉尾不能影响伸肌腱的活动。

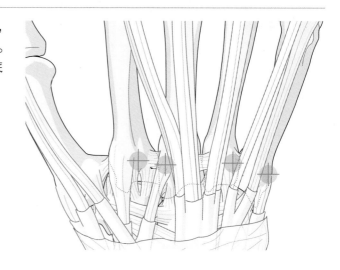

皮质开口

图 6-5-8　用 2.0 mm 钻头在第五掌骨尺背侧开口。先垂直于骨表面钻孔，这样钻头不会在骨表面滑移。钻孔时要使用保护套筒，以免损伤尺神经的背侧支和伸肌腱。

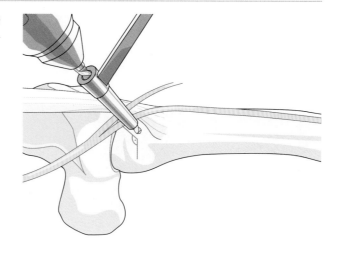

准备进针点

图 6-5-9 钻头倾斜约 60°，尽量与骨面呈钝角钻入髓腔。不能钻通对侧皮质。用 2.7 mm 或 3.2 mm 的钻头或是骨锉斜行扩大进针点。

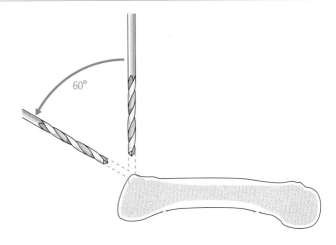

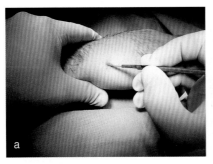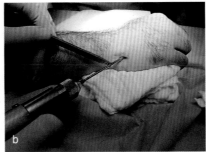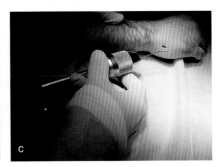

图 6-5-10 a~c. 进针点开口。

a. 在基底部做切口。

b. 开始钻孔时用 2.0 mm 钻头，准备置入折弯的克氏针。

c. 开口通向髓腔远端。

折弯克氏针

图 6-5-11 a、b. 置入 1.0 mm 或 1.2 mm 克氏针，尾端先入，防止刺穿掌骨头处菲薄的骨皮质。按如下方法折弯克氏针：

- 用老虎钳将克氏针尾端折弯约 20°，距尾端 2 cm 同方向折弯克氏针，但不超过 10°
- 在同一平面、距尾端略超过一个掌骨长度处 90° 折弯克氏针，这样在置入克氏针时便于控制方向
- 为避免软组织损伤，将克氏针头端反折

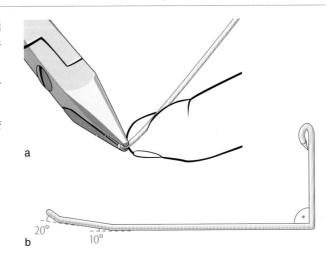

置入克氏针

图 6-5-12 髓腔内手动置入一枚、最好是两枚克氏针，在接近骨折处停止。尾端折弯朝向掌侧。

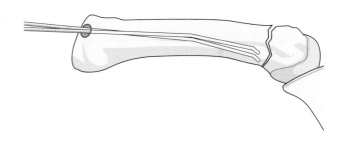

推进并旋转克氏针

图 6-5-13 a、b. 手动或用槌头使克氏针继续向前，跨过骨折区，到达掌骨头（a）。透视检查克氏针的位置，确认克氏针没有穿破菲薄的骨皮质。旋转克氏针，使尾端折弯朝向背侧，2 枚克氏针的方向稍稍错开（一枚朝向桡背侧，另一枚朝向尺背侧；b）。克氏针理想的位置是尾端在掌骨头背侧皮质下。

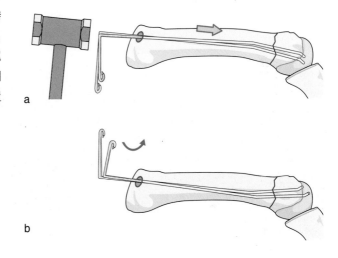

完成固定

图 6-5-14 a、b. 这可以提供三点固定（a），因而增加了整个结构的稳定性并能防止克氏针向近端退出。然后在开口处折弯并剪断克氏针（b）。

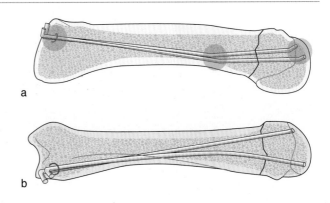

图 6-5-15 a、b. 也可以如该病例中借助 T 形手柄置入克氏针。

a. T 形手柄。

b. 开始置入克氏针，将其一直推进到软骨下骨。

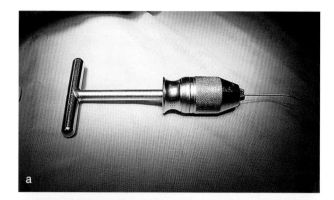

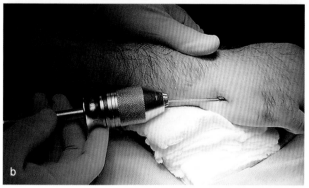

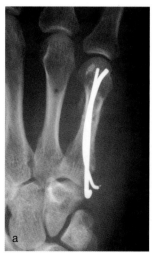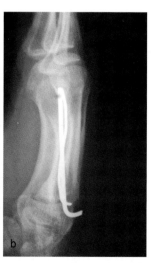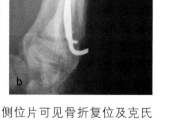

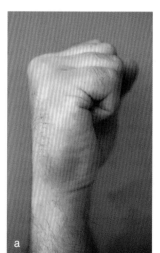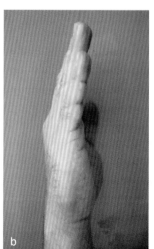

图 6-5-16 a、b. 术中正、侧位片可见骨折复位及克氏针的位置。

图 6-5-17 a、b. 术后功能。

7 康复

术后处理

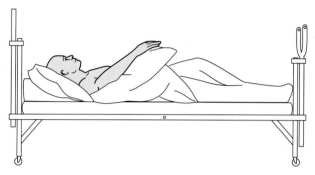

图 6-5-18　患者卧床时抬高患肢，维持手部高于心脏的水平，促进肿胀消退。行走时使用吊带固定手臂，使之高于心脏。

夹板

保护性夹板一直使用至术后 4 周复查 X 线片时。

随访

2~5 天后复诊更换敷料。10 天后拆线并摄片证实骨折无继发移位。

功能锻炼

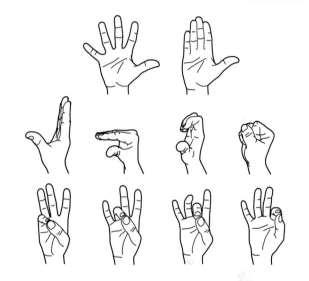

图 6-5-19　疼痛减轻、肿胀消退后应及早进行轻柔的、有限的手指主动活动（六步训练法）。必须向患者强调早期活动的重要性。整个康复过程应在理疗师的指导下进行。

8 预后

图 6-5-20 a~c.　术后 8 周取出克氏针，术后 3 个月正位、斜位及侧位片可见骨折解剖位愈合。

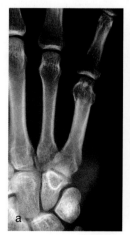
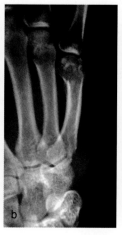
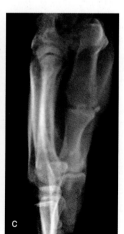

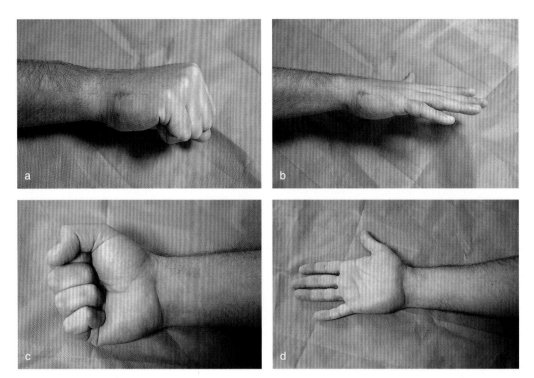

图 6-5-21 a~d.　功能完全恢复。

第 6 章 | 掌骨头——关节内骨折，螺钉固定
Metacarpal, head—intraarticular fracture treated with screws

1 病例介绍

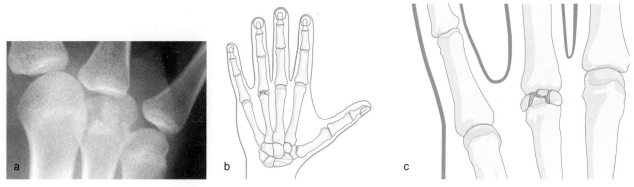

图 6-6-1 a~c. 女性，19 岁，从楼梯上摔倒，左环指遭受轴向暴力，主诉疼痛、手指不能活动。斜位片可见第四掌骨头冠状位的移位骨折。

2 手术指征

骨折构型

图 6-6-2 a、b. 掌骨头骨折可以是简单骨折，但通常是多块骨折。标准 X 线片很难判断骨折块的多少及移位的程度，CT 有助于评估骨折的情况。

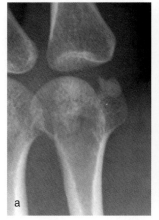
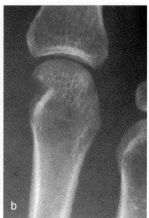

螺钉固定

图 6-6-3 a、b. 这类骨折通常用螺钉固定。如果骨折块足够大，螺钉可以顺行置入，但不能穿透关节软骨（a）。如果骨折块小，螺钉只能从关节面逆行置入，螺钉帽必须埋在软骨下（b）。

　　除了普通螺钉外，如果骨块厚度足够，还可使用小的无帽螺钉。对于严重压缩性骨折可考虑自桡骨远端取骨植骨。

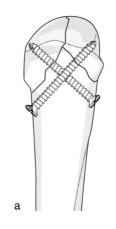
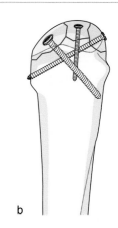

a　　　　　　　　　　　b

3　术前计划

器械

- 1.3 和 1.5 号手外科工具
- 0.8 mm 克氏针
- 点状复位钳
- 骨凿、刮匙及植骨工具
- C 臂机

患者准备及体位

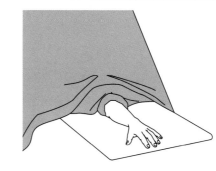

图 6-6-4　前臂旋前置于手外科手术台上，使用非消毒气囊止血带。酌情预防性使用抗生素。

4　手术入路

图 6-6-5　手术选择背侧入路（见第 1 篇第 1 章，掌骨的背侧入路）。

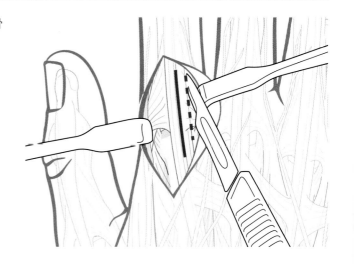

5 复位

复位工具

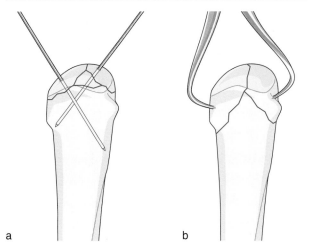

图 6-6-6 a、b. 借助牙科撬、细克氏针和小骨膜剥离器复位骨折。细克氏针还可用于临时固定（a）。有些骨折类型还可用点状复位钳复位（b）。

植骨

植骨的基本原则详见第 2 篇第 2 章：近端指骨基底部——关节内骨折，植骨、微型髁钢板固定。

压缩

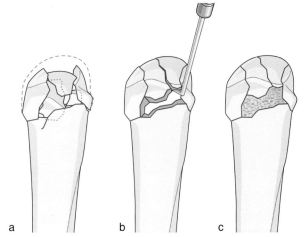

图 6-6-7 a~c. 对于压缩性骨折要复位压缩的关节面（a），用牙科撬将关节骨折块撬起至正常位置（b）。骨块抬起后的缺损可自桡骨远端取骨植骨填充（c），这也有助于在螺钉固定时维持复位。

必须解剖复位

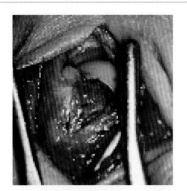

图 6-6-8 必须在直视下并透视检查关节面解剖复位的情况。最大限度屈曲掌指关节能够观察到掌骨头的掌侧面。

6 固定

螺钉固定

图 6-6-9 a、b. 小骨折块最好用关节面逆行置入的螺钉固定（a），选择直径最小的螺钉以减少关节面的损伤。如果可使用小的无帽螺钉，它的优势在于可以更深地进入骨质而不会突出关节表面（b）。根据骨折形态及螺钉长度，螺钉也可以把持住对侧皮质。标准的方法是以位置螺钉的方式固定。

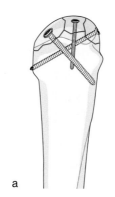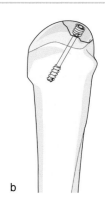

a　　　　　　b

钻孔和测深

图 6-6-10 a、b. 钻孔时要小心操作，避免骨折块移位（a），用测深器准确地测量螺钉长度（b）。测深时要小心避免骨折块移位。

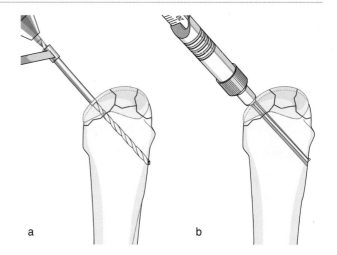

a　　　　　　b

关节软骨下埋头

图 6-6-11 使用普通螺钉时要在软骨层埋头，注意不要损伤软骨下菲薄的皮质。

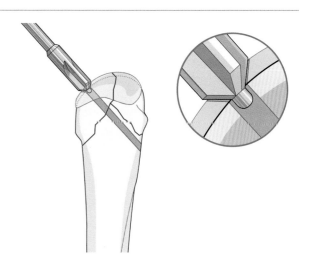

置入螺钉

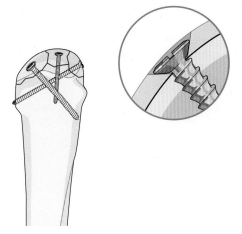

图 6-6-12 小心地置入螺钉，不能使骨折块的移位。确定钉帽已埋入软骨层，不会突出关节表面。同法置入其余的螺钉。

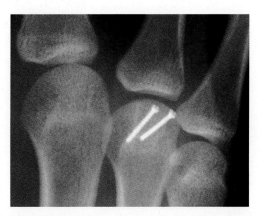

图 6-6-13 两枚 1.3 mm 螺钉将骨折块固定在解剖位，钉帽埋在关节面下。

7 康复

术后处理

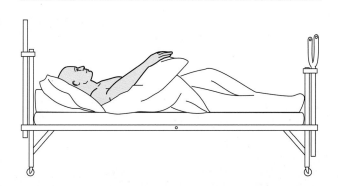

图 6-6-14 患者卧床时抬高患肢，维持手部高于心脏的水平，促进肿胀消退。行走时使用吊带固定手臂，使之高于心脏。

随访

2~5 天后复诊更换敷料。10 天后拆线并摄片证实骨折无继发移位。

功能锻炼

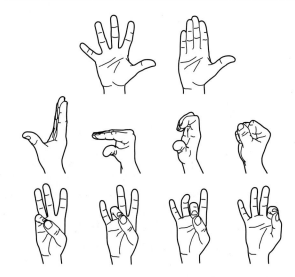

图 6-6-15 疼痛减轻、肿胀消退后应及早进行轻柔的、有限的手指主动活动（六步训练法）。必须向患者强调早期活动的重要性。整个康复过程应在理疗师的指导下进行。

8 预后

图 6-6-16 a、b. 功能完全恢复。

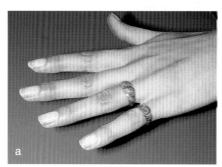
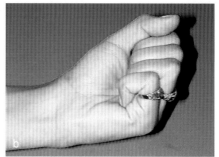

9 替代技术

完全关节内骨折

图 6-6-17 a、b. 男性，25 岁，右侧第五掌骨头复杂关节内骨折。正、斜位片可见关节面的劈裂。

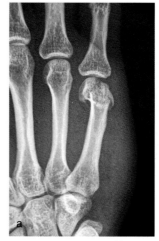
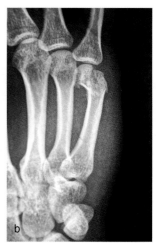

图 6-6-18 a、b. 冠状位 CT 可见掌骨头、颈部骨折。

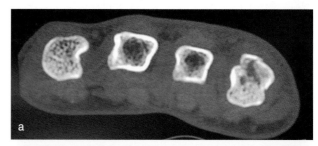
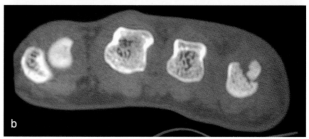

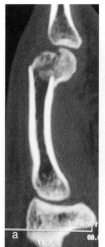
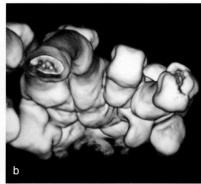

器械

- 1.5 mm 无帽螺钉
- 1.25 mm 克氏针
- T 形手柄
- C 臂机

图 6-6-19 a、b.　矢状位 CT 及三维重建有助于进一步了解骨折情况。

固定

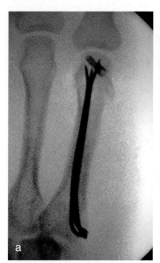
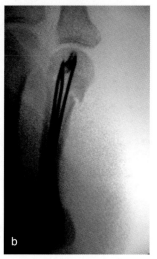
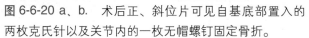

图 6-6-20 a、b.　术后正、斜位片可见自基底部置入的两枚克氏针以及关节内的一枚无帽螺钉固定骨折。

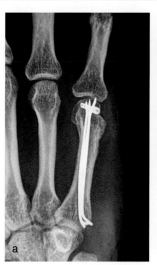
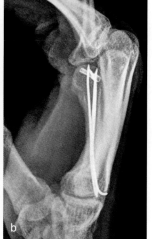

图 6-6-21 a、b.　术后 6 周骨折愈合，随后取出克氏针。

预后

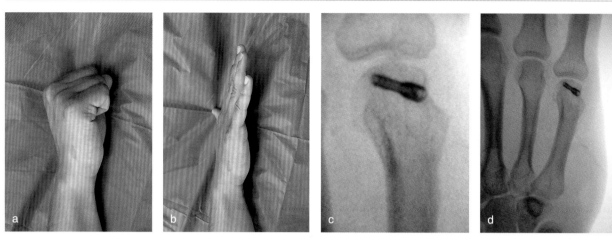

图 6-6-22 a~d.　术后 3 个月，从照片及 X 线片可见功能完全恢复。

第 7 章 | **掌骨基底部——关节内骨折，T 形钢板固定**

Metacarpal, base—intraarticular fracture treated with a T-plate

1 病例介绍

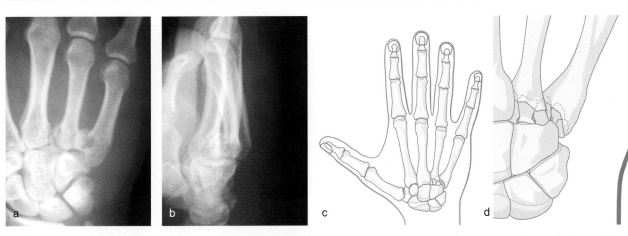

a   b   c   d

图 6-7-1 a~d. 男性，28 岁，争吵时右手第四、第五掌骨基底部骨折。正、斜位片可见第四、第五掌骨基底部的压缩。

2 手术指征

图 6-7-2 掌骨基底部骨折的好发部位在第五掌骨。骨折多半成多块状并伴压缩，掌指关节的骨折脱位也并不少见。也可同时伴有钩骨背侧剪切骨折。这类骨折通常用钢板固定，骨折块较小时也可用克氏针固定，如有必要还需植骨。

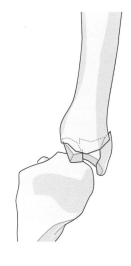

图 6-7-3 a~c. CT 有助于确定骨折块的数量、大小及位置。

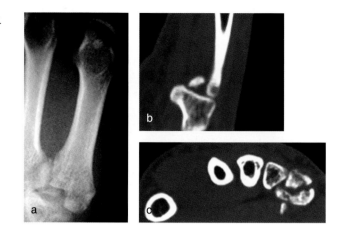

简单骨折

图 6-7-4 a~c. 根据骨折的形态，相对简单的骨折可用拉力螺钉（例如尺侧腕伸肌腱撕脱性骨折）或用 T 形、Y 形、L 形钢板固定。

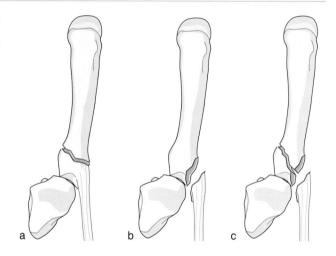

第四掌骨脱位

图 6-7-5 第五掌骨基底部骨折可伴第四掌指关节的脱位，这种情况下要首先复位第四掌骨，通常用跨关节的克氏针固定。偶尔还伴有第三、甚至第二掌骨的半脱位以及其他一些骨折。

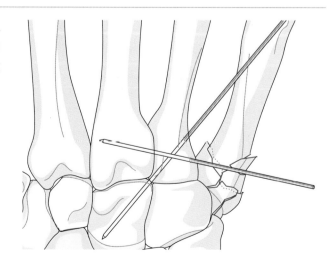

3 术前计划

器械

- 1.5 号手外科工具
- 点状复位钳
- 1.0 mm 或 1.25 mm 克氏针
- 微型外固定架
- 骨凿、刮匙、植骨器械
- C 臂机

患者准备及体位

图 6-7-6 前臂旋前置于手外科手术台上，使用非消毒气囊止血带。酌情预防性使用抗生素。

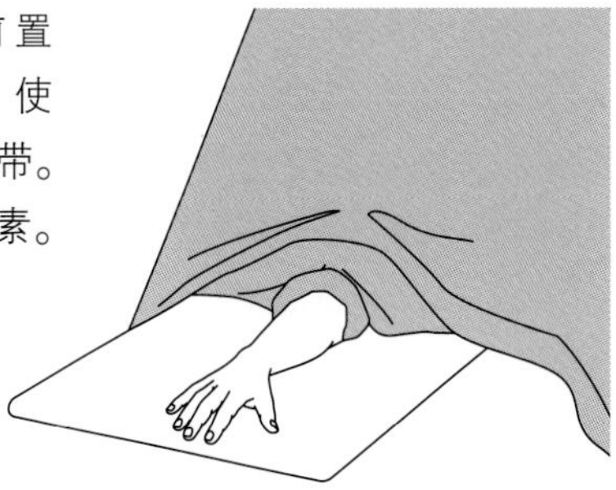

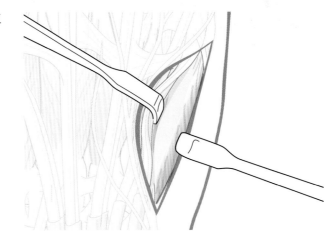

4 手术入路

图 6-7-7 手术选择背侧入路（见第 1 篇第 18 章，第五掌骨的背侧入路）。

5 复位

恢复长度

图 6-7-8 通过指套或是人工轴向牵引患指恢复长度。克氏针置入钩骨和掌骨远端，连接微型外固定架用以临时维持复位。如果关节囊完整，需切开检查关节骨折块的复位情况。

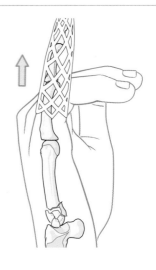

复位骨折块

图6-7-9 a、b. 借助于牙科撬、骨膜剥离器或细克氏针复位骨折块（a），并置入细克氏针临时固定（b）。偶尔这些克氏针是经皮置入，这时要确定不能损伤尺神经的背侧支。如果有骨缺损，可自桡骨远端取骨，植骨填充缺损。透视检查复位情况。如果钩骨未受损伤，其关节面即可用作掌骨基底关节面重建的模板。

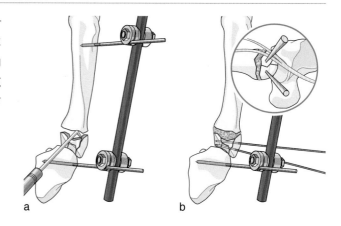

植骨

植骨的基本原则详见第2篇第2章：近端指骨基底部——关节内骨折，植骨、微型髁钢板固定。

检查旋转对位

图6-7-10 a、b. 检查旋转对位。使患者手掌向上、四指屈曲（a），检查中指是否存在旋转畸形（"剪刀手"，b）。

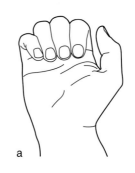
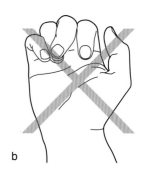

合并钩骨骨折

图6-7-11 如果伴有钩骨的剪切骨折，要首先将其复位并用一枚拉力螺钉固定。

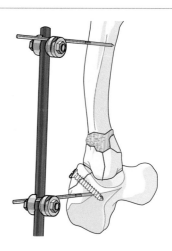

6　固定

钢板的选择及长度

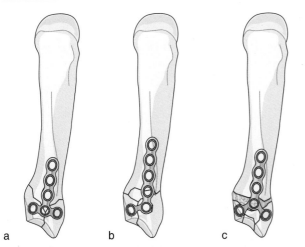

图 6-7-12 a~c.　根据骨折块的不同大小可选用 1.5 或 2.0 号钢板。按照骨折的形态挑选合适的钢板，可以是 T 形钢板，也可以是 L 形或 Y 形钢板。钢板在骨干部位至少要有 2 枚螺钉固定。

钢板折弯与塑形

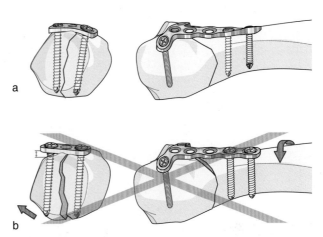

图 6-7-13 a、b.　对于掌骨的关节内骨折，钢板必须精确塑形以契合掌骨表面，这样在螺钉拧紧时会均匀地产生加压（a），如果塑形不佳，螺钉拧紧时会使骨块分离，在对侧皮质产生缝隙（b）。

钢板的应用

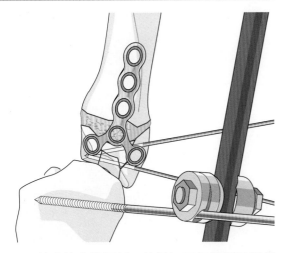

图 6-7-14　精确地安放钢板，使螺钉可经钢板近端螺孔固定关节骨折块。通常不可能每个骨折块都有螺钉固定，小骨折块依靠大骨折块或是植骨支撑。仔细确认螺钉没有穿出关节面。

小骨折块的支撑

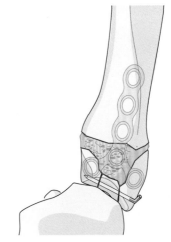

图 6-7-15　必要时可在软骨下皮质骨的深面横行置入细克氏针，支撑小骨折块。

钻近端螺钉孔

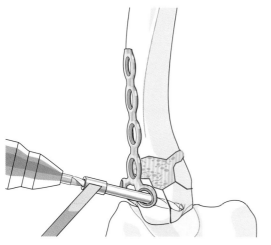

图 6-7-16　首先固定最主要的关节骨折块。小心钻孔以免骨折块移位，测量螺钉长度。

置入近端螺钉

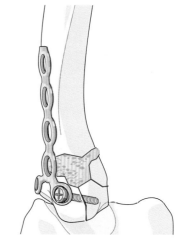

图 6-7-17　置入第一枚螺钉，但不完全拧紧。透视确认骨折复位，螺钉位置正确。

钢板在骨干上固定

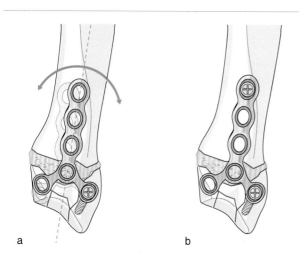

a　　　　　　　b

图 6-7-18 a、b.　置入第一枚螺钉后，调整钢板相对于骨干的位置（a），在钢板最远端的螺钉孔中置入螺钉并拧紧（b）。

置入第二枚近端螺钉

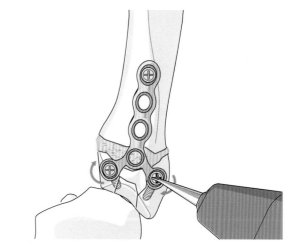

图 6-7-19　经第二个主要关节骨折块钻孔，避免穿透关节面，不能与第一枚螺钉碰撞。测深器测深，置入螺钉。交替拧紧 2 枚近端螺钉。

其他骨折块

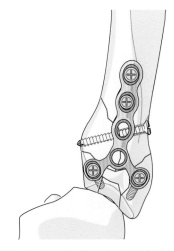

图 6-7-20 如果干骺端有大骨折块需要固定，可用经钢板的螺钉或单独的拉力螺钉固定。必要时可植骨填充骨缺损。

完成固定

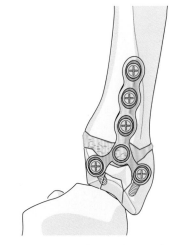

图 6-7-21 如果条件许可，在干骺端骨块中置入第三枚螺钉，拧紧螺钉完成固定。

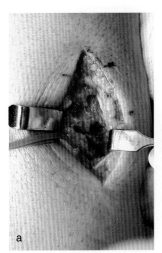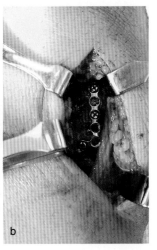

图 6-7-22 a、b. 术中照片可见第五掌骨基底部的显露及 1.5 号 T 形钢板的固定。第四掌骨基底骨折也用一块小钢板固定。

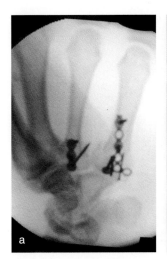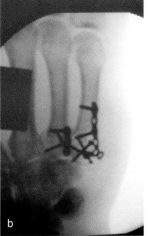

图 6-7-23 a、b. 内固定的术中影像。

7 康复

术后处理

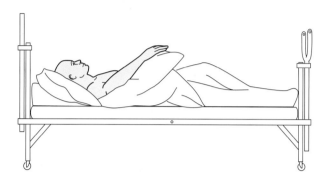

图 6-7-24 患者卧床时抬高患肢，维持手部高于心脏的水平，促进肿胀消退。行走时使用吊带固定手臂，使之高于心脏。

随访

2~5 天后复诊更换敷料。10 天后拆线并摄片证实骨折无继发移位。

功能锻炼

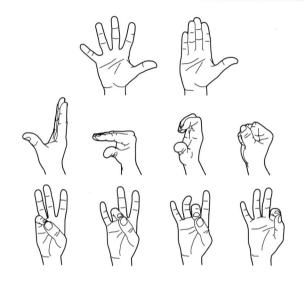

图 6-7-25 疼痛减轻、肿胀消退后应及早进行轻柔的、有限的手指主动活动（六步训练法）。必须向患者强调早期活动的重要性。整个康复过程应在理疗师的指导下进行。

8 预后

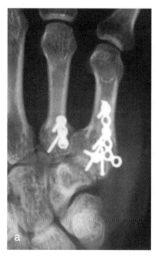
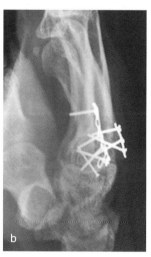

图 6-7-26 a、b. 术后 6 年的正、侧位片可见骨折在解剖位愈合。

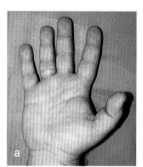
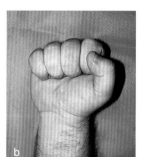
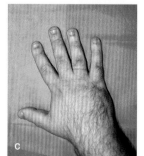
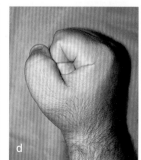

图 6-7-27 a~d. 功能及力量完全恢复。

9　替代技术

多块骨折，钢板桥接固定

图 6-7-28 a~c.　男性，21 岁，右拳击打墙面致第四、第五掌骨基底部关节内多块骨折。正位、斜位及侧位片可见多种形态的骨折。

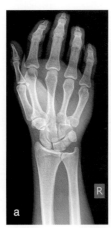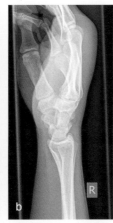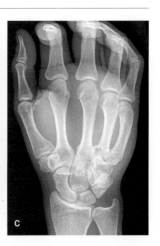

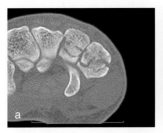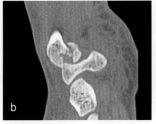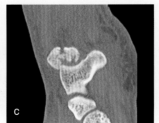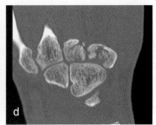

图 6-7-29 a~d.　CT 扫描可见关节内复杂的多块骨折。

外固定架桥接固定

内固定桥接骨折区

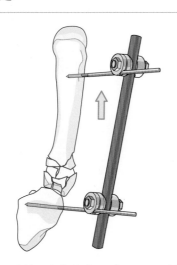

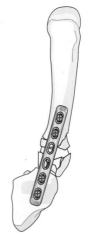

图 6-7-30　如果无法使用钢板螺钉固定，可以选择从掌骨至钩骨、跨过骨折区的外固定架固定。

图 6-7-31　钢板用作内支架桥接骨折区，钢板远端固定于掌骨远端，近端固定于钩骨。

器械

- 2.0 号手外科工具
- 2.0 号髁钢板
- 1.25 mm/1.6 mm 克氏针
- C 臂机

固定

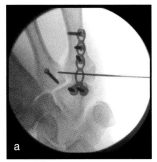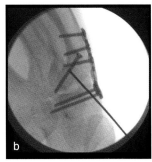

图 6-7-32 a、b. 术中正、侧位片可见以钩骨为模板、2.0 号髁钢板跨过小指腕掌关节固定。置入的一枚克氏针用以支撑掌骨基底部的 2 个关节骨折块。第四掌骨基底部骨折单独用一枚拉力螺钉固定。

预后

术后 3 个月取出钢板螺钉，最后一次随访在术后 4 个月。

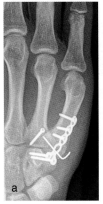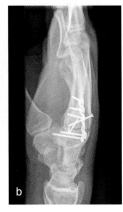

图 6-7-33 a、b. 钢板取出前的正、侧位片。

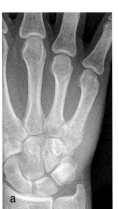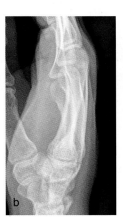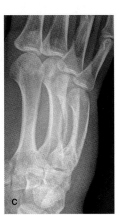

图 6-7-34 a~c. 钢板螺钉取出后的正、侧位片可见关节面的重建情况。

第 8 章 掌骨颈部——畸形愈合，截骨，张力带、髓内克氏针固定

Metacarpal, neck—malunion treated with osteotomy, tension band suture, and intramedullay K-wire

1 病例介绍

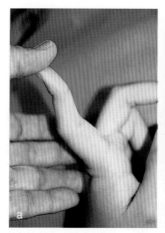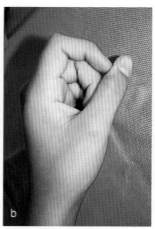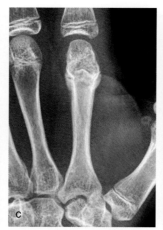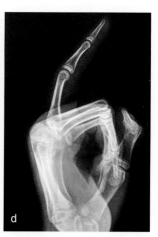

图 6-8-1 a~d. 学生，14 岁，既往左食指掌骨头下型骨折，当时保守治疗。骨折在屈曲位愈合，掌指关节活动度丧失，正、侧位片可见第二掌骨颈部畸形。

图 6-8-2 a、b. 骨折处的屈曲畸形在 CT 上更明显。

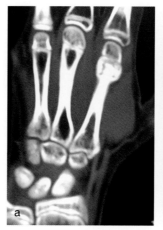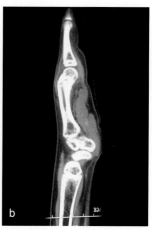

2 手术指征

图 6-8-3 a、b. 髓内克氏针固定主要用于掌骨头下骨折，这种骨折多见于第五掌骨（拳击者骨折）。用这种技术可以避免因肌腱在内植物上摩擦而导致的损伤。

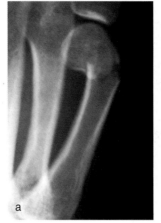
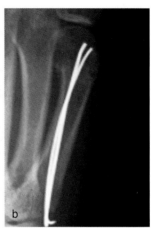

3 术前计划

器械

- 1.0 mm 或 1.25 mm 以及 1.6 mm 克氏针
- T 形手柄
- 自体植骨器械
- C 臂机

患者准备及体位

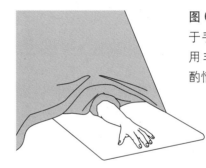

图 6-8-4 前臂旋前置于手外科手术台上，使用非消毒气囊止血带。酌情预防性使用抗生素。

4 手术入路

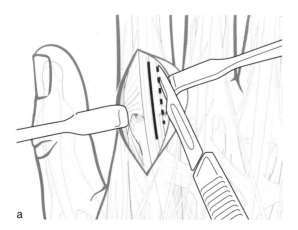
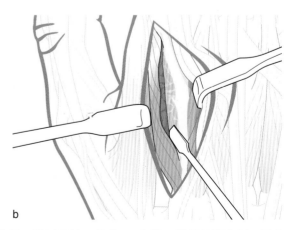

图 6-8-5 a、b. 手术选择背侧入路（见第 1 篇第 1 章掌骨的背侧入路以及第 1 篇第 17 章第二掌骨的桡背侧入路）。

图 6-8-6 背侧入路显露畸形愈合处。

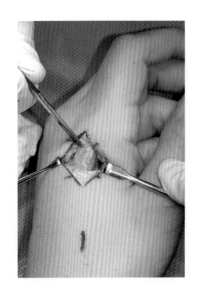

5 复位

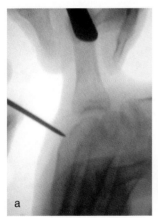

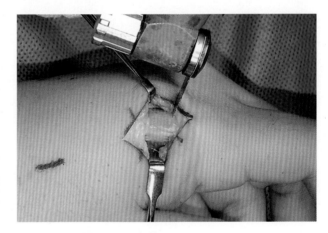

图 6-8-7 a、b. 克氏针标识畸形的术中影像。

图 6-8-8 用薄锯片闭合截骨。

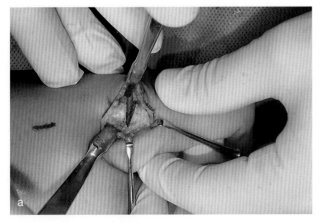

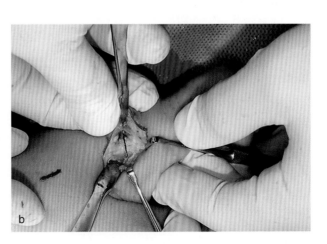

图 6-8-9 a、b. 截骨后复位，矫正畸形。

6 固定

确定进针点

图 6-8-10 如果要在第二掌骨置入克氏针（图示左手），进针点应在掌骨基底部的背侧。要注意避免克氏针针尾影响伸肌腱的活动。透视确认进针点的位置。

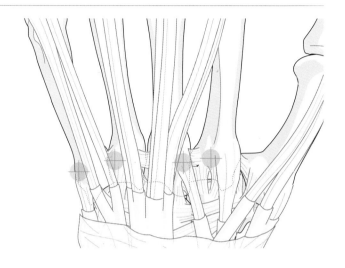

皮质开口

图 6-8-11 用 2.0 mm 钻头在第二掌骨桡背侧开口。先垂直于骨表面钻孔，这样钻头不会在骨表面滑移。钻孔时要使用保护套筒，以免损伤桡神经浅支的分支。对于其他掌骨，要保护伸肌腱免受损伤。

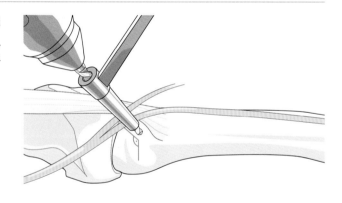

进针点的准备

图 6-8-12 钻头倾斜约 60°，尽量与骨面呈钝角钻入髓腔。不能钻通对侧皮质。用 2.7 mm 或 3.2 mm 的钻头或是骨锉斜行扩大进针点。

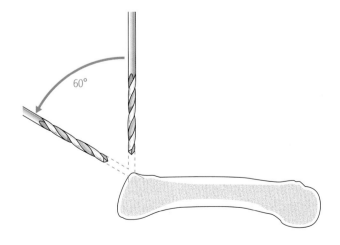

预弯克氏针

图 6-8-13 a、b.　置入 1.0 mm 或 1.2 mm 的克氏针，尾端先入，防止刺穿掌骨头处菲薄的骨皮质。按如下方法折弯克氏针：

- 用老虎钳将克氏针尾端折弯约 20°，距尾端 2 cm 同方向折弯克氏针，但不超过 10°。
- 在同一平面、距尾端略超过一个掌骨长度处 90° 折弯克氏针，这样在置入克氏针时便于控制方向。
- 为避免软组织损伤，将克氏针头端反折。

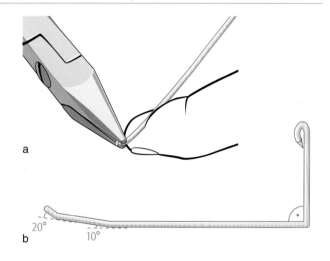

置入克氏针

图 6-8-14　髓腔内手动置入一枚、最好是两枚克氏针，在接近骨折处停止。尾端折弯朝向掌侧。

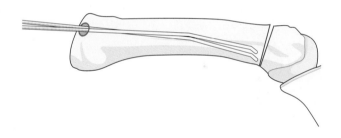

推进并旋转克氏针

图 6-8-15 a、b.　手动或用榔头使克氏针继续向前，跨过骨折区，到达掌骨头（a）。透视检查克氏针的位置，确认克氏针没有穿破菲薄的骨皮质。旋转克氏针，使尾端折弯朝向背侧，两根克氏针的方向稍稍错开（一根朝向桡背侧，另一根朝向尺背侧；b）。克氏针的理想位置是尾端在掌骨头背侧皮质下。

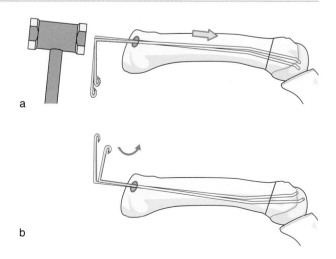

完成固定

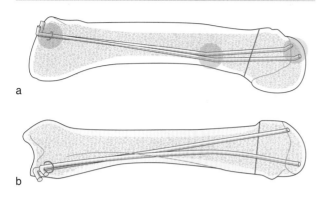

图 6-8-16 a、b. 这样可以提供三点固定（a），从而增加了整个结构的稳定性，并能防止克氏针向近端退出。然后在开口处折弯并剪断克氏针（b）。

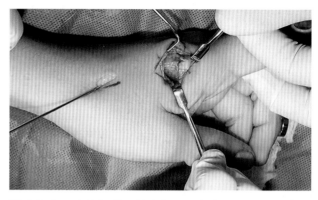

图 6-8-17 在食指掌骨基底部开一小窗口，1.6 mm 克氏针由此置入。

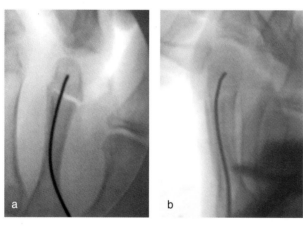

图 6-8-18 a、b. 术中影像可见克氏针置入后于截骨处分离。

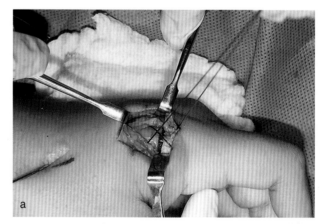

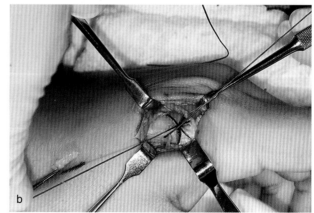

图 6-8-19 a、b. 在截骨两端的背侧皮质处钻孔，用不可吸收线经钻孔处 8 字缝合使截骨面靠近。

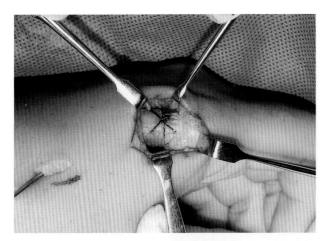

图 6-8-20 术中照片可见截骨处被压紧。

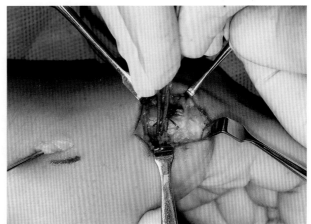

图 6-8-21 截除的楔形骨块修整后填充在截骨周围。

7 康复

术后处理

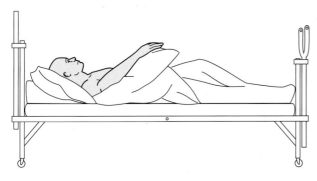

图 6-8-22 患者卧床时抬高患肢，维持手部高于心脏的水平，促进肿胀消退。行走时使用吊带固定手臂，使之高于心脏。

随访

术后 2~5 天随访。

管型制动

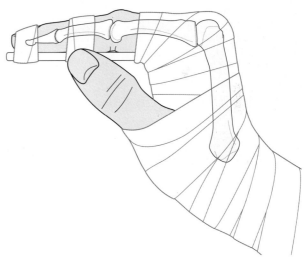

图 6-8-23 考虑到患者的年龄（儿童）及截骨的复杂程度，我们使用管型固定 3 周。管型去除后开始标准的功能锻炼。

8 预后

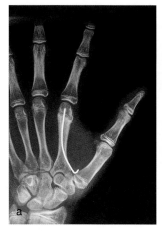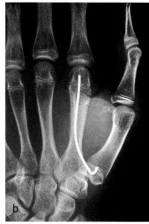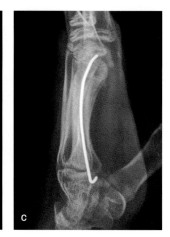

图 6-8-24 a~c.　4 个月时的正、侧位片可见畸形已矫正，截骨处完全愈合。

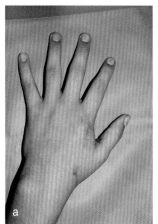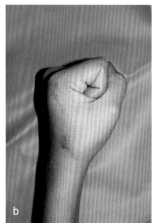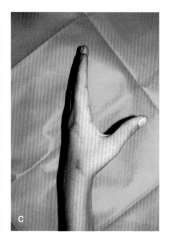

图 6-8-25 a~c.　功能完全恢复。

<table>
<tr><td>第 9 章</td><td>

掌骨干——骨折不愈合，植骨、LCP 固定

Metacarpal, shaft—nonunion treated with LCP and bone graft

</td></tr>
</table>

1 病例介绍

图 6-9-1 a~c. 女性，32 岁，职业赛车手，在一次公路赛中被汽车撞倒。受伤时的正侧位片可见右中指掌骨的长斜行骨折，进一步检查发现右环指掌骨基底部移位的撕脱骨折。当时用螺钉固定骨折，然而第三掌骨骨折未愈合。

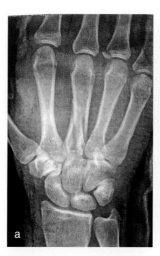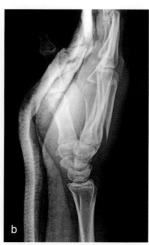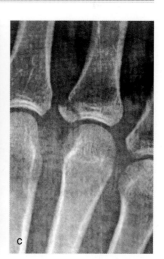

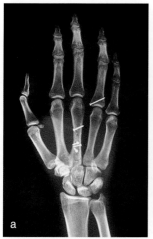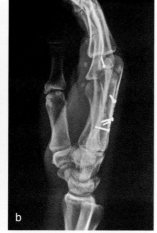

图 6-9-2 a、b. 两处骨折最初内固定的正、侧位片。

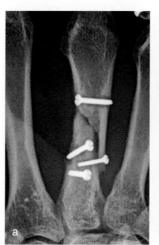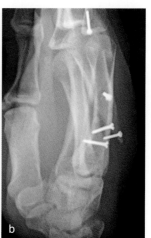

图 6-9-3 a、b. 术后 3 个月的正、侧位片可见中指骨折未愈合，内固定失效，掌骨骨折移位。

2 手术指征

骨不连的治疗包括：
- 取出先前的内固定
- 细菌培养排除感染
- 清除所有失活的骨组织
- 重新解剖复位骨折
- 坚强的内固定
- 如有骨缺损，则行自体骨移植

3 术前计划

器械

- 2.0 LCP 工具
- 1.5 mm 螺钉
- 点状复位钳
- 自体植骨器械
- C 臂机

患者准备及体位

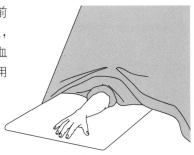

图 6-9-4 前臂旋前置于手外科手术台上，使用非消毒气囊止血带。酌情预防性使用抗生素。

4 手术入路

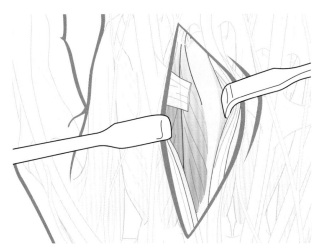

图 6-9-5 手术选择背侧入路（见第 1 篇第 15 章，掌骨的背侧入路）。

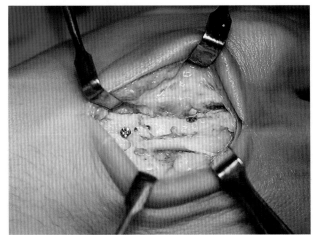

图 6-9-6 仍然经先前的手术切口显露掌骨骨折不愈合处。螺钉固定的骨块已失去血供。取出螺钉，清理骨不连处的纤维组织及失活的骨组织，但不要影响正常骨组织的血供。

5 复位

缺损处的清理

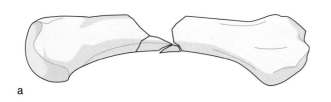

a

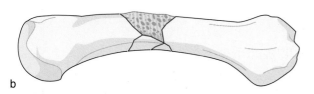

b

图 6-9-7 a、b. 该患者掌骨的缺损及失活骨组织均被清理。

确认复位

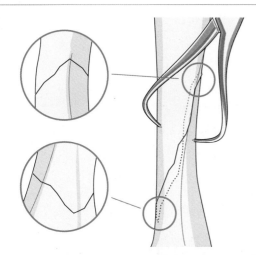

图 6-9-8 用 1~2 把点状复位钳维持复位，透视确认复位情况。确定点状复位钳不会影响螺钉的固定。确定每个骨折块的尖端是否复位至关重要。

植骨

植骨的基本原则详见第 2 篇第 2 章，近节指骨基底部——关节内骨折，植骨、微型髁钢板固定。

选择

克氏针穿过掌骨和植骨块维持复位也是一种选择。

6 固定

钢板的选择与长度

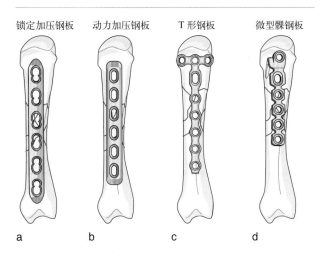

锁定加压钢板　　动力加压钢板　　T 形钢板　　微型髁钢板

a　　　　　b　　　　　c　　　　　d

图 6-9-9 a~d.　钢板需足够长，以便每个主要骨折段各有 2 枚螺钉固定。掌骨一般选用 2.0 号钢板。对于多块骨折，2.4 号钢板也同样适用，因为这类骨折极不稳定，因此需要更坚强的内固定器材，例如锁定加压钢板（a）。如果骨折区向远端或近端延伸，可选用动力加压钢板（b）、T 形钢板（c）或微型髁钢板（d）。

钢板的折弯与塑形

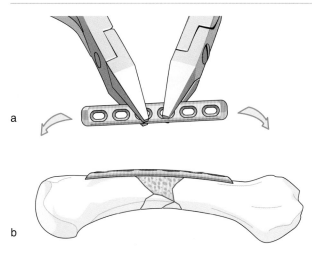

a

b

图 6-9-10 a、b.　钢板安放于掌骨背侧，因此要按正常掌骨背侧的外形塑形。

失误：过度折弯

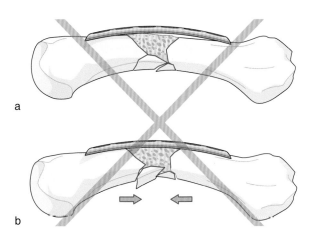

a

b

图 6-9-11 a、b.　由于不需要轴向加压，因此没有必要过度折弯钢板（a），相反会造成屈曲畸形（b）。

放置钢板

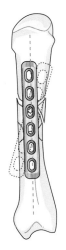

图 6-9-12　钢板沿着掌骨长轴放置于其背侧。纠正远端主要骨折段的旋转对位虽然困难，但必须做到。确保每个主要骨折段上各有 2 个螺钉孔用以固定。

钻近端孔

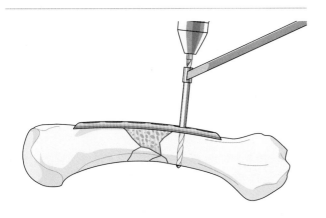

图 6-9-13　经钻孔导向套筒，在近端主要骨折段靠近骨折区钻第一个螺钉孔。确保螺钉不能进入骨折区。

选择：使用 LCP

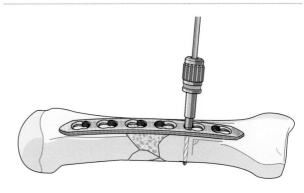

图 6-9-14　2.0 LCP 用于该例患者的固定。如果要在 LCP 上置入锁定螺钉，钻孔时必须使用带螺纹的导向套筒，螺钉的方向必须严格地垂直于钢板。

测量近端螺钉的长度

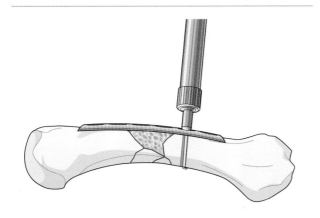

图 6-9-15　测深器测量螺钉长度。

置入近端螺钉

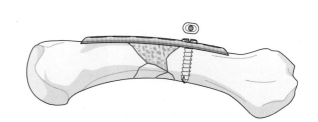

图 6-9-16　置入第一枚螺钉，确定螺钉把持住对侧皮质。测深不准确会因螺钉无法把持住对侧皮质而削弱固定的强度，甚至导致内固定失败。

置入远端螺钉

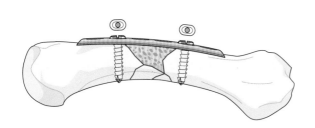

图 6-9-17 确认钢板准确地放置于掌骨的背侧，以同样的方式在远端主要骨折段中立位置入第二枚螺钉。透视确认骨折对线及长度恢复情况。屈曲所有手指的掌指关节检查旋转对位。

检查旋转对位

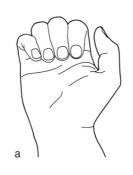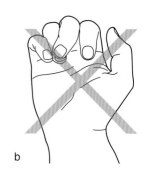

a　　　　　　　　b

图 6-9-18 a、b. 检查旋转对位。使患者手掌向上、四指屈曲（a），检查中指是否存在旋转畸形（"剪刀手"，b）。

完成固定

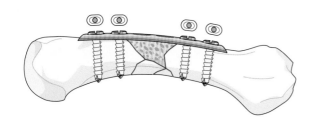

图 6-9-19 钻第三、第四个螺钉孔，测深，中立位置入螺钉。

酌情处理：用螺钉将大骨折块拉向钢板

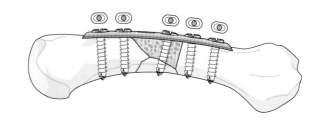

图 6-9-20 如果有一个大的中间骨折块，可用一枚螺钉将其拉向钢板固定。

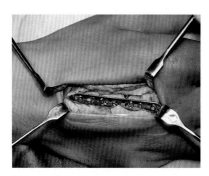

图 6-9-21 2.0 LCP 结合一枚骨块间的拉力螺钉使骨折获得坚强固定。

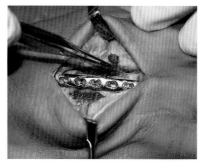

图 6-9-22 自桡骨远端取骨植骨填充骨折不愈合处。

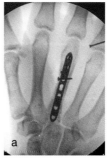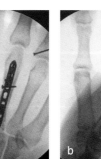

a　　　　　　b

图 6-9-23 a、b. 术中正、侧位影像可见骨折块间的螺钉跨骨折线固定，2.0 LCP 桥接整个骨折线。

7　康复

术后处理

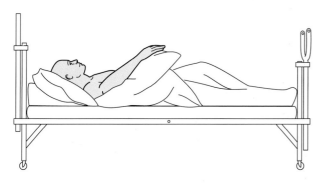

图 6-9-24　患者卧床时抬高患肢，维持手部高于心脏的水平，促进肿胀消退。行走时使用吊带固定手臂，使之高于心脏。

随访

2~5 天后复诊更换敷料。10 天后拆线并摄片证实骨折无继发移位。

功能锻炼

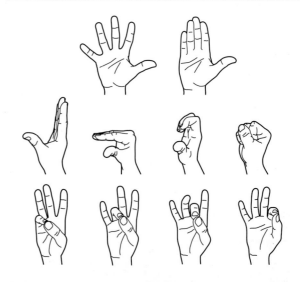

图 6-9-25　疼痛减轻、肿胀消退后应及早进行轻柔的、有限的手指主动活动（六步训练法）。必须向患者强调早期活动的重要性。整个康复过程应在理疗师的指导下进行。

8　预后

图 6-9-26 a、b.　2 个月随访时的正、侧位片可见骨不连处已愈合。

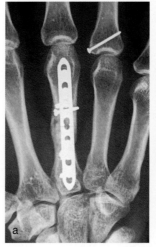
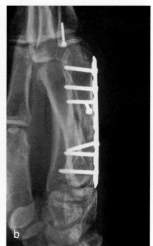

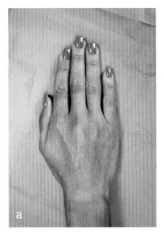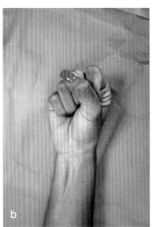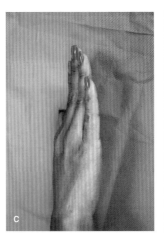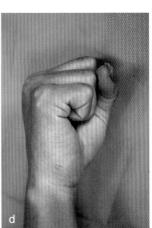

图 6-9-27 a~d.　功能及力量完全恢复。

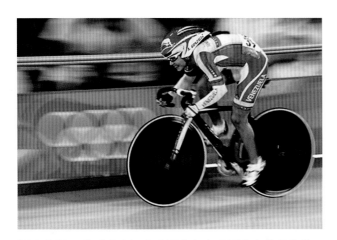

图 6-9-28　此后患者还在全国自行车冠军赛上获得奖牌。

第10章 | 掌骨基底部——骨折延迟愈合，植骨、拉力螺钉中和钢板固定

Metacarpal, base—fracture with delayed union treated with a lag screw, neutralization plate, and bone graft

1 病例介绍

图 6-10-1 a、b. 患者 38 岁，骨科医生，自行车事故导致右侧第五掌骨基底部闭合骨折。起初非手术治疗，然而 45 天后有延迟愈合的表现，正、斜位片看不到愈合的征象。

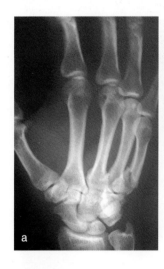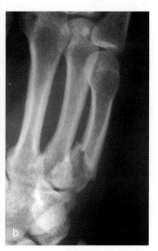

图 6-10-2 a~c. 多角度的 CT 三维重建可见骨折未愈合且伴移位。

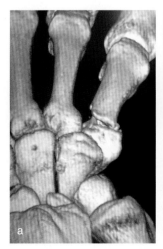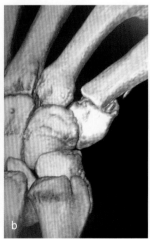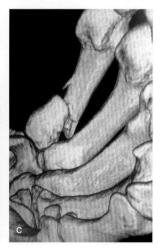

2 手术指征

骨不连的治疗包括：
- 取出先前的内固定
- 细菌培养排除感染
- 清除所有失活的骨组织
- 重新解剖复位骨折
- 坚强的内固定
- 如有骨缺损，则行自体骨移植

3 术前计划

器械

- 2.0 LCP 工具
- 点状复位钳
- 自体植骨器械
- C 臂机

患者准备及体位

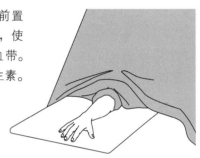

图 6-10-3　前臂旋前置于手外科手术台上，使用非消毒气囊止血带。酌情预防性使用抗生素。

4 手术入路

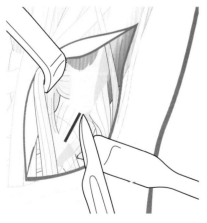

图 6-10-4　手术选择背侧入路（见第 1 篇第 19 章，第五掌骨的尺背侧入路）。

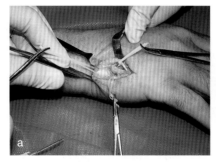

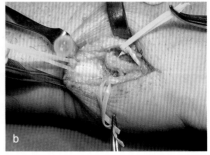

图 6-10-5 a、b.　尺背侧入路进入延迟愈合处。将注射针尖插入第五掌骨与钩骨的关节间隙。黄色胶管绕过尺侧腕伸肌和小指伸肌，粉色胶带绕过尺神经背侧皮支的分支。

5 复位

植骨

植骨的基本原则详见第 2 篇第 2 章，近节指骨基底部——
关节内骨折，植骨、微型髁钢板固定。

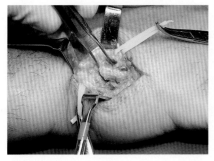
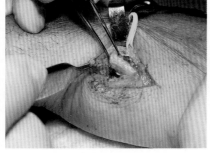
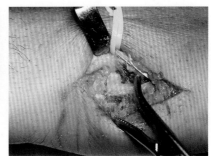

图 6-10-6　打开延迟愈合处并去皮　图 6-10-7　自体骨填充。　图 6-10-8　复位延迟愈合处并用点状
质化。　　　　　　　　　　　　　　　　　　　　　　　　　　　　　　　　　　复位钳维持复位。

6 固定

计划螺钉正确置入

小心裂纹骨折

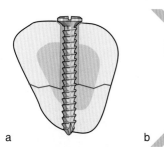
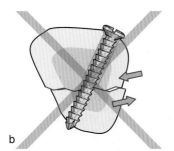

a　　　　　　　　　b

图 6-10-9 a、b.　拉力螺钉需垂直骨折平面置入（a）。
如果不垂直于骨折平面，拧紧螺钉会使骨折移位（b）。

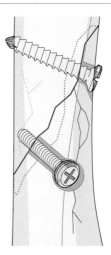

图 6-10-10　经常会有小的裂纹骨折，而且 X 线片并不
能发现。要在直视下仔细辨认，确定螺钉固定位置不能
经过裂纹骨折。

失误：螺钉太靠近骨折线

图 6-10-11 a、b. 螺钉离骨折尖端的最短距离等于顶帽的直径，必须要确定这一点（a）。不要太靠近骨折尖端置入螺钉（b）。

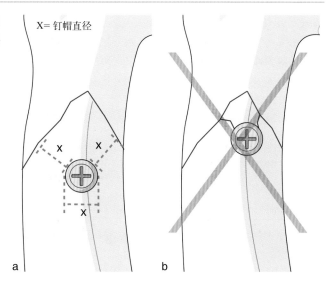

拉力螺钉钻孔

滑动孔和螺纹孔的处理方法包括：
· 先钻滑动孔
· 先钻螺纹孔

先钻滑动孔

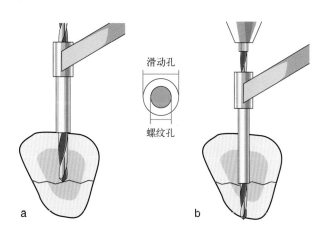

图 6-10-12 a、b. 在近侧皮质钻滑动孔，确保骨折复位良好，插入钻头导向套筒（a）。经过钻头导向套筒在对侧皮质钻螺纹孔（b）。如此操作可确保两个螺钉孔同轴，此为推荐方法。

先钻螺纹孔

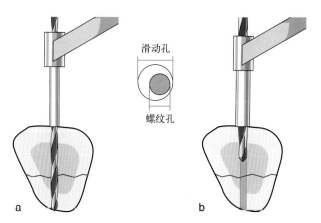

图 6-10-13 a、b. 用钻头对两侧皮质钻孔（a）。然后使用相应的更大一号的钻头对近侧皮质行扩孔处理来形成滑动孔（b）。此法通常用于小骨折块，其缺陷为两个螺钉孔可能不同轴。

技巧：攻丝近侧皮质

如果近侧皮质在钻滑动孔之前先攻丝，二次钻孔而导致孔道偏移的可能性将大大降低。实施方法为在近侧皮质置入相应大小的自攻螺钉，然后取出，再次钻孔时孔道就会精确地沿着螺纹孔而不会偏移。

失误：钻穿对侧皮质

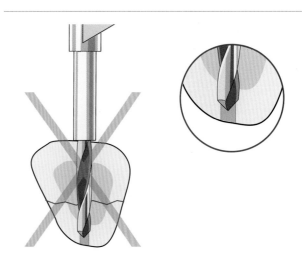

图 6-10-14　钻滑动孔时，钻头不能触及或损伤对侧皮质，否则会影响螺钉的把持力。

螺钉在骨干部位埋头

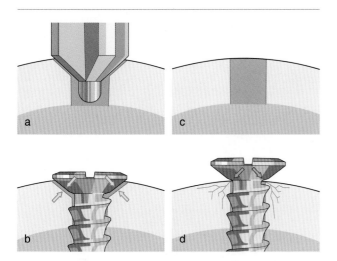

图 6-10-15 a~d.　螺钉埋头有两个重要原因。

a、b. 钉帽只稍稍突出骨干表面能大大降低软组织激惹的风险。

c、d. 螺钉埋头还能保证钉帽与骨有最大的接触面积，与非埋头螺钉相比，埋头螺钉能更好地分散应力。

失误：穿透骨干部皮质

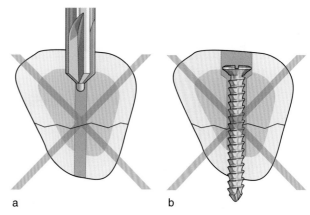

图 6-10-16 a、b.　埋头进入骨皮质不能太深（a）。皮质厚度决定埋头深度。进入过深，螺帽会在螺钉收紧时穿透皮质并使固定失败（b）。因此应手工埋头，而不应使用动力工具。

失误：干骺端骨皮质损害

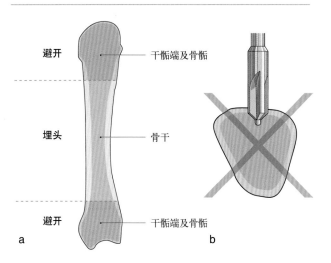

图 6-10-17 a、b. 干骺端骨皮质很薄，螺钉埋头在此区域并不适用。

斜向测深

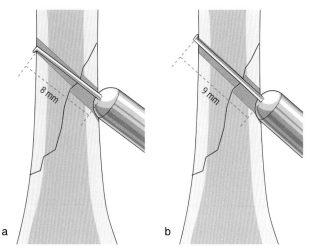

图 6-10-18 a、b. 当在倾斜的钉道中测量螺钉长度时，锐角测得的结果与钝角是不同的。斜度越大，测得结果的差别也就越大。每次都从这两个角度测量并使用较大的测量结果。然而，要记住螺钉太长会有损伤软组织的风险。

关于螺钉长度的误区

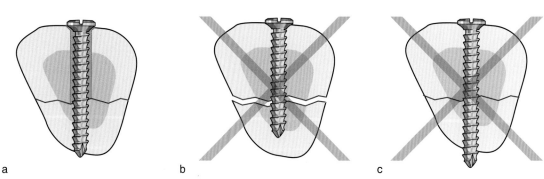

图 6-10-19 a~c. 应确保螺钉长度合适（a）。太短的螺钉没有足够把持力，自攻螺钉因其特殊的尖端设计在使用时更应注意（b）。太长的螺钉则可能会损伤周围软组织，包括韧带和神经血管，自攻螺钉尖端锋利的切割槽更容易造成损伤，所以螺钉头不能穿出骨皮质表面（c）。

置入螺钉

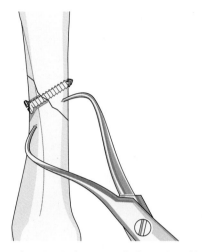

图 6-10-20 在骨折的中央置入螺钉。小心拧紧螺钉，这时断端被加压，现在松开点状复位钳。透视确认复位情况及螺钉位置。

失误：钢板塑形不佳

如果钢板不能很好地契合骨表面，螺钉拧紧时就会继发移位。

中和钢板的准备

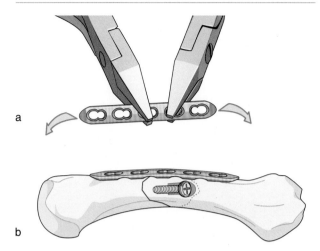

图 6-10-21 a、b. 中和钢板的长度要适中（例如 4 孔或 5 孔 LCP），骨折远、近端至少要能置入两枚螺钉。通常选用 5 孔钢板，中间孔刚好放在骨折区。钢板必须精确塑形以契合骨的表面。因为不通过钢板产生断端加压，所以无需过度折弯钢板。

钢板位置

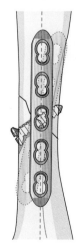

图 6-10-22 钢板要尽可能放置于掌骨背侧，因为这是骨的张力侧。钢板的中间孔刚好跨在骨折线上，必须确定经钢板固定的螺钉不与拉力螺钉冲突。

失误：定位于中心

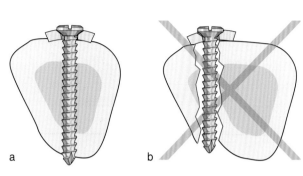

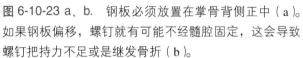

图 6-10-23 a、b. 钢板必须放置在掌骨背侧正中（a）。如果钢板偏移，螺钉就有可能不经髓腔固定，这会导致螺钉把持力不足或是继发骨折（b）。

置入螺钉

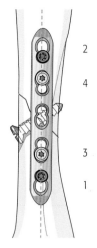

图 6-10-24 在钢板最近端的螺钉孔中钻螺纹孔，置入螺钉，但不完全拧紧。调整钢板位置，使之与骨干长轴一致，以同样的方法（螺孔中位钻孔）置入最远端螺钉。用 LCP 固定时，锁定螺钉用在钢板外侧孔（1、2），普通螺钉靠近骨折线、中立位钻孔后固定（3、4）。如果使用 DCP，靠近骨折线、中立位置入 2 枚螺钉固定。此时，拧紧所有螺钉。

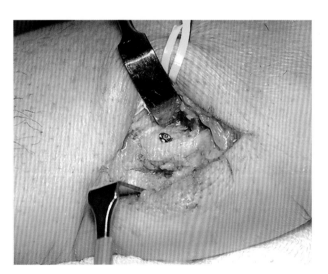

图 6-10-25 骨折块间的 2.0 mm 螺钉固定骨折。

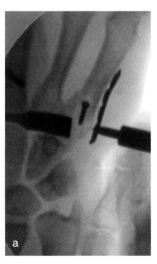

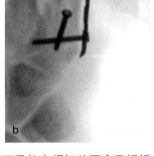

图 6-10-26 a、b. 术中影像可见拉力螺钉的固定及钢板的安放计划。

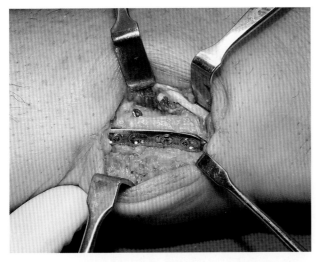

图 6-10-27　沿着掌骨安放的 4 孔 2.0 LCP 对拉力螺钉的固定起到保护作用。实际上拉力螺钉已经能够提供很好的稳定性，再加上近端骨折块较短，因此只用了一枚螺钉固定近端骨折块。

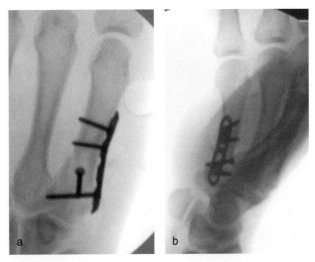

图 6-10-28 a、b.　由于该患者骨不连的形态特殊，钢板被安放在掌骨的尺侧缘。术中正、侧位片可见内固定完成。

7　康复

术后处理

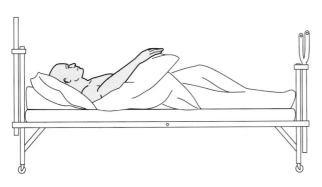

图 6-10-29　患者卧床时抬高患肢，维持手部高于心脏的水平，促进肿胀消退。行走时使用吊带固定手臂，使之高于心脏。

随访

2~5 天后复诊更换敷料。10 天后拆线并摄片证实骨折无继发移位。

功能锻炼

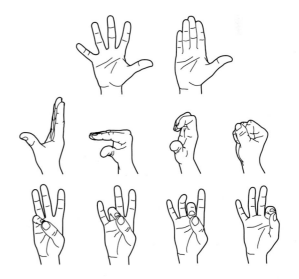

图 6-10-30　疼痛减轻、肿胀消退后应及早进行轻柔的、有限的手指主动活动（六步训练法）。必须向患者强调早期活动的重要性。整个康复过程应在理疗师的指导下进行。

8 预后

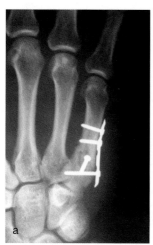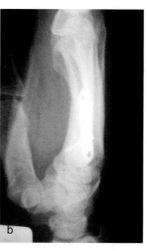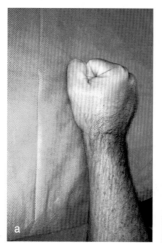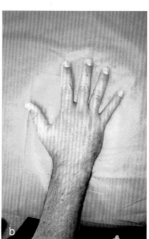

图 6-10-31 a、b. 术后 6 个月时的正、侧位片可见骨折愈合。

图 6-10-32 a、b. 功能完全恢复。

第7篇

复杂损伤

第 1 章 近端指骨旋转畸形——截骨矫形，T形钢板固定

Proximal phalanx rotational deformity treated with osteotomy and T-plate

1 病例介绍

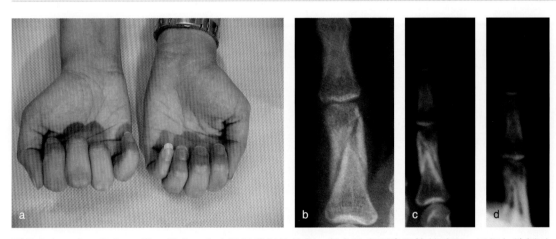

图 7-1-1 a~d. 患者 21 岁，秘书，右小指近端指骨骨折，保守治疗后出现旋转畸形。屈指与健侧对比时可见旋转畸形。正、侧位片可见近端指骨的畸形。

2 手术指征

　　旋转畸形会影响患指乃至整个手的功能。它使握力下降并影响手的外观。

　　近节指骨横行截骨可以矫正旋转畸形。有些病例如果旋转畸形不超过 20°，也可经掌骨平面截骨。

3 术前计划

器械

- 1.3 号手外科工具
- 点状复位钳
- 1.25 mm 克氏针
- 摆锯
- C 臂机

患者准备及体位

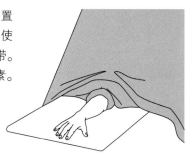

图 7-1-2 前臂旋前置于手外科手术台上，使用非消毒气囊止血带。酌情预防性使用抗生素。

4 手术入路

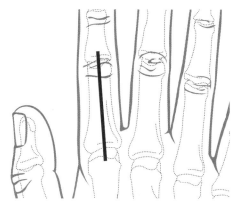

图 7-1-3 采用背侧入路（见第 1 篇第 3 章，近节指骨的背侧入路）。

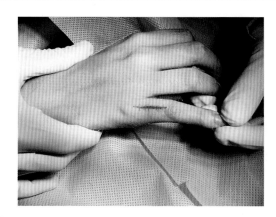

图 7-1-4 在小指上作切口标记。

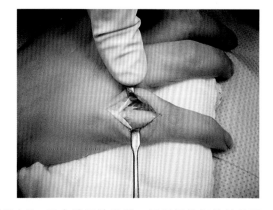

图 7-1-5 正中劈开伸肌腱，显露近节指骨的骨干及干骺端。

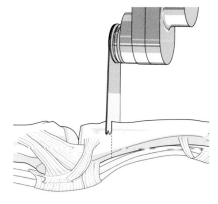

图 7-1-6 在近节指骨基底部用摆锯垂直于指骨长轴截骨。可用注射器针头标记关节线。截骨时要小心避免伸肌腱的损伤。要确保截骨面距掌指关节有一定的距离，这样近端骨块可以置入两枚螺钉固定。

5　复位

直接复位——旋转畸形

图 7-1-7　反向旋转远端骨块，屈指检查畸形复位情况。此操作可借助点状复位钳完成。

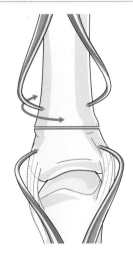

临时固定

图 7-1-8　置入克氏针临时固定，再次检查旋转对位。

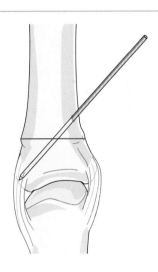

识别旋转畸形

图 7-1-9 a~c.　在临时固定后，此时通常建议通过活动手指检查有无力线异常及旋转畸形。旋转畸形是在屈曲手指时进行判断，而非伸直位（a）。旋转畸形时，手指在屈曲时会与旁指重叠（b）。细微的旋转畸形，可以通过观察甲端是否倾斜来判断（c）。如果患者在手术时意识清醒且局部麻醉允许其主动活动，可以嘱患者配合伸屈手指来帮助判断。任何的旋转畸形都需要通过复位纠正并固定。

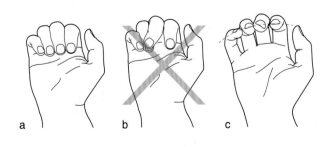

麻醉下的韧带固定效应

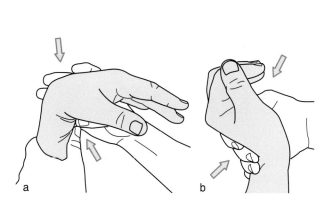

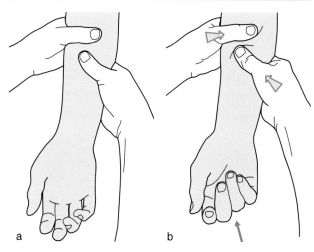

图 7-1-10 a、b. 在全身麻醉下，术者极度屈曲患者腕关节而产生手指伸直效应（a），极度背伸腕关节产生手指屈曲效应（b）。

图 7-1-11 a、b. 另外一种方法，术者在患者前臂近端挤压肌腹，这也可以引起手指被动屈曲活动。

6 固定

钢板的选择与放置

折弯与塑形钢板

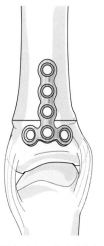

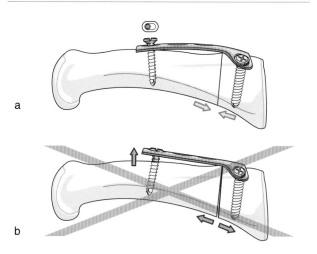

图 7-1-12 选择合适的钢板。该病例选用了 1.5 号 T 形钢板，因为它允许两枚螺钉经钢板固定关节骨块。钢板的长度要合适，至少保证两枚螺钉在骨干部位固定。钢板安放在指骨背侧，尽量靠近近端但不能影响关节。确保钢板安放在指骨干冠状面的中央。

图 7-1-13 a、b. 近端指骨背侧面微微凸起，因此钢板要稍稍过度折弯，这样远端螺钉拧紧时，压力会均匀分布在骨折线上（a）。如果钢板没有按照骨表面曲度进行良好塑形，拧紧远端螺钉便会造成骨折线掌侧张口（b）。

近端钻孔

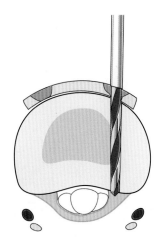

图 7-1-14　通过导向套筒在钢板横部小心地钻第一个孔。该患者选择了 1.5 号 T 形钢板，所以要用 1.1 mm 钻头钻孔。继续在横部钻第二个孔。

陷阱：肌腱及血管

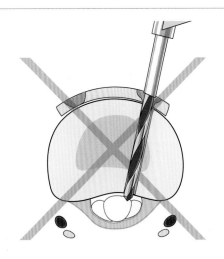

图 7-1-15　确保不损伤屈指肌腱及指动脉、神经。

测深

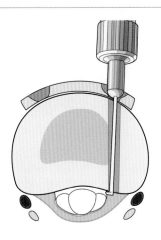

图 7-1-16　使用测深器测量螺钉长度。

置入近端螺钉

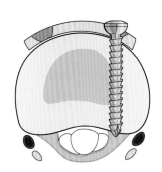

图 7-1-17　拧入第一枚螺钉。确保其进入对侧皮质但不穿入屈指肌腱腱鞘。在钢板横部的另一端拧入第二枚螺钉。交替拧紧 2 枚螺钉。

失误：钢板塑形不佳

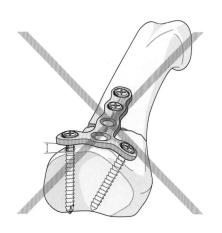

图 7-1-18 检查钢板是否完全契合指骨的骨干和干骺端。如果塑形不佳，那就卸掉螺钉，取出钢板重新塑形，避免骨折移位或旋转畸形。

失误：螺钉汇聚

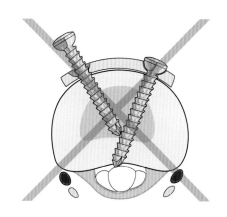

图 7-1-19 避免横部两枚螺钉尖端相互撞击或是进入关节。

远端钻孔

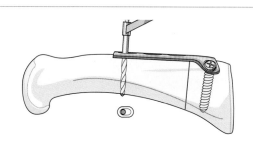

图 7-1-20 使用 1.1 mm 钻头经导向套筒在钢板远端孔内偏心位钻孔。

测深

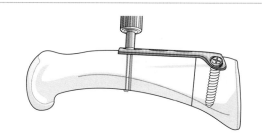

图 7-1-21 测量长度并选择螺钉。

置入远端螺钉

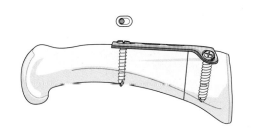

图 7-1-22 在远端偏心位拧入自攻螺钉并拧紧，拧紧时可以产生轴向加压。

完成固定

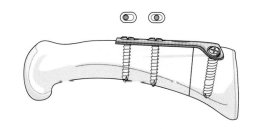

图 7-1-23 在稍近端孔内中立位钻孔并拧入螺钉，完成固定。

图 7-1-24　指骨干骺端水平截骨后通过 1.5 号 T 形钢板获得坚强的固定。

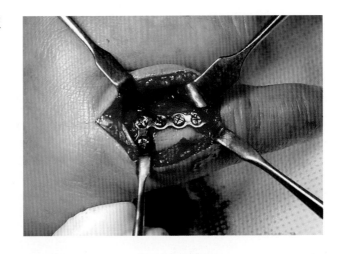

图 7-1-25 a、b.　术中活动手指确认旋转畸形已矫正。

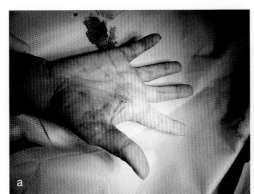
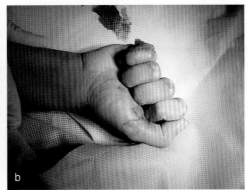

图 7-1-26 a、b.　术中正、侧位片可见截骨后的固定。

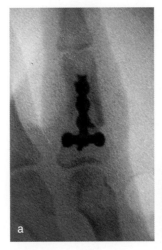
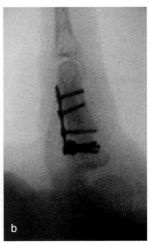

7 康复

术后处理

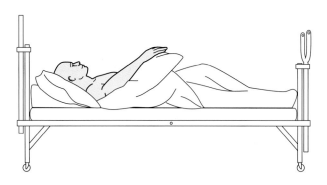

图 7-1-27　患者卧床时用枕头抬高患肢，维持手部高于心脏的水平，促进肿胀消退。行走时使用吊带固定手臂，使之高于心脏。

随访

2~5 天后复诊更换敷料。10 天后拆线并摄片证实骨折无继发移位。

图 7-1-29 a、b.　如图示用弹力绷带包扎，2 天内开始手指活动。

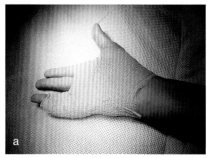
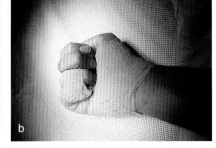

功能锻炼

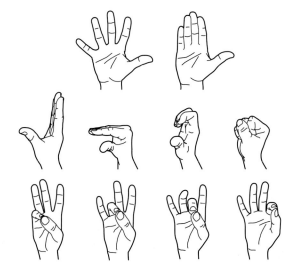

图 7-1-28　疼痛减轻、肿胀消退后应及早进行轻柔的、有限的手指主动活动（六步训练法）。必须向患者强调早期活动的重要性。整个康复过程应在理疗师的指导下进行。

8 预后

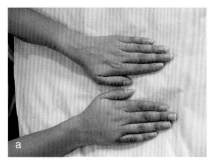
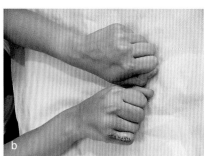
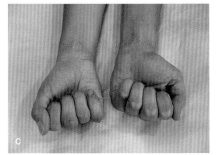

图 7-1-30 a~c.　畸形完全矫正，2 周内患指屈伸几近正常。可以看到缝线仍未拆除。

第 2 章　经掌骨离断伤——再植，T 形钢板、克氏针固定

Transmetacarpal amputation treated with replantation and internal fixation with T-plates and K-wires

1　病例介绍

图 7-2-1　患者 41 岁，经理，工作时右手被电锯截断。离断平面在掌骨干。

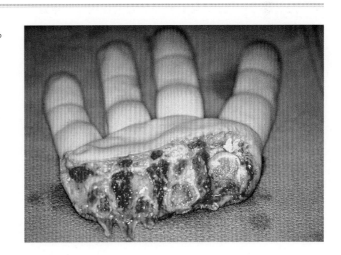

2　手术指征

对于如此严重的损伤，重要的是排除合并损伤以及危及生命的情况。断掌需用无菌纱布包绕，然后放入冰盒中运送，绝不能直接放入冰水中。

再植的指征包括：
- 单指指浅屈肌附着点以远的离断
- 拇指离断
- 多指离断
- 掌骨平面的离断
- 腕关节水平、前臂中远 1/3 至前臂中段水平的离断
- 此类损伤多见于儿童

3 术前计划

最好能有两组医生同时手术。一组负责离断部分的清创并找出重要结构，另一组则专注于残断的处理。

器械

- 2.0 号手外科工具
- 1.25 mm 克氏针
- 显微器械

器械和内固定的尺寸根据解剖而有所不同。

患者准备及体位

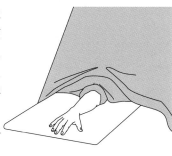

图 7-2-2　前臂旋前置于手外科手术台上，使用非消毒气囊止血带。酌情预防性使用抗生素。抗菌谱应覆盖破伤风杆菌。抗凝措施包括阿司匹林、低分子右旋糖酐和肝素。

4 手术入路

图 7-2-3　经开放的创面进路。一组医生找出残端的血管神经、腱性及骨性结构。

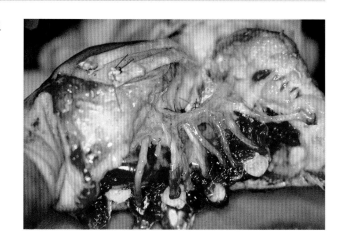

图 7-2-4 a、b.　手术暴露及清创。

a. 然后，做纵行切口以便进一步显露掌侧及背侧结构，同时可以最大程度地降低血管神经的损伤。

b. 骨及软组织的清创至关重要，它不仅能清除损伤组织，还能为所有结构的修复提供一个无张力的环境

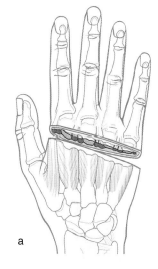

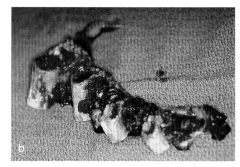

a

b

5　复位

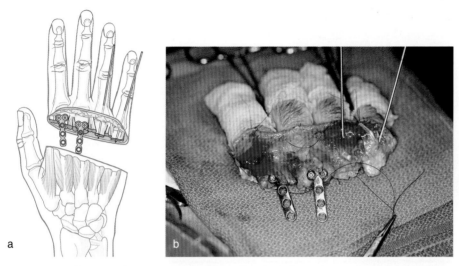

图 7-2-5 a、b.　找出神经血管及肌腱后即可开始掌骨的固定。对于这例患者，两块 2.0 号 T 形钢板分别用于第二、第三掌骨的固定，第四、第五掌骨分别用两枚 1.25 mm 克氏针固定。固定从离断部分开始。

6　固定

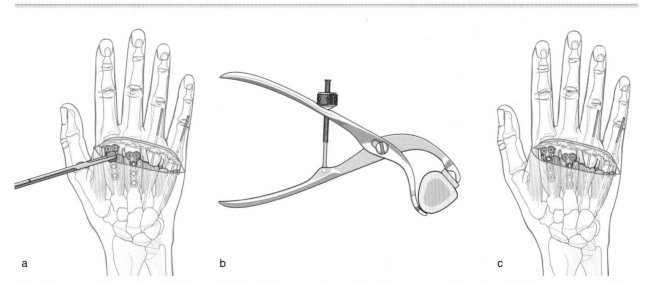

图 7-2-6 a~c.　第二、第三掌骨的骨折分别用剪短的 2.0 号 T 形钢板固定，第四、第五掌骨分别用 1.25 mm 克氏针固定（a）。最重要的一步是将钢板固定到掌骨近端。可用一把带滑动齿的持骨钳将钢板固定到近端掌骨上（b），然后置入 2.0 mm 螺钉固定钢板（c）。创伤和必要的掌骨短缩会留下一些解剖差异。屈肌腱、指神经和指动脉、伸肌腱以及一些背侧静脉在显微镜下修复。

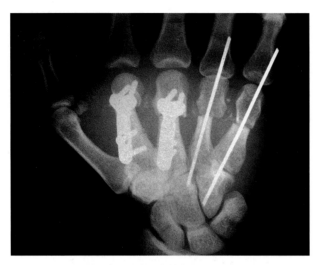

图 7-2-7　再植部位内固定的 X 线片。

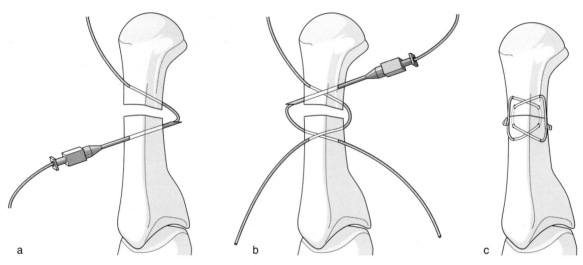

a

b

c

图 7-2-8 a~c.　也可用 90°-90° 的钢丝捆扎技术。

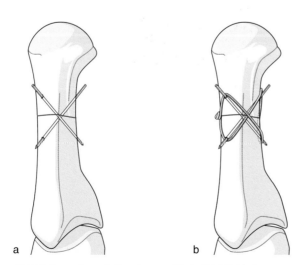

a

b

图 7-2-9 a、b.　此外，还可用张力带钢丝技术。

7 康复

术后处理

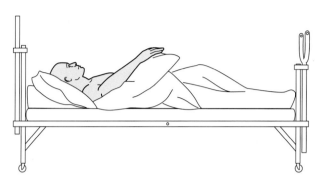

图 7-2-10 患者卧床时用枕头抬高患肢，维持手部高于心脏的水平，促进肿胀消退。行走时使用吊带固定手臂，使之高于心脏。

随访

对于这种复杂损伤有必要每天检查患者。

夹板及功能锻炼

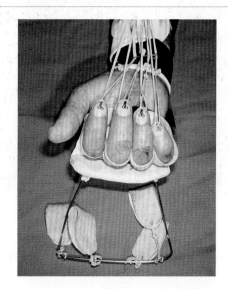

图 7-2-11 夹板固定 5 天以防止血液循环障碍。术后 10 天内不应进行被动活动。开始锻炼时只进行轻微的主动和被动活动，继之以动力或静力夹板固定。

8 预后

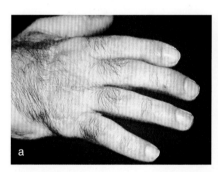
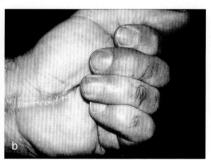

图 7-2-12 a、b. 图示 6 个月时的功能活动，功能恢复效果极佳。